AF454326

ZOONOSIS
TRANSMITIDAS POR ANIMALES DE COMPAÑÍA
UNA GUÍA DE CONSULTA PARA EL PROFESIONAL SANITARIO

Coordinadores:
Fernando Fariñas Guerrero, Rafael J. Astorga Márquez

Es propiedad de:
© 2019 Amazing Books S.L.
www.amazingbooks.es

Editor: Javier Ábrego Bonafonte

Pº de la Independencia Nº 24-26.
8ª planta, oficina 12.
50004 Zaragoza - España.

Primera edición: Febrero 2019

ISBN: 978-84-17403-32-4
Depósito Legal: Z 2057-2018

Diseño, Preimpresión e Impresión - Cudipal

Cómo citar este libro:

Fernando Fariñas Guerrero, Rafael Jesús Astorga Máquez. Zoonosis transmitidas por animales de compañía. Una guía de consulta para el profesional sanitario. Zaragoza (España). Editorial Amazing Books; 2019.

Web de presentación del libro:

https://amazingbooks.es/guia-zoonosis-animales-compañia

ÍNDICE

PRESENTACIÓN DE LA OBRA Y AUTORES

Capítulo 1. Introducción general

ZOONOSIS TRANSMITIDAS POR EL PERRO Y EL GATO

Capítulo 2. Zoonosis bacterianas

Capítulo 3. Zoonosis víricas

Capítulo 4. Zoonosis fúngicas

El término zoonosis fue propuesto en 1885 por el médico alemán Rudolf Virchow, quien descubrió el papel del cerdo en el ciclo epidemiológico de *Trichinella spiralis*, agente causal de la triquinelosis. Virchow llegó a proponer una sola medicina, defendiendo el trabajo conjunto de médicos y veterinarios. A partir de estos estudios, la Organización Mundial de la Salud (OMS) definió las zoonosis como *"aquellas enfermedades e infecciones que se transmiten naturalmente entre los animales vertebrados y el hombre y viceversa"*.

Las zoonosis se presentan en todo el mundo y su vigilancia constituye un problema de índole internacional. En su control contribuyen instituciones como la FAO, la OMS o la OIE (Organización Mundial de la Sanidad Animal). Han sido definidas como problemas multisectoriales, no existiendo ninguna especialidad que requiera la participación y coexistencia de tantas disciplinas científicas diferentes, siendo médicos y veterinarios quienes sin duda deben responsabilizarse de la coordinación de equipos en sus actuaciones sobre los animales y su entorno, así como de la prevención de la enfermedad en el hombre.

Teniendo en cuenta que más del 60% de las epidemias humanas son causadas por patógenos de origen animal, el conocimiento de las zoonosis por parte de los profesionales implicados en la sanidad animal y la salud pública adquiere una mayor relevancia.

Las personas pasan cada día más tiempo en el trabajo por la necesidad de costear vivienda y bienes de consumo, y sus relaciones interpersonales disminuyen al mermar su tiempo de ocio. Como resultado, se dificulta en gran medida el desarrollo de la sociabilización, factor muy importante para nosotros, que compensamos introduciendo en nuestras viviendas, cada vez con mayor frecuencia, estos animales de compañía que tradicionalmente eran perros y, en menor medida, gatos y que hoy en día se amplía a los denominados animales exóticos, que pueden ir desde un pequeño conejo enano, pasando por una rata, llegando a aves de todo tipo o reptiles de gran tamaño.

En este libro pretendemos enfatizar el binomio "animal de compañía + salud pública", puesto que existe un estrecho lazo de unión entre estos animales y sus dueños que en muchas ocasiones comparten hábitos y, por supuesto, dotan a estos animales de una carga de afectividad que por falta de conocimientos no va asociada a la prevención frente a las posibles zoonosis.

Hemos estructurado el presente libro en tres áreas temáticas: (i) introducción, (ii) zoonosis transmitidas por el perro y el gato, y (iii) zoonosis transmitidas por animales exóticos. En el primer bloque temático, realizamos un compendio de capítulos relacionados con la situación actual de las zoonosis, las enfermedades emergentes y reemergentes, el concepto 'One Health' y la interrelación "animal de compañía y salud pública". Seguidamente, desarrollamos las principales zoonosis asociadas al perro y al gato según su etiología (bacterianas, víricas, fúngicas y parasitarias). Finalmente, abordamos varios capítulos sobre enfermedades de carácter zoonósico potencialmente transmitidas por animales exóticos (aves, hurones, lagomorfos, mustélidos, reptiles, roedores), especies cada vez más frecuentes en los hogares y clínicas veterinarias de nuestro país.

Como corolario, deseamos que esta obra sea un manual de referencia para veterinarios y médicos, una guía de consulta que potencie la necesaria interrelación entre estos profesionales, y que contribuya al conocimiento de una de las enfermedades más prevalentes y emergentes en la actualidad, las zoonosis.

Fernando Fariñas Guerrero

Rafael Jesús Astorga Márquez

COORDINADORES DE LA OBRA

- **Fernando Fariñas Guerrero.**
  Director del Instituto de Inmunología y Enfermedades Infecciosas. Coordinador del Grupo Internacional de Expertos en Enfermedades Infecciosas Emergentes y Zoonosis (ZEIG). Director de One HealthIN. Investigador de la Unidad de Enfermedades Infecciosas Emergentes y Zoonosis del CIMES (Centro de Investigaciones Médico-Sanitarias), y del Departamento de Microbiología de la Facultad de Medicina de la Universidad de Málaga.

- **Rafael Jesús Astorga Márquez.**
  Catedrático. Unidad de Epidemiología y Medicina Preventiva. Departamento de Sanidad Animal. Facultad de Veterinaria. Universidad de Córdoba. Miembro del grupo ZEIG. España.

AUTORES

- **José María Botella Navarro.**
  Veterinario. Clínica Veterinaria VICKYCAN. Málaga. España.

- **Elena Carretón Gómez.**
  Investigadora Postdoctoral. Área de Medicina y Cirugía Animal. Facultad de Veterinaria. Universidad de Las Palmas de Gran Canaria. España.

- **Lina María Carrillo Bonilla.**
  Facultad de Veterinaria. Universidad de Antioquia. Colombia.

- **Encarnación Clavijo Frutos.**
  Profesora Titular. Departamento de Microbiología. Facultad de Medicina. Universidad de Málaga. Responsable del Servicio de Microbiología del Hospital Universitario Virgen de la Victoria. Málaga. España.

- **Agustín Estrada Peña.**
  Catedrático. Área de Parasitología. Departamento de Patología Animal. Facultad de Veterinaria. Universidad de Zaragoza. España.

- **Ignacio García Bocanegra.**
  Profesor Titular. Unidad de Enfermedades Infecciosas. Departamento de Sanidad Animal. Facultad de Veterinaria. Universidad de Córdoba. España.

- **Manuel Linares Rufo.**
  Fundación IO. Grupo de Enfermedades Infecciosas, Medicina Tropical y del Viajero (SEMERGEN). Miembro del ZEIG. España y One-HealthIN.

- **Eduardo Martínez Manzanares.**
  Catedrático. Departamento de Microbiología. Facultad de Medicina. Universidad de Málaga.

- **Álvaro Martínez Moreno.**
  Catedrático. Área de Parasitología. Departamento de Sanidad Animal. Facultad de Veterinaria. Universidad de Córdoba. España.

- **Francisco Javier Martínez Moreno.**
  Profesor Titular. Área de Parasitología. Departamento de Sanidad Animal. Facultad de Veterinaria. Universidad de Córdoba. España.

- **José Alberto Montoya Alonso.**
  Catedrático. Área de Medicina y Cirugía Animal. Facultad de Veterinaria. Universidad de Las Palmas de Gran canaria. Miembro del ZEIG. España.

- **Sara M. Robledo.**
  Facultad de Veterinaria. Universidad de Antioquía. Colombia.

- **Carmen Tarradas Iglesias.**
  Catedrática. Unidad de Epidemiología y Medicina Preventiva. Departamento de Sanidad Animal. Facultad de Veterinaria. Universidad de Córdoba. España.

- **Carlos Torres Viera.**
  South Florida Infectious Diseases and Tropical Medicine Center. Miembro del ZEIG. EE.UU.

- **Daniel Vázquez Calero.**
  Veterinario. Clínica veterinaria de animales exóticos ARACAVIA. Málaga. España.

- **Iván Darío Vélez.**
  Director del Programa de Estudio y Control de Enfermedades Tropicales (PECET). Grupo de investigación de la Universidad de Antioquía. Colombia.

- **Rafael Zafra Leva.**
  Profesor Contratado Doctor. Área de Parasitología. Departamento de Sanidad Animal. Facultad de Veterinaria. Universidad de Córdoba. España.

CAPÍTULO 1

INTRODUCCIÓN GENERAL

CAPÍTULO 1.1

SITUACIÓN EPIDEMIOLÓGICA ACTUAL DE LAS ZOONOSIS EN EL MUNDO

Eduardo Martínez Manzanares
Encarnación Clavijo Frutos

1.1.1 Aspectos históricos de las zoonosis

Si repasamos la historia de la humanidad, comprobamos cómo las enfermedades infecciosas han tenido una enorme influencia en el curso de nuestra historia. La plaga más devastadora que asoló el mundo griego fue la "peste" de Atenas (428 a. C.), documentada con detalle por Tucídides. En 1994, un equipo de arqueólogos descubrió en el cementerio de Kerameikos de Atenas una tumba que contenía al menos 150 cuerpos. Se realizaron diferentes estudios, el primer paso consistió en la amplificación de secuencias de ADN y se pudo determinar que el patógeno causante de esta plaga fue *Salmonella typhi*. El Imperio romano tampoco se libró de las epidemias. Marco Aurelio fue víctima de la primera gran epidemia en el siglo II en Roma, donde llegaron a morir entre el 165 y 180 de nuestra era cerca de 5.000 personas al día por su causa. Los análisis de ADN demuestran que el agente causal fue el virus de la viruela. No cabe ninguna duda de que las grandes epidemias han tenido una gran influencia a lo largo de la historia de la humanidad. Así, se cree que el fracaso de Justiniano en restaurar la unidad imperial en el Mediterráneo se debió en gran parte al efecto de la conocida como Plaga de Justiniano, la pandemia que apareció en 541 que diezmó a los habitantes de Constantinopla y a una buena parte del resto del Imperio bizantino. La hipótesis causal más aceptada de esta epidemia es la peste bubónica. Los microorganismos influyeron también en la conquista europea del continente americano, y en los problemas para colonizar zonas tropicales, lo que impidió que Napoleón invadiera Rusia y que la construcción del canal de Panamá se retrasara de forma considerable.

1.1.2 Introducción al problema de las zoonosis

Seguro que alguna vez nos hemos preguntado de dónde proceden los microorganismos que nos infectan.

La mayoría de las enfermedades infecciosas en humanos tiene su origen en virus, bacterias, hongos y parásitos procedentes de animales. Si estudiamos las enfermedades emergentes podemos comprobar que, según la OIE, entre el 60-80 % de las nuevas infecciones humanas tiene su origen en los animales (Figura 1).

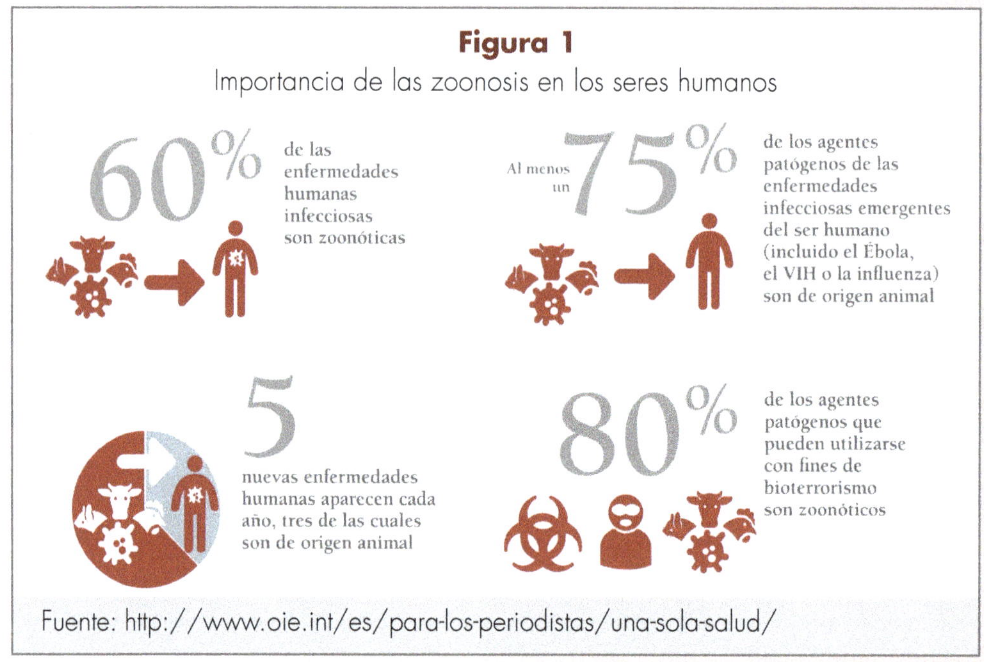

Figura 1

Importancia de las zoonosis en los seres humanos

Fuente: http://www.oie.int/es/para-los-periodistas/una-sola-salud/

Hoy en día, podemos encontrar en la naturaleza microbios en distintos estados de adaptación al ser humano: desde algunos que solo se encuentran en animales hasta otros que son exclusivamente humanos, aunque tengan un origen animal (Figura 2).

A lo largo de nuestra propia historia, los cambios sociales facilitan la extensión de las enfermedades emergentes, muchas de ellas de origen animal. La creación de núcleos urbanos, los factores demográficos, el desarrollo de la agricultura, la domesticación de los animales, la facilidad de viajar a zonas exóticas y la importación de vectores de trasmisión, entre otros muchos, han influido también en nuestra relación con los microorganismos. Muchos de ellos provienen de nuestro contacto con animales domésticos, monos, roedores y aves principalmente.

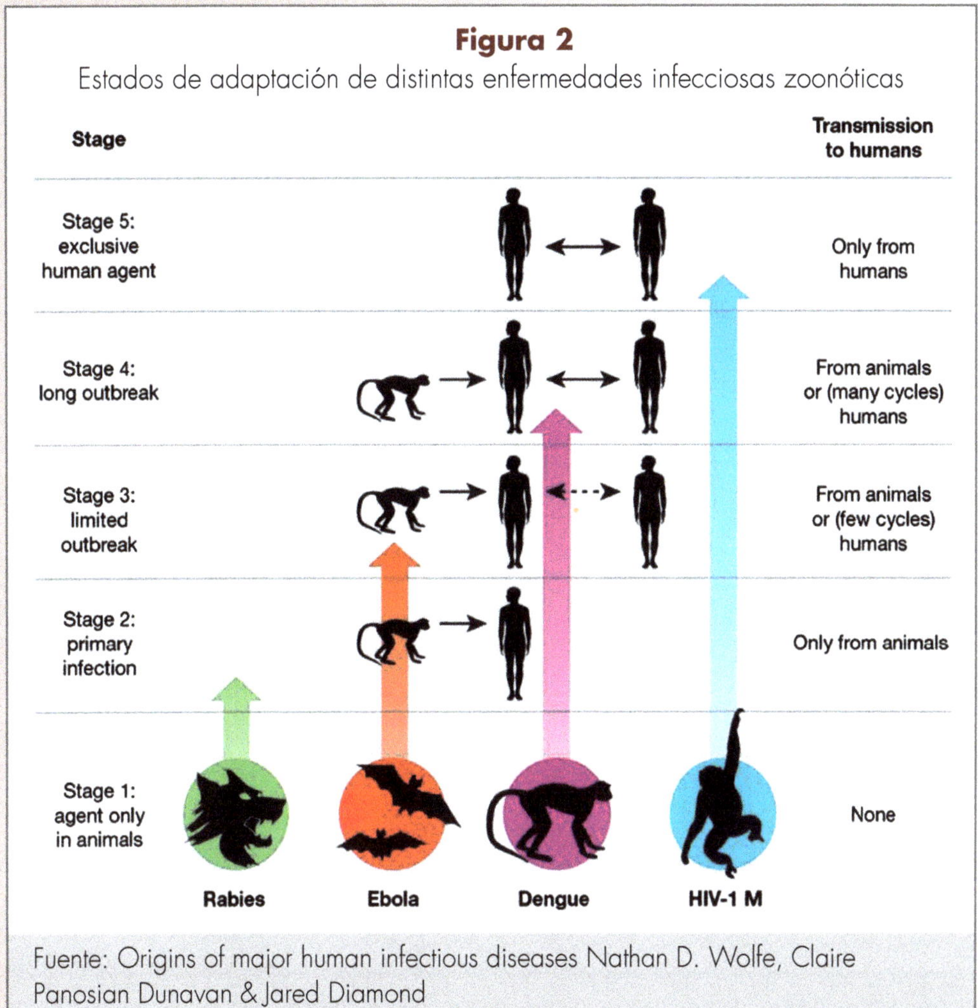

Fuente: Origins of major human infectious diseases Nathan D. Wolfe, Claire Panosian Dunavan & Jared Diamond

Por tanto, es esperable que en el futuro puedan ocurrir más casos de este "traspaso" de microbios animales al hombre (*spillover*: término actual utilizado para este fenómeno) y de que aparezcan nuevos tipos de infecciones. El control de estas enfermedades en el ser humano se consigue controlando la infección en los animales.

El término zoonosis se refiere a cualquier agente infeccioso procedente de un animal que afecte al hombre. Fue acuñado en 1855 por Rudolf Virchow, padre de la patología y la teoría celular de la enfermedad. La OMS las define como "enfermedades e infecciones que se trasmiten de forma natural de los animales vertebrados al hombre, y viceversa".

Como ejemplo antiguo documentado de zoonosis tenemos la enfermedad de Lyme padecida por Ötzi, el hombre de hielo, hace 5.000 años.

Las enfermedades zoonóticas son producidas por una gran variedad de agentes etiológicos (Tabla 1). El 45 % de las mismas son producidas por virus, el 28 % por bacterias, el 20 % de origen parasitario y el 7 % por agentes micóticos.

Tabla 1
Lista de zoonosis importantes a nivel mundial según la OMS

Anthrax	Leishmaniosis
Avian and other zoonotic influenza	Leptospirosis
Botulism	Middle East Respiratory Syndrome Coronavirus (MERS-CoV)
Brucellosis	Plague
Campylobacter	Rabies
Chagas disease	*Salmonella* (non typhoidal)
Chikungunya	Severe Acute Respiratory Syndrome (SARS)
Dengue	Spongiform encephalopathies
E. coli	*Streptococcus suis*
Echinococcosis	Taeniasis/cysticercosis
Encephalitis	Variant Creutzfeldt-Jakob disease
Foodborne trematode infections	Zika virus
Japanese encephalitis	Zoonotic Tuberculosis
Haemorrhagic fevers	
Haemorrhagic fevers, Viral	Ebola virus disease
Crimean-Congo haemorrhagic fever (CCHF)	Lassa fever
Dengue/dengue haemorrhagic fever	Marburg virus disease

Las enfermedades de origen animal a las que el hombre es sensible, como la influenza aviar, la rabia, la fiebre del Valle del Rift o la brucelosis, representan riesgos mundiales para la salud pública. Otras enfermedades de transmisión esencialmente de persona a persona circulan en animales o tienen un reservorio animal identificado, y pueden causar graves crisis sanitarias, como ha quedado de manifiesto con la epidemia de la enfermedad por el virus del Ébola o la fiebre de Lassa, que también es una enfermedad hemorrágica viral grave que ocurre en el este de África. Estos riesgos se acentúan con la globalización, el cambio climático y el comportamiento humano, lo que multiplica las oportunidades para que los patógenos colonicen nuevos territorios y evolucionen bajo nuevas formas. También se incrementa el riesgo en caso de emergencias por desastres naturales o humanitarios.

Los efectos negativos de las zoonosis son extensos. "Su alta incidencia continúa causando una morbilidad y mortalidad significativa tanto en humanos como en animales", escribe Roses. *"Su impacto económico se refleja en la pérdida de productividad laboral tanto como en la enfermedad, reducción de los viajes, del turismo en las áreas afectadas y producción de alimentos. También provoca la muerte de los animales afectados y restricciones al comercio internacional. Por eso, las zoonosis pueden afectar seriamente a la economía de un país, con repercusiones en la salud de la sociedad"* (Etili, 2003).

1.1.3 Epidemiología de las zoonosis

Según la OMS, la epidemiología es el estudio de la distribución y los determinantes de estados o eventos (en particular de enfermedades) relacionados con la salud y la aplicación de esos estudios al control de enfermedades y otros problemas de salud. Hay diversos métodos para llevar a cabo investigaciones epidemiológicas: la vigilancia y los estudios descriptivos se pueden utilizar para analizar la distribución, y los estudios analíticos permiten analizar los factores determinantes.

Las enfermedades zoonóticas se encuentran distribuidas por todo el mundo (un 43,6 % de las zoonosis presentan una distribución mundial); de ellas, en África aparece el 63,3 %; al igual que en Asia, América del Sur y Europa, un 56 %; América del Norte presenta un 60 %, América del Central, un 50 %, y donde menos enfermedades zoonóticas aparecen es en el Caribe, donde existe el 48 % del total de enfermedades informadas.

Nos centraremos en el estudio descriptivo de las enfermedades zoonóticas, pero hay factores determinantes que hacen que las descripciones varíen mucho en función, sobre todo, del estado de desarrollo de las sociedades humanas afectadas por las zoonosis, ya que es muy distinto el tipo de enfermedades y su incidencia en países desarrollados que en los países en vías de desarrollo, siendo el factor pobreza consustancial (**Figura 3**).

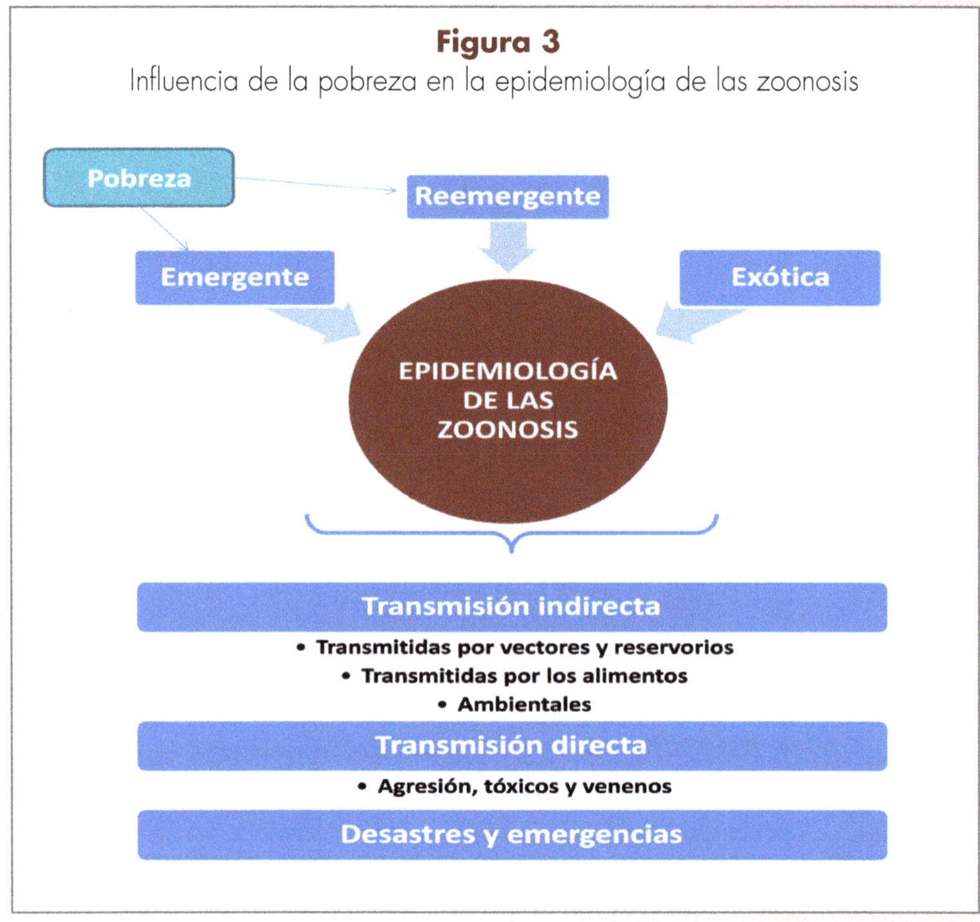

Los informes de la Organización Panamericana de la Salud (OPS) establecen que las zoonosis de mayor importancia en América, más específicamente para América Latina, y que están referidas como objeto de vigilancia y de notificación obligatoria son: la rabia, leptospirosis, brucelosis, tuberculosis, encefalitis equina y la fiebre aftosa. Se agregan a este panorama la teniasis, la cisticercosis, la hidatidosis y la encefalitis equina venezolana. Finalmente, en un plano menos relevante otras como la triquinosis y la peste.

En Asia, particularmente en el Sudeste Asiático, la posición geográfica, la situación socioeconómica actual y las prácticas socioculturales facilitan la incidencia, diseminación y persistencia de las zoonosis. De hecho, el clima cálido y húmedo, así como la riqueza en especies hospedadoras de vida silvestre, favorece el salto de patógenos zoonóticos de la vida silvestre a los seres humanos y animales domésticos, y la transmisión de patógenos mediante vectores. Algunas prácticas socioculturales prevalentes, como el estrecho contacto entre poblaciones humanas y pecuarias, especialmente en las más pobres y marginadas, proporcionan excelentes condiciones para el intercambio frecuente de patógenos entre animales y poblaciones humanas.

La mayoría de las zoonosis comúnmente descritas en el Sudeste Asiático pueden clasificarse como enfermedades emergentes o reemergentes, lo que significa que han aparecido en una población por primera vez, o pueden haber existido previamente pero están aumentando rápidamente en incidencia o diseminación geográfica (http://www.who.int/topics/emerging_diseases/en/). Además, aunque el Sudeste Asiático no esté entre los principales puntos calientes de los recientes eventos de enfermedades infecciosas emergentes, la región es considerada de alto riesgo para la futura aparición de patógenos zoonóticos procedentes de la vida silvestre y de patógenos transmitidos por vectores (Jones *et al.*, 2008). Curiosamente, las zoonosis emergentes más recientes están geográficamente limitadas al Sudeste Asiático (virus Nipah (NiV), virus de la influenza aviar altamente patógeno (HPAI) y virus del síndrome agudo respiratorio severo (SRAS)).

Las zoonosis más importantes en África son el ántrax, tuberculosis bovina, rabia y fiebre amarilla, aunque otras como cisticercosis, toxoplasmosis y leishmaniosis están tomando mucha importancia por su reactivación en pacientes con VIH no tratado. En algunas zonas, las tripanosomiasis son muy importantes, así como las campilobacteriosis. Lo mismo que hemos comentado sobre las enfermedades emergentes o reemergentes podemos decir de África, Ébola y peste bubónica serían ejemplos significativos.

En relación a España, se ha puesto de manifiesto el aumento de los casos de enfermedades transmitidas por animales en un 46 % desde el 2014, según un informe del Centro Europeo del Control de Enfermedades (ECDC). En ese año, la ECDC registró en Europa más de 263.000 casos de zoonosis. España se encuentra ya por encima de la media europea (Tabla 2).

En lo que respecta a España, tal como figura en la tabla anterior, y según datos publicados por la OIE (Oficina Internacional de Epizootias), en 2016 podemos ver cómo la campilobacteriosis y la salmonelosis ocupan, al igual que en el resto de Europa, los primeros puestos, pero luego se sitúa la leishmaniosis, que en el resto de Europa tiene muy poco peso específico.

Como datos epidemiológicos muy recientes podemos citar la descripción de los primeros casos en España de dengue autóctono trasmitido por el mosquito tigre, presente en la cuenca mediterránea occidental desde hace pocos años, o los casos de fiebre hemorrágica Crimea-Congo recientemente comunicados.

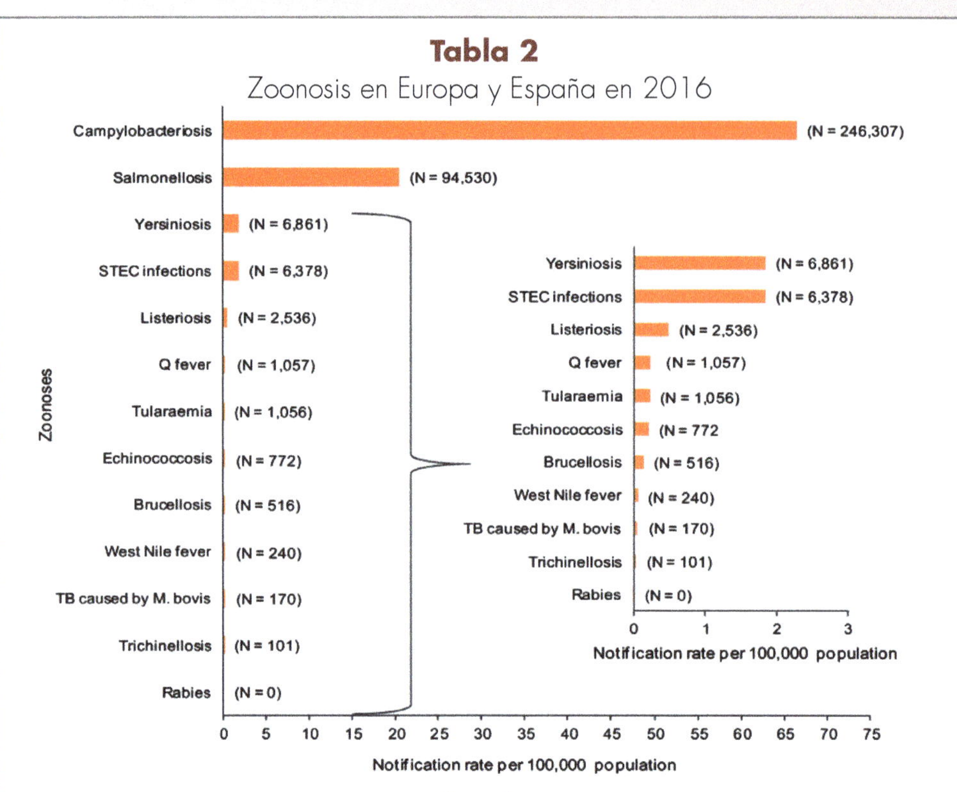

España

Enfermedad	Casos	Muertos
Campilobacteriosis	15.523	4
Salmonelosis (S. enteritidis, S. typhimurium)	9.773	13
Fiebre Q	358	2
Leishmaniosis	144	0
Equinococosis/hidatidosis	87	0
Brucelosis	46	1
Leptospirosis	15	0
Triquinelosis	14	0
Toxoplasmosis	5	0
Carbunco bacteridiano	4	0
Tuberculosis bovina	3	0
Fiebre del Nilo Occidental	3	0
Tularemia	3	0
Fiebre hemorrágica de Crimea-Congo	2	1

Fuente: EU summary report on zoonoses, zoonotic agents and food-borne outbreaks 2016. EFSA Journal 2017;15(12):5077

1.1.4 Qué ocurre con las zoonosis trasmitidas por animales de compañía

Actualmente, hay 20 millones de mascotas registradas en España, según datos recogidos en el censo elaborado por la Asociación Madrileña de Veterinarios de Animales de Compañía (AMVAC) en 2017. Esto se traduce en que cerca de un 40 % de hogares en España tiene animales, por lo que el riesgo de contraer algún tipo de zoonosis se puede elevar hasta alcanzar dicha cifra. Es un dato significativo, pero hay muchas mascotas que aún no están registradas y que por tanto podrían incrementar el porcentaje.

Entre las enfermedades más prevalentes trasmitidas por nuestras mascotas se incluyen:

- Enfermedad por arañazo de gato (bartonelosis).

- Toxoplasmosis, principalmente trasmitida vía alimentos contaminados no bien procesados.

- Leishmaniosis.

- Ehrlichiosis. No la producida por *Ehrlichia canis*, sino por otras especies zoonóticas como *Erhlichia chaffeensis*. Fiebre botonosa del Mediterráneo, producida por *Rickettsia conorii* y transmitida por la garrapata canina *Rhipicephalus sanguineus*.

- Quiste hidatídico, producido por el helminto *Echinococcus granulosus* por contacto con perros infectados o por ingestión de verduras o agua contaminadas por los huevos del parásito.

- Salmonelosis. Es una de las zoonosis más habituales, actualmente es la principal zoonosis alimentaria en España y en la Unión Europea, tanto que tiene una legislación específica para su vigilancia y control por parte de las autoridades.

- Toxocariosis. Normalmente, el ciclo de los parásitos se completa con la eliminación de los huevos en las heces de perro y gato, y su ingestión por una rata o ratón, donde el parásito se desarrolla. Estudios recientes informan sobre una significativa contaminación ambiental por este parásito en áreas urbanas como parques infantiles.

Bibliografía

- Diseases of humans and their domestic mammals: pathogens characteristics, host range and the risk of emergence. S. Cleaveland, M.K. Laureson and L.H. Taylor. The Royal Society 2001; 365: 991-999. doi: 10.1098/rsb.2001.0889

- FAO. Zoonosis Situation Update.

- http://www.fao.org/in-action/ectad-vietnam/resources/zoonosis-situation-update/en/

- La situación actual de las zoonosis más frecuentes en el mundo. Ricardo Flores Castro. Gaceta Médica de Méjico. 2010; 146: 423-429.

- OMS. http://www.who.int/zoonoses/diseases/en/

- OPS. https://www.paho.org/salud-en-las-americas-2017/?post_t_es=zoonosis&lang=es

- Origins of major human infectious diseases. Nathan D. Wolfe, Claire Panosian Dunavan & Jared Diamond. NATURE. 2007; Vol 447: 279-283. doi:10.1038/nature05775.

- Public Health Threat of New, Reemerging, and Neglected Zoonoses in the Industrialized World. Sally J. Cutler, Anthony R. Fooks, and Wim H.M. van der Poel. Emerging Infectious Diseases. 2010; 16(1): 1-7. DOI: 10.3201/eid1601.081467.

- The European Union summary report on trends and sources of zoonoses, zoonotic agents and food-borne outbreaks in 2016. https://www.efsa.europa.eu/en/efsajournal/pub/5077

- Zoonoses in South-East Asia: a regional burden, a global threat. Marion Bordier and François Roger. Animal Health Research Reviews. 2013: 1-28. doi:10.1017/S1466252313000017.

CAPÍTULO 1.2

ENFERMEDADES EMERGENTES Y REEMERGENTES

Carlos Torres Viera

Las enfermedades infecciosas han figurado prominentemente entre las causas de enfermedad y muerte a nivel mundial durante toda la historia de la humanidad, especialmente desde que el hombre, hace 6 mil a 8 mil años, inventara la agricultura, lo que le permitiría establecerse por periodos de tiempo más prolongados en áreas geográficas fijas y con ello, dar origen a comunidades humanas más amplias. Ello fue complementado con la domesticación de animales, lo cual también permitió, como efecto no deseado, el intercambio o transferencia de microorganismos (virus, bacterias, protozoarios y helmintos), entre especies, aumentando las posibilidades de transmisión de infecciones a partir de dichos animales. De hecho, se calcula que el 70 % de las enfermedades infecciosas en humanos tiene su origen en otras especies animales y son, por lo tanto, zoonosis en origen. Incluso, enfermedades que actualmente no solemos calificar de esa manera, como las enfermedades infecciosas clásicas de la infancia (sarampión, varicela, tosferina, difteria, etc.) tendrían su origen en estos tempranos intercambios en aquellos lejanos asentamientos. Los procesos posteriores de crecimiento poblacional, emigración, aglomeración y hacinamiento, en el contexto de una pobre salud pública que devinieron en la creación y expansión de las grandes ciudades, continuaron contribuyendo a este flujo de agentes infecciosos entre especies. Y es que el proceso de emergencia de una enfermedad infecciosa requiere de interacciones ecológicas que ocurren a nivel individual, de especie, comunitario y, finalmente, a nivel global, lo que refleja el proceso evolutivo mediante el cual un agente infeccioso se adapta y ajusta a un huésped determinado y viceversa. Para que ello ocurra deben cumplirse ciertas condiciones. Primero, es necesario que ocurra un contacto entre el agente infeccioso originado en un huésped infectado, en este caso una especie animal, y un individuo susceptible. Este contacto puede ser directo o a través de especies vectores tales como mosquitos, garrapatas, etc.

Segundo, en la nueva especie huésped deben ocurrir una serie eventos complejos de interacciones que aseguren que el agente infeccioso pueda completar su ciclo de replicación o vida parcial o totalmente. Estos dos elementos son necesarios para el éxito de la transmisión. Posteriormente, adaptaciones genéticas y modificaciones fenotípicas podrán permitir que el agente infeccioso pueda mantenerse circulante de forma eficiente entre miembros infectados y susceptibles de la nueva especie para, finalmente, en los casos más extremos, evolucionar y adaptarse de manera que el microorganismo que fue alguna vez una zoonosis se convierta en un agente infeccioso típico y exclusivo de la especie humana.

En los años 70, el éxito en materia médica y de salud pública lograda en países desarrollados, no así en otras partes del mundo, hacía ver erróneamente que el peligro representado por las enfermedades infecciosas tenía sus días contados. Pero el surgimiento de enfermedades infecciosas hasta el momento desconocidas, como la enfermedad de los legionarios que llevo al descubrimiento de la *Legionella pneumophila* y del virus Ébola en 1976, la epidemia de VIH/SIDA en los años 80 o las presentaciones con nuevas variantes clínicas de agentes infecciosos conocidos, como fue el caso del síndrome de shock tóxico asociado al estreptococo grupo A, rápidamente acabaron con dicha ilusión.

Es así como el término enfermedades infecciosas emergentes y remergentes surge con fuerza como concepto en 1992 con la publicación del documento del Instituto de Medicina de los Estados Unidos titulado *"Infecciones emergentes: amenazas microbiológicas a la salud en los Estados Unidos"*, donde se hace referencia a enfermedades emergentes como las causadas por un agente infeccioso recientemente descubierto o por una variante nueva de algún agente infeccioso conocido, cuya incidencia se ha incrementado durante las últimas dos décadas y amenaza con continuar su aumento en el futuro cercano. Se incluye en este concepto a las enfermedades que estaban confinadas en un área geográfica determinada y se han extendido a otras. Se habla de enfermedades reemergentes en referencia a las que estaban previamente controladas, pero que una vez más incrementan su incidencia y se convierten en un problema de salud pública.

De este modo, en esta construcción conceptual se incluyen:

- Enfermedades realmente nuevas.

- Enfermedades que existían en animales y ahora se presentan en humanos como zoonosis.

- Enfermedades que no se habían hecho notar anteriormente hasta que ha habido cambios cualitativos o cuantitativos en su manifestación.

- Enfermedades que no existían previamente en determinadas regiones.

Esta clasificación no es excluyente y es evidente que algunas enfermedades emergentes y remergentes tienen elementos de más de una de las categorías mencionadas. Por ejemplo, en el caso de la infección por virus Zika no solo apareció en los años recientes en regiones del mundo donde no había sido identificada anteriormente, sino que también se ha hecho notar por su incremento cuantitativo (incidencia) y por la identificación de elementos cualitativos de su manifestación clínica, como es el hecho de su capacidad de transmisión sexual y como causa de hidrocefalia y microcefalia en recién nacidos, elementos que eran anteriormente desconocidos.

Obviamente, estos son conceptos operacionales de una realidad biológica, epidemiológica e histórica. Las enfermedades infecciosas han emergido y remergido siempre. En el siglo XIV, la llamada peste negra, de la cual el consenso actual sugiere que fue causada por la bacteria *Yersinia pestis*, surge en Europa y ocasiona la muerte entre 1347 y 1354 de un tercio de la población mundial. La infección continúo posteriormente causando brotes recurrentes por los siguientes 500 años. La viruela se cree que apareció inicialmente 10.000 a. C. Existen descripciones inequívocas de la enfermedad descritas en China en el siglo IV y se calcula que su introducción en Europa ocurrió entre los siglos V y VII. En el siglo XVIII, la viruela producía la muerte de aproximadamente 400.000 europeos por año. Brotes de cólera causantes de epidemias desbastadoras han sido reconocidos a lo largo de la historia, de hecho, escritos de Hipócrates (460-377 a. C.) describen casos que pueden muy bien deberse a esta infección. Los datos modernos sobre cólera datan de principios del siglo XIX, y en los últimos 200 años se han identificado pandemias sucesivas causada por *Vibrio cholerae*. Actualmente, nos enfrentamos a la séptima pandemia de la enfermedad que se inició en 1961, pero que reapareció en América apenas en 1991, después de haber estado ausente por más de un siglo. Se calcula que la pandemia de influenza de 1918 causada por el virus de Influenza A H1N1 causó la muerte de por lo menos 40 millones de personas, si nos atenemos a las cifras más conservadoras, aunque muchos colocan la casuística en 100 millones de muertes. En épocas más cercanas, tenemos el resurgimiento del dengue, que causa entre 50 a 100 millones de casos anuales, la epidemia de SARS entre el 2002 y el 2003, los brotes de MERS-co que todavía se suceden a intervalos desde el 2012. En 1976, se descubre el virus Ébola cuando se suceden dos brotes de la infección en humanos en el centro de África. Sin embargo, se hizo noticia universal con el gran brote de la enfermedad en el África Occidental entre el 2014 y el 2015, causando más de 28.000 casos y más de 11.000 muertes. El virus de Chikungunya ha existido y es reconocido desde los años 50 como causa de enfermedad esporádica de humanos en las selvas de África, pero desde el 2005 ha causado brotes no esperados primero en la isla de Reunión en el océano Índico, luego en la India en el 2006, en las islas del Pacífico entre el 2011 y el 2015 y, finalmente, una amplia epidemia entre el 2013 y 2016 en Latinoamérica y el Caribe. Otro virus originalmente identificado en Uganda en 1947 en monos y posteriormente en 1952 en humanos, que solo producía casos esporádicos en África y Asia, el virus Zika, causó un primer brote de enfermedad en la Isla de Yap, en el Estado Confederado de Micronesia, en el 2007, seguido de otro brote en la Polinesia Francesa en el 2013, para finalmente causar una gran epidemia inicialmente en Brasil a partir de finales del 2014, con extensión subsecuente a todo el continente americano y el Caribe. Y para terminar con los ejemplos, mencionemos el del virus de la fiebre amarilla como caso de enfermedad reemergente. Este virus es endémico en Sudamérica y zonas del África Subsahariana. En el 2016, sin embargo, se desarrolló un amplio brote de la enfermedad en humanos en Angola y la República Democrática del Congo. Por su parte, Brasil sufrió en el 2017 y el 2018 dos brotes amplios de la enfermedad en animales y humanos, después de 50 años sin mayor actividad de la infección en humanos. Todos estos casos y muchos más pueden enmarcarse en el concepto de enfermedades emergentes y remergentes en su respectivo momento histórico.

El costo de estas enfermedades infecciosas emergentes y remergentes se pueden cuantificar, en nuestro ahora mundo globalizado, en pérdidas de vidas humanas y animales, en pérdidas de calidad de vida y en morbilidad, así como también en el quebrantamiento de la estructura y vida social, pérdida de recursos animales y pérdidas económicas. Por ejemplo, la epidemia de SARS, que fue una epidemia localizada en pocos países, ocasionó daños económicos estimados de 30 mil a 40 mil millones de dólares; el de la última pandemia de influenza del 2009 fue de 45 mil a 55 mil millones de dólares; la de MERS-co, de 30 mil millones, y la de Ébola del 2014 de 5 mil millones de dólares.

Aunque no todas las zoonosis necesariamente causan cuadros infecciosos severos en su especie animal de origen, con frecuencia su sola presencia obliga a la eliminación de un enorme número de animales en cautiverio en un intento de detener el curso epidémico y posible extensión a los humanos. En respuesta al brote de SARS, reconociendo su origen zoonótico y como esfuerzo de control, solamente en China se sacrificaron por lo menos 10.000 civetas en el 2003. Durante un brote de influenza aviar H5N6 en el 2016, el Gobierno de Corea de Sur ordenó la eliminación de 22,5 millones de aves de corral, y este tipo de respuesta es común en cualquier país afectado con influenza aviar.

Pero estas infecciones también se acompañan con frecuencia de enormes repercusiones sociales. La epidemia viral de Ébola en Sierra Leona, Liberia y Guinea, entre 2014 y 2016, tuvo un impacto económico importante para dichos países con una pérdida significativa del producto interno bruto, amenazando la seguridad alimentaria y los medios de subsistencia, caída en el empleo y disminución de la inversión extranjera. Pero también ejerció un impacto negativo en lo social de manera dramática en lo que respecta a la salud, la educación y el nivel de vida. El sistema de salud colapsó, hubo una amplia mortalidad entre el personal de los servicios de salud, como fueron médicos y enfermeras, que tuvieron sin duda un impacto de largo alcance mucho más allá de la resolución de la epidemia, y la mortalidad no relacionada con el Ébola aumentó. Aquellos individuos afectados por el Ébola que trabajaron para combatirlo (como los trabajadores de la salud y los equipos de entierro) se enfrentan a la estigmatización. La cohesión social también se debilitó por las políticas de "no tocar", siendo las mujeres, los niños y los ancianos los más afectados. En el aspecto educativo, muchas escuelas tuvieron que cerrar, lo que significó pérdidas graves a nivel educativo y mayores riesgos de deserción escolar, embarazo adolescente y trabajo infantil.

En conclusión, la interacción del ser humano con su ambiente es un proceso dinámico, en el cual siempre existirá el riesgo de que emerjan infecciones de manera inesperada, a veces con un impacto social y económico importante. De manera que aquel precursor humano que abandonó África hace 100 mil años, disminuyendo su riesgo a las enfermedades infecciosas, le dio una nueva oportunidad a los microbios con la invención de la agricultura, la cría de animales y los asentamientos humanos. En la era actual, gracias a múltiples factores que incluyen, pero no se limitan a, procesos de urbanización, crecimiento poblacional, patrones migratorios y viajes, producción masiva de alimentos, guerras, etc., continúa ofreciendo nuevas oportunidades a los microorganismos multiplicando sus oportunidades de emerger en su nuevo huésped.

Bibliografía

- Bloom DE, Black S, Rappuoli R. Emerging Infectious Diseases: A proactive approach. PNAS 2017; 114: 4055-4059

- Committee on Microbial Threats to Health, Institute of Medicine (1992) Emerging infections: microbial threats to health in the United States. Washington, DC: National Academy Press

CAPÍTULO 1.3

FACTORES RELACIONADOS CON LA EMERGENCIA Y REEMERGENCIA

Manuel Linares Rufo

Hope for the best…and prepare for the worst (Proverbio)

1.3.1 Introducción

Los microorganismos están en constante evolución para adaptarse a los cambios ambientales. La alteración de los mecanismos naturales de defensa e inmunidad por la edad, malnutrición, alteraciones genéticas o determinados tratamientos nos hacen más susceptibles a la infección.

Factores como el cambio climático, el aumento de la población y de los viajes internacionales, los cambios sociales y los movimientos migratorios, la pobreza y la desigualdad, las nuevas tecnologías y procesos industriales, junto al deterioro de los sistemas sanitarios y medidas de prevención y control de salud pública, pueden generar la aparición o reaparición de enfermedades.

Figura 1
Aedes albopictus (Mosquito tigre)

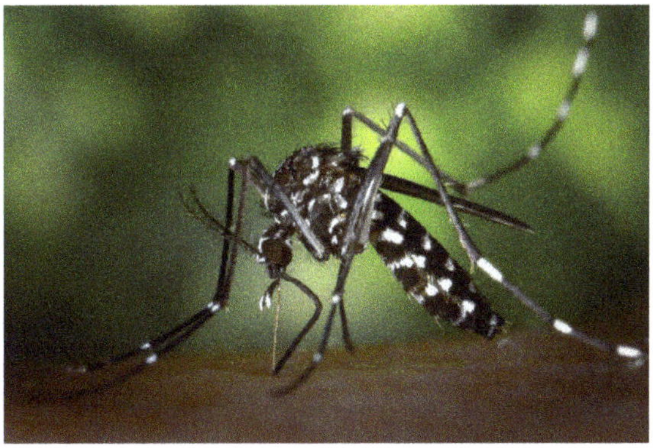

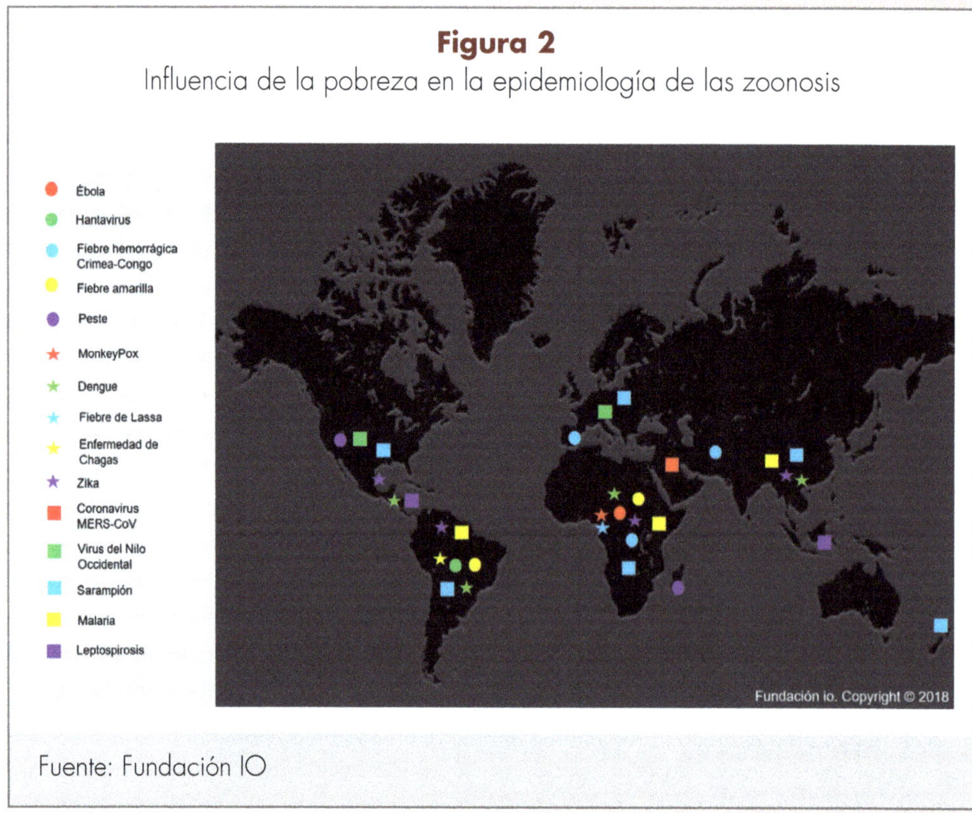

Fuente: Fundación IO

1.3.2 Definiciones

Una enfermedad infecciosa emergente sería la provocada por un agente infeccioso (bacteria, hongo, virus o parásito) recientemente identificado (en los últimos 20 años) y anteriormente desconocido, capaz de causar problemas de salud pública a nivel local, regional o mundial.

Algunos ejemplos serían los virus del síndrome de la inmunodeficiencia adquirida (SIDA), la gripe A (H5N1) o el virus Ébola o bacterias como la cepa O157:H7 de *Escherichia coli* o la *Legionella pneumophila* (Tabla 1).

Las enfermedades reemergentes se definen como la reaparición y el aumento del número de casos de patologías ya conocidas que, por el bajo número de casos registrados, habían dejado de considerarse un problema de salud pública. Estas enfermedades han sufrido en los últimos años un retorno alarmante.

Entre las reemergencias víricas destacan la del dengue o la fiebre amarilla. En las bacterianas, algunos ejemplos son la tuberculosis multirresistente, el cólera o la meningitis meningocócica.

Tabla 1
Enumeración de algunos agentes infecciosos emergentes
y reemergentes en humanos

	Emergente	Reemergente
Virus	Ébola	Dengue
	Virus del Nilo Occidental	Fiebre Amarilla
	VIH	Rabia
	SARS	Hantavirus
	Coronavirus-MERS-CoV	Sarampión
	Virus Chikungunya	
	Virus Zika	
	Monkeypox	
	Gripe A (H5N1)	
Bacterias	Legionelosis	Difteria
	Helicobacter pylori	Tosferina
	Enfermedad de Lyme	Cólera
	E. coli O157:H7	Leptospirosis
		Peste
		Meningitis meningocócica
		Tuberculosis multirresistente
Parásitos	Criptosporidiosis	Malaria
		Enfermedad de Chagas
		Toxoplasmosis
		Sarna y ectoparásitos
Hongos	*Candida auris*	Criptococosis
		Histoplasmosis

Elaboración propia

1.3.3 Algo de historia

La emergencia de enfermedades no es un tema nuevo de nuestros días. Europa fue arrasada por la peste negra en el siglo XIV, por la sífilis en el XVI, la viruela en el siglo XIX o la aparición de una nueva cepa virulenta del virus de la gripe, que produjo en 1918 la epidemia llamada "gripe española", que dejó más de 40 millones de muertos.

En el pasado, la emergencia de nuevas enfermedades infecciosas se vinculaba a menudo a los movimientos poblacionales y a la globalización gradual. En nuestros días, esos factores se han hecho más complejos.

Un problema global

Las nuevas infecciones no son una amenaza exclusiva para el hombre, también lo son para animales y plantas, afectando a los esfuerzos de conservación de especies como en el caso de la epidemia vírica que diezmó a las focas del Mar del Norte en los años 1980, o la irrupción de la filoxera que produjo una crisis radical de la viticultura tradicional europea a finales del siglo XIX.

La gripe aviar o la peste porcina africana son algunos buenos ejemplos de estas amenazas reales, enfermedades graves y muy contagiosas, susceptibles de producir situaciones difíciles de controlar junto a sus consecuencias para la economía y el suministro mundial de alimentos.

Factores relacionados con la emergencia y reemergencia de enfermedades

Quizás, el factor común más importante para su aparición sea la intervención de la actividad humana. Podemos diferenciar un nivel macro, correspondiente al entorno/ámbito medioambiental (social y ecológico); un nivel individual relacionado con la persona, correspondiente a la organización biológica del individuo y a sus aspectos conductuales; y finalmente, un nivel micro, correspondiente al agente infeccioso, relacionado con la información genética y el perfil molecular. En los tres niveles del sistema hay interacciones transversales entre los elementos de un mismo nivel e interacciones verticales entre elementos de distintos niveles (Figura 3).

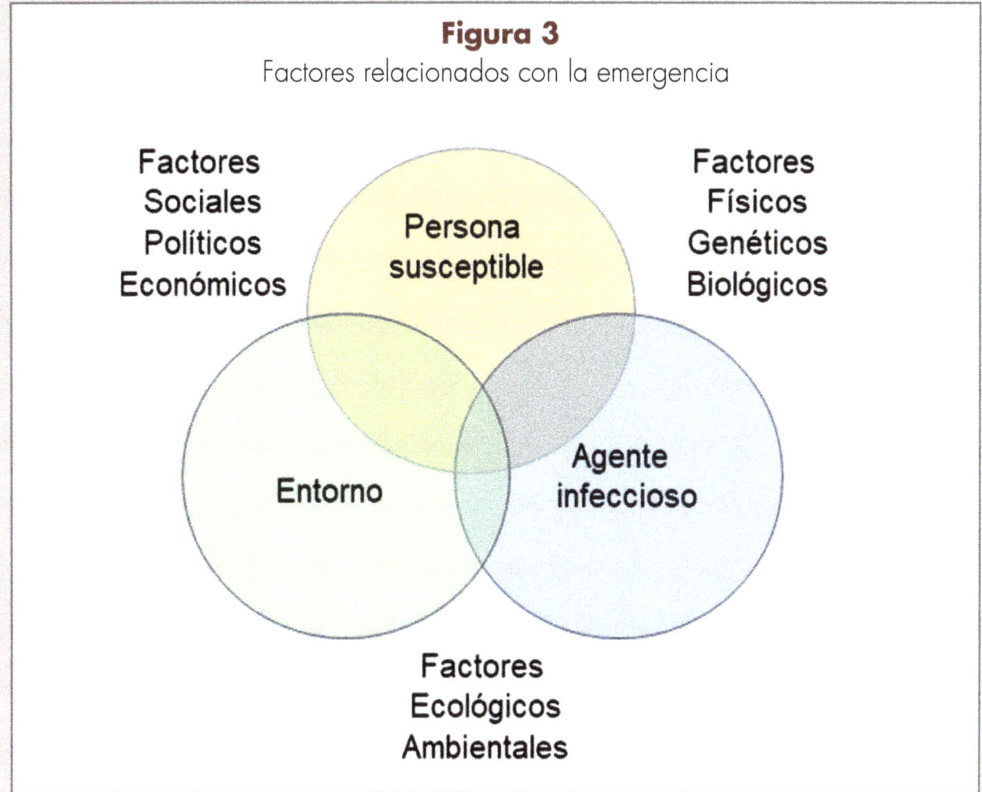

1) Factores relacionados con el entorno

a. Deforestación. Conlleva la fragmentación de los hábitats aumentando y favoreciendo el contacto entre patógenos, vectores y hospedadores. Un ejemplo: la invasión de selvas expone a las poblaciones a agentes exóticos y enfermedades zoonóticas como la fiebre amarilla, la rabia o las fiebres hemorrágicas.

b. Urbanización. La extensión descontrolada de áreas urbanas, la construcción de carreteras y embalses, el empleo de sistemas intensivos de agricultura o la producción animal.

c. Contaminación. La alteración del medioambiente, tanto a nivel del aire como en el suelo o en los alimentos y el agua, es capaz de transformar nuestro sistema inmunitario y aumentar el riesgo de transmisión de microorganismos. Un ejemplo sería el uso descontrolado de pesticidas o sustancias químicas.

d. Cambio climático. Calentamiento global, aumento de precipitaciones, desastres naturales..., alteran los ecosistemas naturales y favorecen las condiciones ideales para la propagación de enfermedades, especialmente, aquellas vinculadas a vectores, agua y alimentos. Algunos ejemplos: la sequía en África Subsahariana ha extendido *Neisseria meningitidis* a países como Uganda y Tanzania, el fenómeno de El Niño y las inundaciones relacionadas han favorecido brotes de cólera en América Latina y la expansión de insectos vectores que tienden a ser más activos a temperaturas más altas (el mosquito *Anopheles*, que transmite la malaria, requiere temperaturas por encima de 16 °C para completar su ciclo de vida).

2) Factores relacionados con las personas

    a. **Cambios demográficos**. El crecimiento indiscriminado de la población mundial ha llevado a la aparición de megalópolis. Las zonas periurbanas son áreas ideales no solo para la difusión de enfermedades ya conocidas, sino también para la aparición de otras nuevas.

    b. **Migraciones.** Migraciones desde zonas rurales hacia las grandes ciudades o hacia países desarrollados facilitan la diseminación de enfermedades infecciosas.

    c. **Guerras y conflictos.** Favorecen la existencia de refugiados que se desplazan y viven en precarias condiciones en campos con condiciones sanitarias precarias.

    d. **Viajes internacionales.** La rapidez con que nos movemos favorece la aparición y difusión de enfermedades. Un microorganismo a día de hoy puede viajar a cualquier lugar del mundo en menos de 36 horas (a la velocidad de los aviones). Los periodos de incubación de muchas enfermedades son superiores a la velocidad de nuestros desplazamientos. De este modo, gérmenes que tendrían limitada su actuación en una población humana adaptada pueden propagarse a otras poblaciones menos preparadas para resistirlos.

    e. **Comercio internacional.** El comercio y distribución masiva de materias primas puede extender los vectores fuera de sus áreas originales. Determinadas prácticas antihigiénicas en la preparación de alimentos amplifican el riesgo de desarrollo y propagación de infecciones. Por ejemplo, la encefalitis espongiforme bovina, la famosa enfermedad de las "vacas locas", en relación con el proceso de fabricación de alimentos a partir de carcasas de animales.

    f. **Impacto humano o la "huella ecológica".** Capaz de crear nuevas formas de pobreza humana, del ecosistema o de la enfermedad. Cambios en la composición y dimensiones de las poblaciones de insectos vectores o de animales reservorio de microorganismos capaces de infectar al hombre. Además, el contacto más estrecho entre el hombre y otros animales favorece las posibilidades de desarrollo de las zoonosis.

g. Factores tecnológicos. Las nuevas tecnologías y procedimientos pueden encontrarse también entre las causas de epidemias. Los avances de la medicina como los trasplantes de órganos o transfusiones son la oportunidad para nuevas formas de contagio, a veces de microorganismos o virus muy escasamente infectantes. Lo mismo ocurre en la industria alimentaria animal con la industrialización masiva de productos cárnicos, o las ciencias agrarias con nuevas prácticas de siembra y cosecha de cultivos diversos. Como ejemplo de esto último, baste recordar cómo la acuicultura ha provocado una modificación de la prevalencia de las enfermedades parasitarias transmitidas por peces.

h. Aumento de la esperanza de vida. El hecho de que se viva más tiende a crear más posibles candidatos a ser víctimas de infecciones oportunistas, además de generar las condiciones propicias para el desarrollo de enfermedades crónicas.

i. Políticas de salud pública y la precariedad de los sistemas de salud. La reducción en programas de prevención, saneamiento inadecuado o control inadecuado de vectores. La desorganización de los servicios de salud pública puede esgrimirse como causa de la reemergencia de enfermedades endémicas como la tuberculosis, el cólera o la malaria. Tenemos claros ejemplos recientes con la difteria en Venezuela, asociada a la decadencia de los programas de inmunización.

j. Cambios sociales y culturales. Respuestas inapropiadas sociales y políticas. Puede servir de ejemplo el aumento de las infecciones de transmisión sexual asociadas a cambios en nuestras prácticas sexuales, o las prácticas hiperhigiénicas como causa de la alteración de la microbiota natural.

3) Factores relacionados con el agente Infeccioso

a. Adaptación y cambio de los microorganismos. Evolución microbiana.

b. Resistencias antimicrobianas. Selección de microorganismos en relación con la exposición a procesos térmicos, insecticidas y desinfectantes o con el uso indiscriminado de los antibióticos (automedicación, uso de dosis insuficientes, ciclos incompletos de tratamientos, inadecuadas políticas en el uso de antibióticos, escasa documentación de los resultados de ensayos clínicos para nuevos antibióticos y la no existencia de vigilancia y notificación de la sensibilidad y resistencia antimicrobiana).

El abuso de los antibióticos ha producido la aparición de cepas resistentes de patógenos clásicos, como el bacilo de la tuberculosis, y de nuevas enfermedades nosocomiales que producen una morbilidad extensa y consecuencias a menudo graves. Recordar que solo en España mueren alrededor de 35.000 personas al año por infecciones con bacterias multirresistentes.

Bibliografía

- Cambio Climático y Salud. Organización Mundial de la Salud. Disponible en: http://www.who.int/mediacentre/factsheets/

- Centers for Diseases Control and Prevention (CDC). Addressing emerging infectious diseases threat: a prevention strategy for the United States. Atlanta, GA: US Department of Health and Human Services, Public Health Service; 1994

- Hotez PJ, Molyneux DH, Fenwick A, et al. Control of Neglected Tropical Diseases, NEJM 2007; 357: 1018-27.

- Krause RM. 1994. Dynamics of emergence. J. Infect. Dis. 170, 265–271. (doi:10.1093/infdis/170.2.265)

- Lederberg J, Shope RE, Oaks SC. (eds). 1992. Emerging infections: microbial threats to health in the United States. Washington, DC: National Academy Press.

- Morse SS. Factors in emergence of infectious diseases. Emerg Infect Dis. 1995;1: 7–15

- Smolinski MS, Hamburg MA, Lederberg J. (eds). 2003. Microbial threats to health: emergence, detection, and response. Washington, DC: National Academies Press.

- UNFPA 2011. United Nations Population Fund. Estado de la población mundial. 7 mil millones de personas, su mundo, sus posibilidades. Disponible en: https://www.unfpa.org/sites/default/files/pub-pdf/SP-SWOP2011_Final.pdf

- Weiss RA, McMichael AJ. 2004. Social and environmental risk factors in the emergence of infectious diseases. Nat. Med. 10, S70–S76.

CAPÍTULO 1.4

EL CONCEPTO 'UNA SALUD'

Rafael Jesús Astorga Márquez, Fernando Fariñas Guerrero

1.4.1 Introducción

El concepto "Una Salud" viene desarrollándose desde que Hipócrates en el año 400 a. C. hiciera referencia a que la salud de las personas podría verse afectada por el ambiente y las aguas contaminadas. Desde antaño, las enfermedades humanas y animales han ido de la mano. Otro ejemplo que podemos encontrar en la historia son las bases de la vacunación con Louis Pasteur y Edward Jenner, y la interacción entre la salud animal y humana a través del parásito *Trichinella spiralis*, dando lugar al nacimiento del término zoonosis para hacer referencia a las infecciones mixtas. Más del 60 % de los patógenos descritos hasta la fecha se transmiten entre animales y personas, considerándose 175 en fase emergente.

La historia de este concepto comienza en Estados Unidos en 2006 de la mano de la presidencia de la American Veterinary Medical Association (AVMA) junto con la American Medical Association; el 24 de junio de 2007, se reconoció una interacción entre la medicina veterinaria y humana. Asimismo, en abril de 2010 se produjo un reconocimiento global mundial por la interfaz 'OMS-OIE-FAO' de este concepto y se estableció la relación entre seguridad alimentaria, salud pública y bienestar animal.

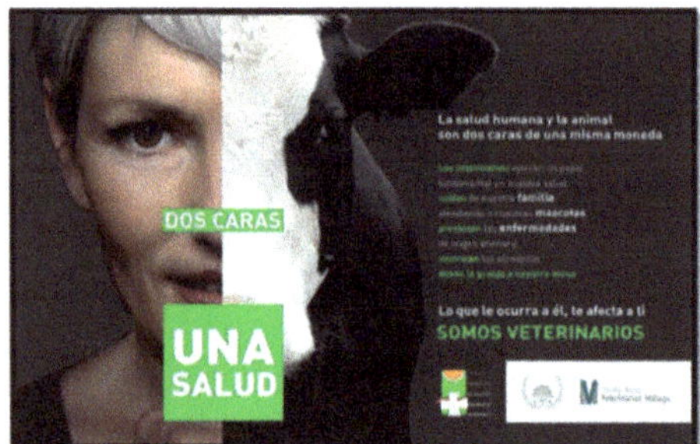
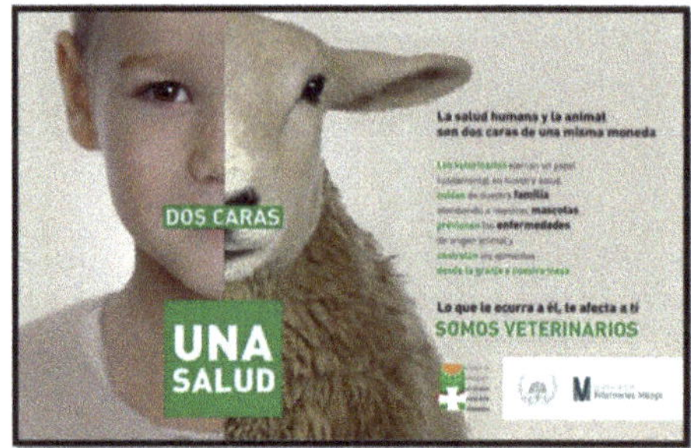
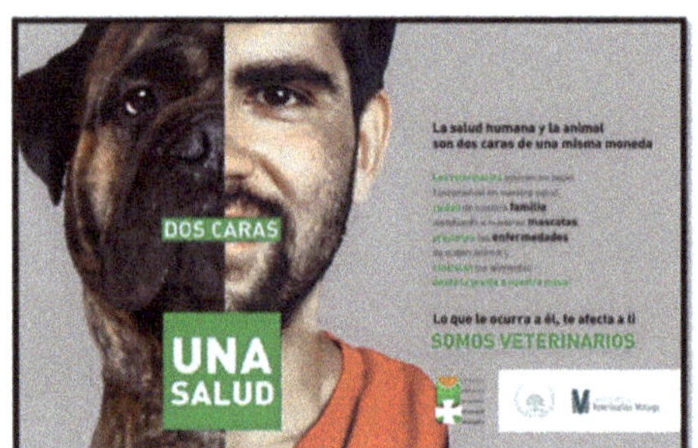
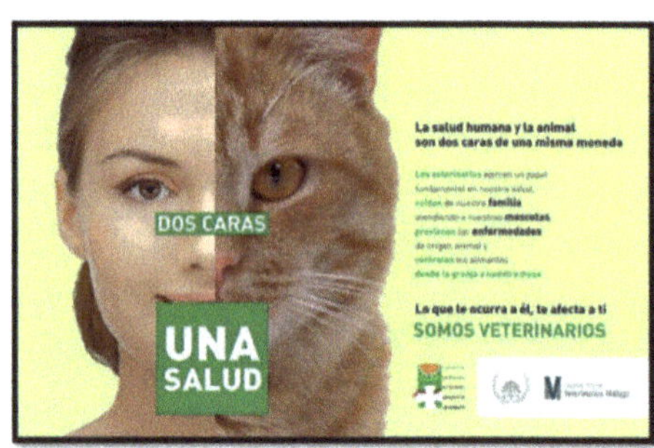

Fuente: Consejo General de Colegios Veterinarios de España. ColVet Málaga

La Organización Mundial de la Sanidad Animal (OIE) aplica este enfoque como una estrategia global para comprender los riesgos que deben afrontar la salud humana y la sanidad animal respecto a los animales domésticos o silvestres, así como los ecosistemas en los que conviven e interactúan. La OIE no solo hace uso de las normas que publica y de la información mundial sobre la sanidad animal que recopila, sino también de su red de expertos internacionales y de sus programas de fortalecimiento de los servicios veterinarios nacionales. Además, la OIE colabora activa y concertadamente con más de 70 organizaciones internacionales, en particular, con aquellas que tienen una función clave en la interfaz animal-hombre-ecosistema.

Las enfermedades de origen animal a las que el hombre es sensible (por ejemplo, rabia, influenza aviar, fiebre del Valle del Rift o brucelosis) representan riesgos mundiales para la salud pública. Otras enfermedades de transmisión persona a persona circulan en animales o tienen un reservorio animal identificado y pueden causar graves crisis sanitarias, como ha quedado de manifiesto con la epidemia de la enfermedad por el virus del Ébola (2013-2018, en el continente africano). Estos riesgos se acentúan con la globalización y los cambios climáticos y de comportamiento humano, lo que multiplica las oportunidades para que los patógenos colonicen nuevos territorios y evolucionen bajo nuevas formas.

Fuente: OIE

1.4.2 Estrategias

Proteger a los animales para preservar nuestro futuro

El control de todos los patógenos zoonósicos (transmisibles del animal al hombre y viceversa) en su origen animal es la solución más eficaz y más económica para proteger al hombre. Por consiguiente, la protección de la salud pública debe orientarse hacia la elaboración de estrategias mundiales de prevención y control de patógenos, coordinadas en la interfaz animal-hombre-ecosistema y aplicables a nivel mundial, regional y nacional mediante la implementación de políticas adecuadas.

Garantizar los servicios de sanidad animal para un mundo más seguro

Los servicios veterinarios, incluidos sus componentes públicos y privados, tienen un papel esencial en la elaboración e implementación de políticas de gestión de los riesgos sanitarios. Protegiendo la sanidad y el bienestar animal, contribuyen a mejorar la salud humana en sentido estricto, así como la seguridad alimentaria y la inocuidad de los alimentos. Resulta, por lo tanto, necesario que dispongan de los medios adecuados para prevenir y controlar las enfermedades animales de forma eficaz y poder comunicar y trabajar estrechamente con numerosos actores con el fin de actuar de manera concertada.

Desafíos futuros

Las enfermedades de origen animal a las que el hombre es sensible (por ejemplo, la rabia) representan riesgos mundiales para la salud pública que es indispensable prevenir y combatir. Los patógenos de origen animal no transmisibles al hombre, pero que tienen consecuencias negativas sobre la producción, no deben descuidarse, en particular en los países en desarrollo (por ejemplo, peste de los pequeños rumiantes). Estos patógenos pueden originar caídas de producción y, por consiguiente, una disminución de los alimentos disponibles, ocasionando graves problemas de salud pública debido a la escasez y las deficiencias ocasionadas.

Estos riesgos aumentan con la globalización del comercio y los cambios climáticos y de comportamiento humano, que multiplican las oportunidades para que los patógenos colonicen nuevos territorios y evolucionen bajo nuevas formas.

La Organización Mundial de la Salud (WHO, OMS), la Organización Mundial de la Sanidad Animal (OIE), la Organización de las Naciones Unidas para la Alimentación y la Agricultura (FAO) y la Alianza Mundial para el Control de la Rabia (GARC) han establecido la colaboración mundial "Unidos contra la rabia" para elaborar una estrategia común denominada "ZERO by 30", destinada a lograr que en 2030 no haya ninguna muerte humana por rabia en el mundo.

Figura 3
Infografía "Una sola salud"

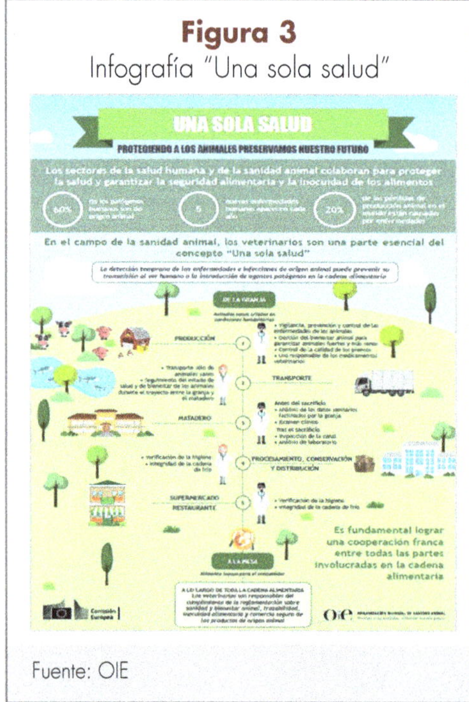

Fuente: OIE

Figura 4
Documento ZERO by 30

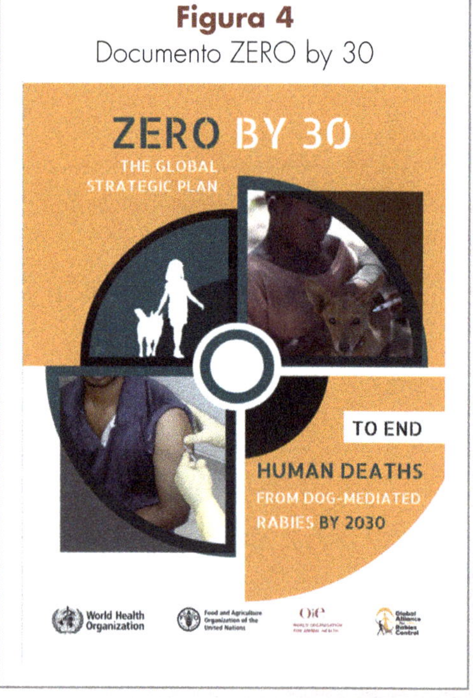

Prevenir y controlar los patógenos en su reservorio animal

En el transcurso de las décadas pasadas, aprendimos que la prevención de las enfermedades en su origen sigue siendo la solución más eficaz y económica para proteger al hombre. Necesitamos nuevos paradigmas de detección temprana, de prevención y control en la interfaz entre humanos y animales para reducir las amenazas mundiales persistentes de zoonosis clásicas (por ejemplo, la influenza) y zoonosis emergentes (por ejemplo, la tuberculosis). Dada la complejidad de la emergencia de estas enfermedades y su propagación en un contexto de mundialización creciente, debemos identificar estrategias eficaces para controlarlas en su origen con el fin de reducir el impacto sanitario potencialmente devastador, teniendo en cuenta los éxitos del pasado e incorporando nuevos métodos de lucha y nuevas formas de colaboración para reducir las amenazas futuras.

Por su actividad de normalización de la sanidad y el bienestar animal, y su mandato de transparencia de la sanidad animal a nivel mundial, la OIE desempeña un papel esencial en la prevención y el control de los riesgos sanitarios a nivel mundial. A través de sus acciones, la OIE respalda sólidamente las actividades orientadas a expandir la base científica de una colaboración intersectorial eficiente y a identificar cómo aplicar el concepto de "Una sola salud".

Red científica internacional

La identificación rápida y precisa de los agentes patógenos responsables de las zoonosis es un componente esencial de la detección precoz de enfermedades. Por consiguiente, las capacidades y la credibilidad de los laboratorios veterinarios de sanidad animal desempeñan un papel clave en el diagnóstico y control de las enfermedades.

Desde hace años, la OIE se compromete a reforzar las capacidades y la interconexión de los laboratorios veterinarios. Asimismo, pone a disposición de sus países miembros las competencias de más de 320 centros internacionales, así como programas de refuerzo de capacidades de los laboratorios nacionales principalmente a través de sus programas de intercalibración entre laboratorios, mejorando las técnicas diagnósticas (serológicas, moleculares y genómicas).

Colaboración internacional FAO-OIE-OMS

Coordinar los numerosos agentes implicados en la salud humana, animal y medioambiental en el ámbito nacional, regional e internacional, resulta esencial para prevenir los retos sanitarios futuros. En este contexto, las tres principales organizaciones mundiales, FAOS, OIE y OMS, trabajan conjuntamente para prevenir y luchar contra los riesgos sanitarios en la interfaz animal-hombre-ecosistema. Estas organizaciones elaboran estrategias y herramientas globales para un enfoque coherente y armonizado con el fin de coordinar mejor las políticas de salud pública, veterinarias y medioambientales, tanto a escala nacional como internacional.

FAO-OIE-OMS: una estrategia mundial intersectorial para "Una sola salud"

Las tres organizaciones trabajan en estrecha colaboración desde hace varios años para prevenir, detectar, controlar y eliminar las amenazas sanitarias para el hombre, cuyo origen directo o indirecto proviene de los animales.

La puesta en práctica del concepto "Una sola salud" se vio facilitada por una alianza formal concertada entre las tres organizaciones. En este contexto, la FAO, la OIE y la OMS reconocen sus responsabilidades respectivas en la lucha contra las enfermedades con fuerte impacto sanitario y económico, zoonosis incluidas.

Las tres organizaciones publicaron, en 2010, una nota conjunta que describe su colaboración, así como sus objetivos para la prevención y el control de los riesgos sanitarios en la interfaz animal-hombre-ecosistema. Al unir sus acciones de comunicación para tratar temas de interés común, las tres organizaciones movilizan a sus socios públicos y privados, a los gobiernos de sus países miembros y a la opinión pública.

Las tres organizaciones se reúnen de modo regular y sus principales acciones tienen por objeto detectar de manera precoz la emergencia de enfermedades animales y humanas y poder proponer respuestas rápidas y adaptadas, con el fin de controlar los brotes de enfermedades y prevenir su propagación a escala mundial.

Estas acciones contemplan diferentes aspectos:

- Vigilancia y respuesta rápida gracias a los datos epidemiológicos recopilados por sus sistemas respectivos de vigilancia sanitaria y de alerta precoz.

- Coherencia de las actividades normativas de las tres organizaciones (normas intergubernamentales de la OIE, Reglamento Sanitario Internacional de la OMS y reglamentación alimentaria del *Codex Alimentarius*).

- Evaluación y medidas de gestión de los riesgos sanitarios.

- Refuerzo de capacidades de las autoridades sanitarias de sus países miembros.

Además, existen tres prioridades básicas: (i) Influenza zoonósica; (ii) lucha frente a las resistencias antimicrobianas; (iii) erradicación de la rabia (documento ZERO by 2030).

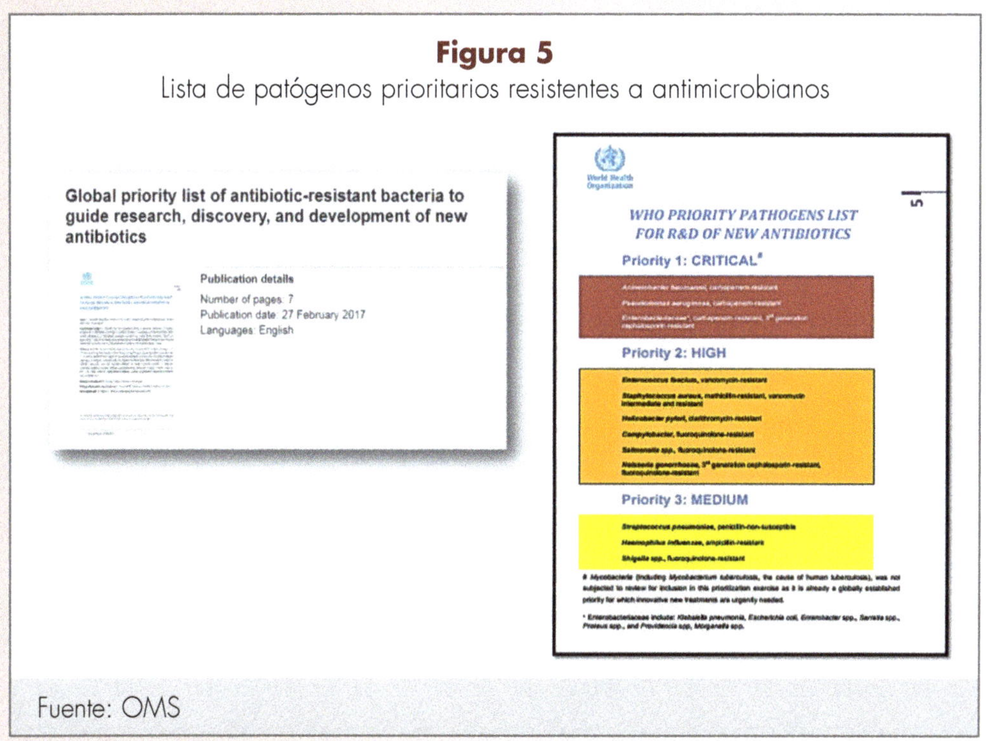

Figura 5

Lista de patógenos prioritarios resistentes a antimicrobianos

Fuente: OMS

En octubre de 2017, la OIE, la FAO y la OMS presentaron un segundo documento estratégico de su alianza tripartita reafirmando su compromiso de brindar un liderazgo colaborativo y multisectorial frente a los actuales desafíos sanitarios. Se extenderá el ámbito de su colaboración con el fin de ampliar el enfoque "Una sola salud", reconociendo la interconexión entre la salud humana, la sanidad animal y el medioambiente.

El documento presenta el camino a seguir por las tres organizaciones. Manteniendo la dinámica lograda en materia de influenza zoonósica, resistencia antimicrobiana y rabia. Además, se ha decidido ampliar la colaboración centrándose en:

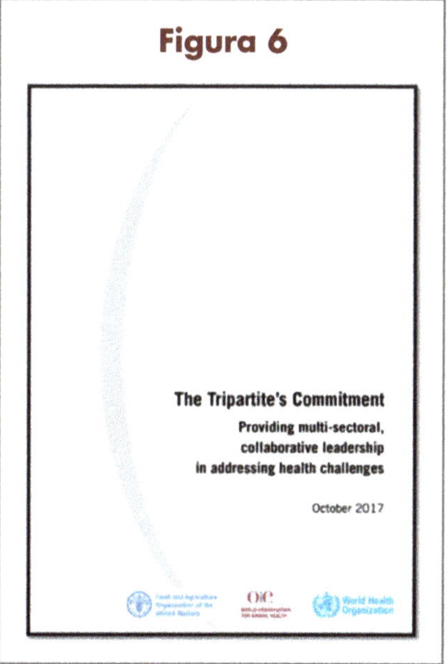

Figura 6

- El refuerzo de los servicios nacionales de salud pública, sanidad animal e inocuidad de los alimentos.

- La consolidación y modernización de los sistemas de alerta temprana y vigilancia/seguimiento.

- La anticipación, preparación y respuesta a enfermedades infecciosas emergentes y/o reemergentes (por ejemplo, tuberculosis, malaria).

- El fomento y promoción de la investigación de las enfermedades zoonósicas de alta prioridad.

- Fortalecimiento de la seguridad alimentaria.

Consolidar los sistemas sanitarios nacionales

El fomento del concepto "Una sola salud" a nivel nacional ayuda a conferir un apoyo político con el fin de garantizar la prevención coordinada de las enfermedades que tienen un impacto importante en la salud pública en la interfaz animal-hombre-ecosistema.

La OIE propone, además, a todos sus países miembros una evaluación independiente de sus servicios veterinarios con las normas de calidad de la Organización, así como herramientas específicas para calcular las inversiones y realizar las reformas legislativas y técnicas necesarias. Para que la implementación de estas acciones sea eficaz a una escala supralocal, se requiere la cooperación de todos los países, ya que los efectos de la globalización no limitan las amenazas sanitarias a las fronteras de un país. Sin embargo, la concertación y la cooperación entre la salud pública y la sanidad animal son deficientes en muchos de ellos. Por ello, han sido elaborados nuevos planteamientos para ayudar a los países a desarrollar sistemas sanitarios nacionales eficaces, tanto para la salud humana como para la sanidad animal, mediante dos estrategias fundamentales: (i) evaluando las capacidades de los sectores de sanidad animal y salud pública; (ii) identificando las diferencias en la implementación de las normas sanitarias.

Bibliografía

- Código sanitario para los animales terrestres. 25ª edición. Vols. I (ISBN: 978-92-95108-40-0) y Vol. II (978-92-95108-41-7). http://ww.oie.int/es

- Código sanitario para los animales acuáticos. 21ª edición. ISBN: 978-92-95108-71-4. http://ww.oie.int/es

- Plataforma tecnológica de Sanidad Animal Vet+i. http://www.vetmasi.es

- Portal Web Organización Mundial de la Sanidad Animal. (OIE). http:/ww.oie.int/es

- Portal Web Organización Mundial de la Salud (WHO). http://www.who.int/features/qa/one-health/es/

- ZERO BY 30. The Global Strategic Plan to end human deaths from dog-mediated rabies by 2030. World Health Organization (WHO) / Food and Agriculture Organization of the United Nations (FAO) / World Organization for Animal Health (OIE) / Global Alliance for Rabies Control. Geneva, 2018.

ANIMAL DE COMPAÑÍA Y SALUD PÚBLICA

José María Botella Navarro

1.5.1 Introducción

Partimos estableciendo correctamente el término "animal de compañía", para lo que obtenemos la definición de la locución adjetiva "de compañía", según el diccionario académico de la Real Academia Española (RAE) que en su segunda acepción utiliza la siguiente definición: "Dicho de un animal doméstico: *Que se tiene por la sola utilidad de su compañía. Perro, gato de compañía*". Por lo tanto, la misma definición lleva implícito el trato directo y continuo que se tiene con estos animales.

Si ponemos de manifiesto el fenómeno en aumento de la migración interna (del campo a la ciudad) conocido como éxodo rural (datos recogidos en el Instituto Nacional de Estadística), podemos deducir que las personas, cada día, pasan la mayor parte del tiempo en el trabajo (necesidad de costear vivienda y bienes de consumo) y sus relaciones interpersonales disminuyen al mermar su tiempo de ocio. Como resultado, se dificulta en gran medida el desarrollo de la sociabilización, factor muy importante para nosotros, que compensamos introduciendo en nuestras viviendas, cada vez con mayor frecuencia, estos animales de compañía que tradicionalmente eran perros y en menor medida gatos, y que hoy en día se amplía a los denominados animales exóticos que pueden ir desde un pequeño conejo enano, pasando por una rata, llegando a rapaces de todo tipo o reptiles de gran tamaño.

Mencionamos el binomio animal de compañía + salud pública puesto que estamos hablando del estrecho lazo de unión existente entre estos animales y sus dueños, que en muchas ocasiones comparten hábitos tan comunes como son: descansar juntos en un sillón, dormir en la misma cama, ducharse al mismo tiempo o utilizar los mismos recipientes de comida, y, por supuesto, dotar a estos animales de una carga de afectividad que por falta de conocimientos no va asociada a la prevención frente a las posibles zoonosis.

Al ir ocupando las mascotas un lugar en la familia igual al que el resto de personas, empieza a generarse una serie de acontecimientos que implican de forma clara un problema de salud pública, problema que evidenciamos de forma objetiva ante el creciente número de denuncias puestas en los ayuntamientos de los distintos municipios: ruidos molestos, heces en vía pública, vertidos de orina de una casa a otra, malos olores, mordeduras, etc.

Veremos la evolución a lo largo de los últimos años del incremento de este tipo de denuncias que son la cúspide del verdadero problema que se presenta en nuestras ciudades. También presentaremos los puntos más relevantes en las clínicas veterinarias respecto a las zoonosis. Hablamos de veterinarios clínicos porque representan los centros de alerta dentro de los núcleos urbanos. La mayoría de los animales de compañía pasan consulta veterinaria al menos una vez en su vida y en este paso pueden vehicular las zoonosis a los profesionales sanitarios o ser dichos profesionales quienes las transmitan.

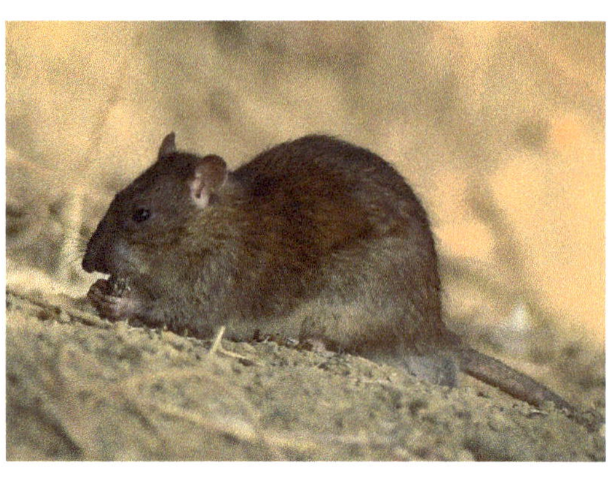

Figura 1

Roedor en terrario situado en dormitorio

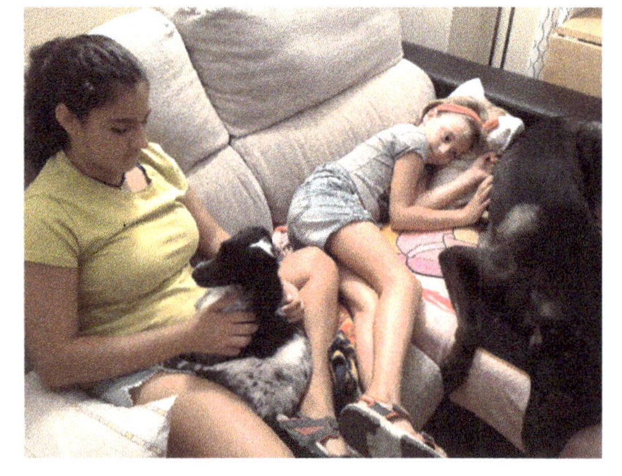

Figura 2

Ejemplo de convivencia en una familia

1.5.2. Estudio de las principales denuncias relacionadas con animales de compañía

Denuncias relacionadas con perros

Hemos puesto en evidencia el aumento del número de animales de compañía en los núcleos urbanos. Los perros se posicionan en el primer puesto del grupo que se ocupa cada día con mayor fuerza de acompañar, de mimar y de satisfacer las deficiencias de cariño que se producen en el hombre por la masificación en los núcleos urbanos, una creciente tendencia a estar en las redes sociales y el anonimato al que nos vemos obligados por estos hábitos adquiridos.

Tratamos de ver de forma objetiva los posibles puntos que nos revelen el impacto que tiene este aumento de mascotas dentro de la sociedad. Se ha llegado a describir en el libro la importancia de las zoonosis, sus agentes principales y su implicación sanitaria en la sociedad. En este capítulo desglosaremos los puntos críticos de mayor peligro analizando las denuncias interpuestas en un municipio en relación con los animales de compañía. Siempre debemos ser conscientes de que el equilibrio es de suma importancia en las relaciones sociales. Está muy bien de-

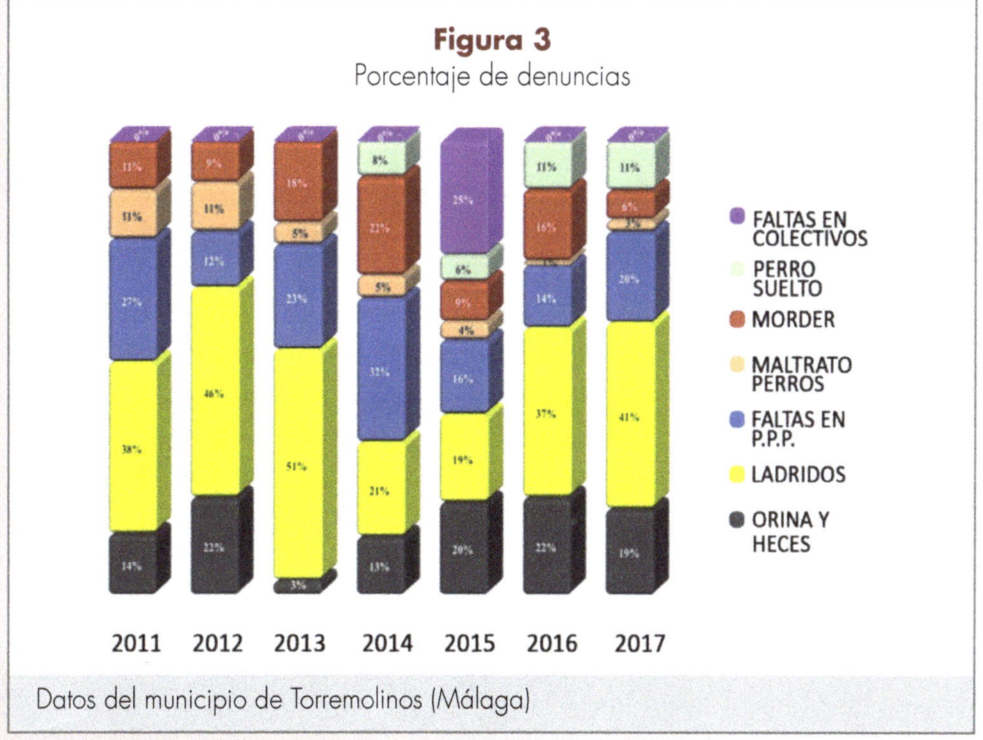

Datos del municipio de Torremolinos (Málaga)

sarrollar un amor incondicional frente a estas mascotas, pero debemos conocer los riesgos que se ponen de manifiesto en el momento que rompemos dicho equilibrio y no adoptamos las medidas de profilaxis definidas por los expertos.

La mayoría de las denuncias registradas en el periodo 2011-2017 (ambos inclusive) suelen ser por molestias causadas por ruidos, generalmente ladridos que impiden el descanso vecinal. Le sigue muy de cerca todo el paquete que engloba los malos olores: deposiciones que se dejan y no se limpian en domicilios, orines que por baldeo caen de una terraza a la inmediata inferior o a la calle, o animales en estado de enfermedad y abandono que son ellos mismos los que originan el mal olor a consecuencia de heridas infectadas, procesos tumorales abiertos y supurativos o cualquier tipo de enfermedad en donde se produzca cierta fetidez.

El tercer bloque que nos llama la atención es el que conforma el grupo de denuncias en relación con los perros potencialmente peligrosos (P.P.P.). La mayoría son por no llevar bozal puesto, llevarlos sin correa o carecer de la licencia preceptiva, es decir, por incumplimiento de la ley y no por ser un peligro sanitario.

Las mordeduras se mantienen en un porcentaje alto. Aclaremos que no estamos poniendo de manifiesto los partes de mordeduras que se generan en los centros de salud cuando el médico ve a un paciente con una herida producida por un perro. En nuestro mapa de alarmas hemos definido el parámetro denuncia realizada por la propia víctima, esto denota mayor complejidad puesto que el proceso ha de ser lo suficientemente grave como para que la víctima de dicho ataque se desplace a las dependencias municipales y cumpla con los protocolos de la denuncia. El problema se incrementa cuando vemos que mordeduras a menores y viandantes superan a las que se producen a otros perros, en algunos años llegando incluso al doble.

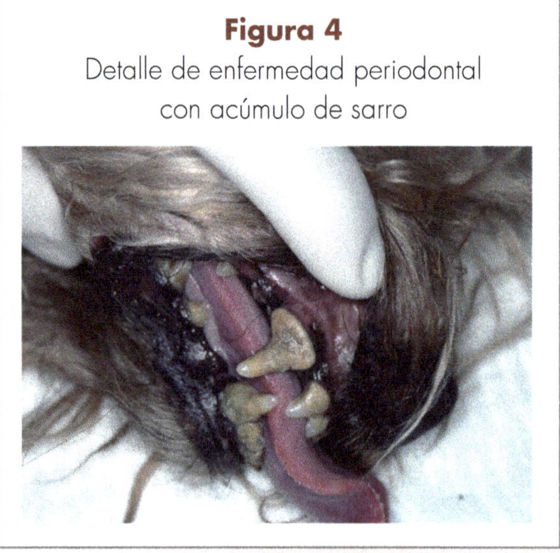

Figura 4
Detalle de enfermedad periodontal con acúmulo de sarro

El perfil de estos mordedores es el de un perro de menos de diez kilos, normalmente con una sociabilización muy baja y acostumbrado a que en casa le hayan permitido desarrollar todo su potencial de líder. Sus bocas suelen estar enfermas pues en el proceso de servidumbre a su mascota, el propietario lo humaniza también en la comida ofreciéndole de lo que come la familia y no realizando revisiones periódicas que impidan el acúmulo de sarro. Con estas condiciones, heridas o simples roces con los dientes se convierten en verdaderas agujas de siembra en el tejido humano.

Los perros de mayor tamaño suelen verse implicados en problemas con otros animales y no con personas, mordeduras que suelen acabar con la vida del agredido.

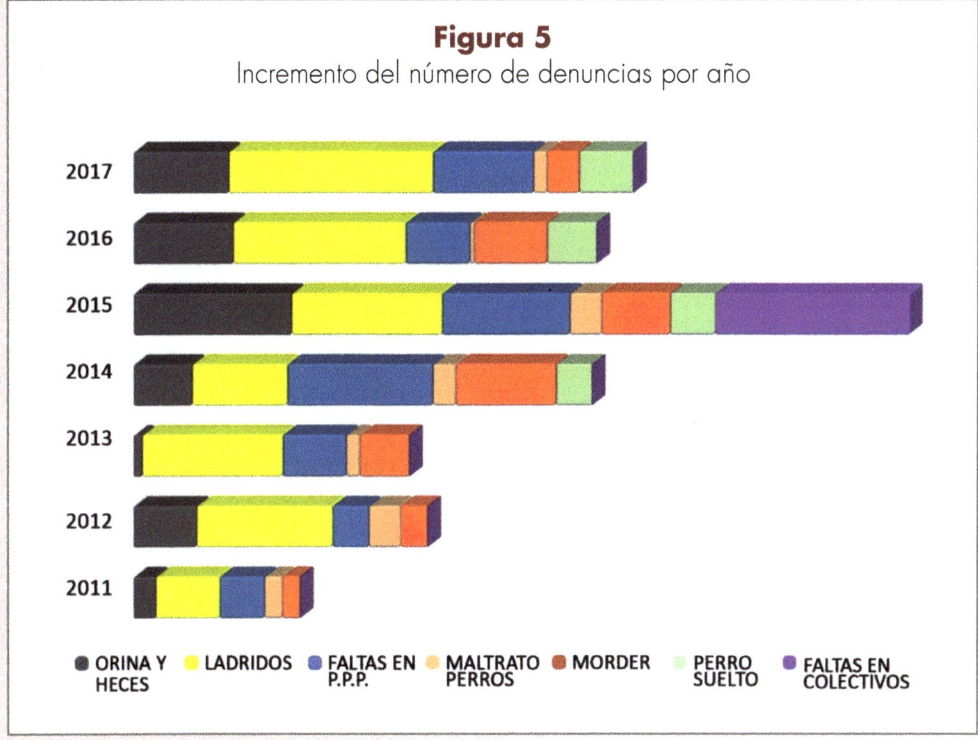

Figura 5

Incremento del número de denuncias por año

Otro capítulo muy importante es sin duda el referente a los descampados, zonas apartadas, espacios abiertos dentro de un barrio, solares, incluso aparcamientos, donde los propietarios de perros llevan a su mascota a que hagan "sus necesidades", no procediendo a recoger las heces ni limpiar las micciones. Esto causa molestias por olores, insalubridad y daño estético, una zona abierta a nuestras temidas zoonosis, vía contacto, ingesta e inhalación.

Se han descrito casos en los que un perro con problemas digestivos defeca cerca de un espacio abierto dentro de un barrio, espacio que los niños ocupan para sus juegos pudiendo coger bolitas de heces creyendo que son alimento e ingerirlas.

Bastantes son las ocasiones en las que se requiere el servicio de seguimiento de la Policía Local con el coste de personal y servicios de limpieza extra que conllevan estas denuncias. En la actualidad, los ayuntamientos van tomando conciencia del problema y los agentes de la Policía Local empiezan a multar. Algunos municipios de forma pionera han empezado un programa de prevención obligando al registro del ADN de cada perro para que en un futuro se pueda identificar, mediante su determinación, a quién pertenece la deposición en concreto. Los Colegios Oficiales de Veterinaria también aportan su grano de arena realizando campañas publicitarias de concienciación.

De manera excepcional, en el año 2015 se presentaron denuncias por maltrato en perros al ser abandonados en la calle o por dejarlos, de manera permanente atados, bien en viviendas o en parcelas. En concreto, se inspeccionaron dos criaderos y dos residencias caninas ilegales, 37 perreras de cazadores y dos centros de adiestramiento, originando la iniciación de 39 expedientes por el SEPRONA. Esto nos da una idea de la importancia que está adquiriendo en la actualidad el tema de las zoonosis en el contexto de la salud pública.

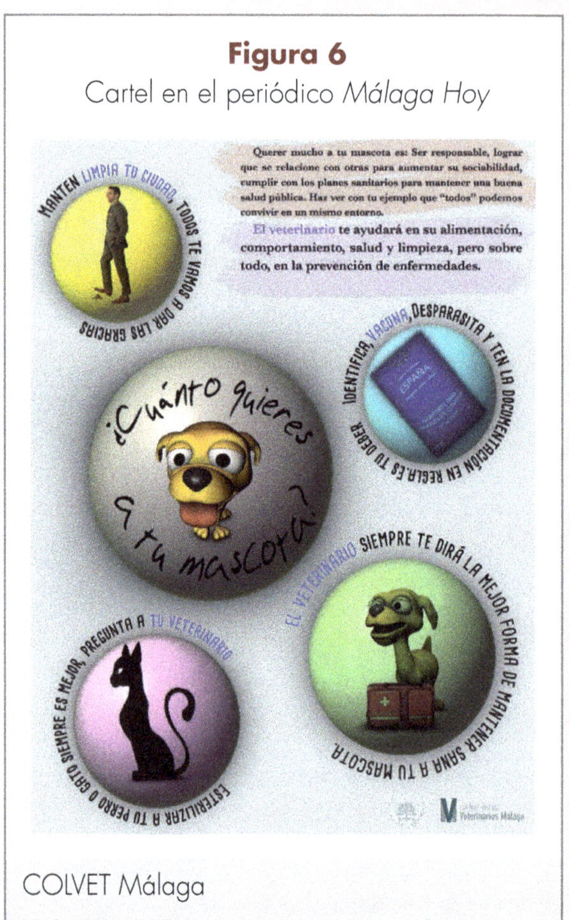

Figura 6

Cartel en el periódico *Málaga Hoy*

COLVET Málaga

Denuncias relacionadas con gatos

Decimos de los perros que son los animales de compañía más importantes, pero no podríamos asegurar que este papel se mantenga durante mucho tiempo. Los miembros de la sociedad cada día son más cómodos y necesitan más tiempo para ellos mismos. El perro sin duda convive con el hombre de una forma más íntima, haciéndole entender su alegría, tristeza o necesidad con un vocabulario más expresivo para el conjunto. El problema aparece cuando necesitamos ocuparnos de ellos de una forma más especial: sacarlos a la calle, darles paseos y llevarlos a las zonas autorizadas para "sus necesidades", ocuparnos de sus comidas y reprimirlos cuando ladren mucho o tendremos quejas de nuestra comunidad de vecinos. La mayor parte de estas obligaciones no las tenemos con los gatos que son independientes, pueden alimentarse mediante tolvas de comida, viven en nuestra casa y no necesitan del paseo diario, se limpian ellos mismos y no ladran. Esto hace que como mascota crezcan cada día en número. Por supuesto, trae consigo que cada vez se abandonen más y se produzca el fenómeno de colonias urbanas con lo que aumentan las posibilidades de trasmisión de las distintas zoonosis a la población.

Las denuncias que se presentan con mayor frecuencia en relación con los gatos suelen ser por molestias y por olores de restos de heces y sus orinas, proceso que se ve incrementado por la costumbre, cada vez más extendida, de las personas sensibles a los felinos abandonados pero faltos de información respecto al peligro que va asociado a ponerles comida en la vía pública, facilitando así la formación de colonias descontroladas. A lo dicho añadimos el problema de las pulgas que acompañan a los gatos y sus ubicaciones. Este incremento se refleja en nuestro estudio en el mayor número de solicitudes de gateras para capturar a estos animales.

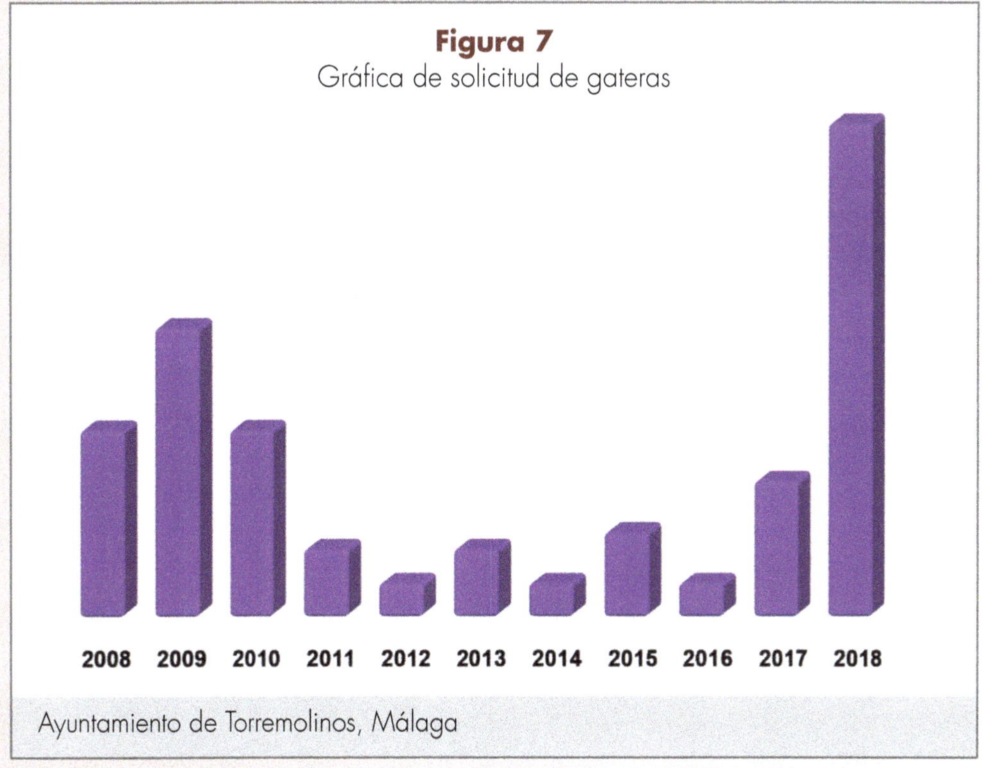

Figura 7
Gráfica de solicitud de gateras

En el gráfico, utilizamos el factor 'número de solicitud de gateras', pues en el perfil felino las denuncias están dirigidas a las personas que ponen comida en las colonias antes descritas. El grueso de los expedientes de gatos se tramita intentando terminar con el problema, es decir, con la colonia ya establecida poniendo jaulas trampa por medio de la empresa municipal creada a tal fin. Este tipo de trámites ha aumentado considerablemente desde hace 5 años hasta nuestra fecha, llegando a presentar un porcentaje mayor a los servicios prestados, por la citada empresa, como propios de perrera (recogida de gatos abandonados y creación de listas de adopción). Siempre hay lista de espera en jaulas trampa.

Denuncias relacionadas con animales exóticos o de granja

El capricho humano no tiene límites, haciendo que en nuestros días las personas se lleven a casa cualquier tipo de animal reconociéndolo como animal de compañía. Esto genera la creación de expedientes por denuncias, con un peso en global del 2 % del cómputo (por ejemplo, gallinas, caballos o burros en los domicilios, incluso, aves exóticas como tucanes viviendo en armarios).

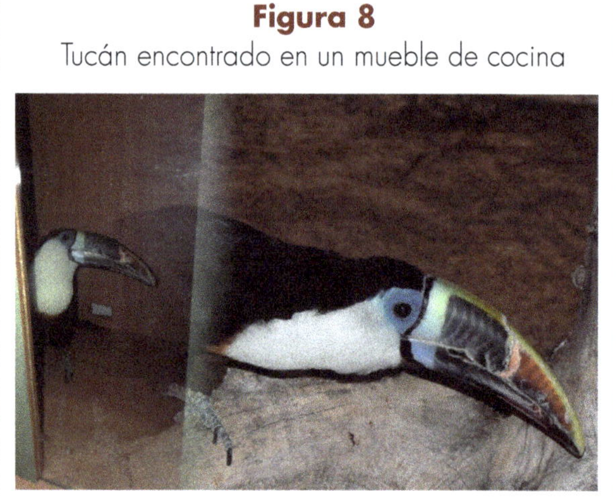

El 8 % de las denuncias son generadas por molestias ocasionadas por palomas, generalmente por piojos que aparecen en sus lugares de nido siempre cercanos a las viviendas, o por contagio de protozoos a sus animales domésticos por la gran apetencia de los perros a engullir excrementos de paloma. Estos casos los medimos por las solicitudes en los distintos años para jaulas trampa al igual que sucede con los gatos.

Denuncias relacionadas por casos especiales

Nos ha parecido correcto exponer dos casos registrados dentro de nuestro estudio debido a su importancia dentro de salud pública. Entre los dos, forman el 1 % de la totalidad de denuncias. Nos referimos a la formación de jaurías que acompañan a indigentes y de los llamados síndrome de Diógenes, que además de tener animales de todo tipo también acumulan cadáveres, que con el paso del tiempo se agrupan en verdaderas fosas comunes.

El problema cobra importancia cuando a uno de estos indigentes, o al señor que padece el síndrome, le ocurre un accidente o simplemente cae enfermo de gravedad. Este es el principio de la formación de jaurías de perros urbanos con hambre producida por la falta del alimento, que le proporcionaba el dueño. Son animales no acostumbrados a la vida en libertad, animales con miedo, desconfianza y que todavía no saben de qué forma conseguir alimento, suponiendo un peligro potencial de ataque al ser humano.

1.5.3 Las clínicas veterinarias

Hablar de animales de compañía y salud pública es hablar de las clínicas veterinarias. Los veterinarios todavía debemos pasar un examen importante en este campo. Aconsejamos, damos directrices, le comentamos a los dueños sobre qué enfermedad debe vacunar o de qué forma puede trasmitirse la misma, pero sin duda no damos ejemplo con nuestros hábitos. Tocamos con las manos desnudas, acercamos nuestros oídos para escuchar esos murmullos o inhalamos una muestra recogida del animal para así identificar si hay o no infección.

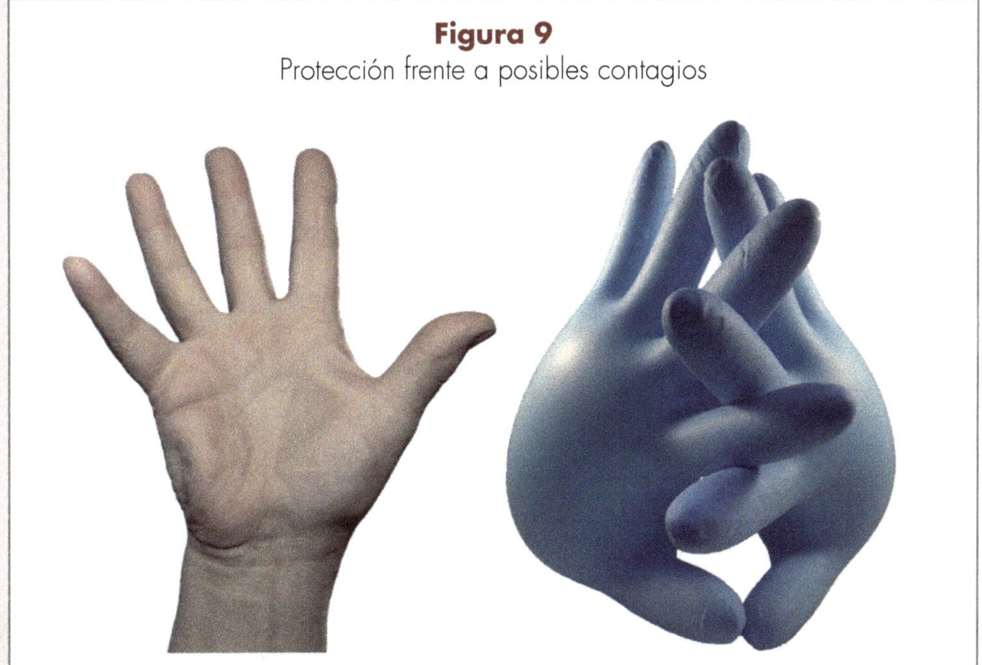

Figura 9
Protección frente a posibles contagios

Hagamos un rápido recorrido por una de las tantas consultas que se presentan a diario en cualquiera de nuestras clínicas. No vamos a entrar en apartados específicos, como pudieran ser departamentos con alto grado de especialización (ecógrafos de contraste, resonancia o endoscopias) o cirugías donde, a los riesgos que vamos a mencionar, se suman los propios de esta especialidad.

Recepción y sala de espera

Los veterinarios hemos logrado despejar nuestras salas de espera implantando poco a poco la cita previa. Con este paso, disminuimos las concentraciones de animales de compañía en una misma hora. Este es el primer lugar de examen de los puntos calientes de posibles contagios.

Puntos calientes

a) Los propietarios juguetean con otros perros que están en esta sala sin tener en cuenta que el animal que están tocando, acercándose a la cara o besando, puede que haya venido a revisión o a cumplir con su protocolo de vacunación, pero hasta que el veterinario no diga lo contrario, están esperando por enfermedad o por necesidad de aplicación de un tratamiento y son transmisores en potencia.

b) Contacto directo entre perros. Los propietarios asocian una clínica veterinaria con un parque de perros: ¿si no puedo soltar a mi perro en una clínica veterinaria, dónde puedo soltarlo? Sin duda, el riesgo es mayor en el momento en que un perro está suelto. Puede ir con otros perros que estén bien sujetos, puede pedir caricias a otro cliente, incluso, estar al lado del auxiliar quien, más veces de las necesarias, actúa con el corazón en vez de con la cabeza y olvida el peligro.

c) Contacto indirecto, por medio de heces, orina, saliva, líquidos de procesos supurativos o elementos sólidos (uñas, pelos). Un perro deja el rastro y el que viene lo ingiere, lo inhala o se impregna con él.

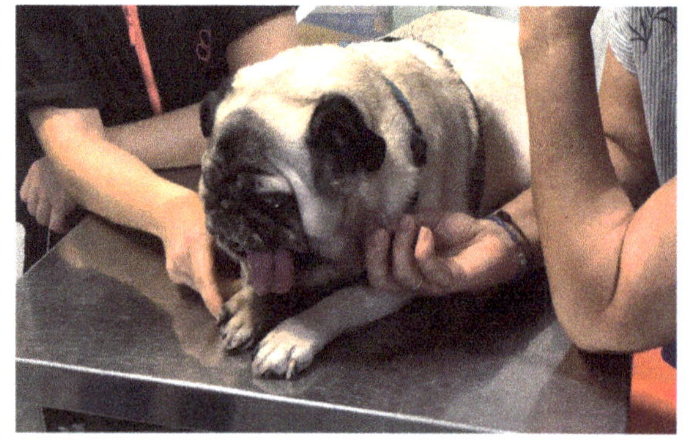

Figura 10
Exploración de un perro sin guantes ni ropa apropiada

ZOONOSIS TRANSMITIDAS POR ANIMALES DE COMPAÑÍA

Consulta: recogida de datos y aplicación de tratamiento

En este apartado, aislamos al animal de compañía de otras personas y quedamos como elementos expuestos el auxiliar, el propietario y el veterinario. Esto es importante pues a lo largo de nuestro trabajo podemos transmitir alguna enfermedad adquirida en una visita anterior, incluso, padecerla nosotros.

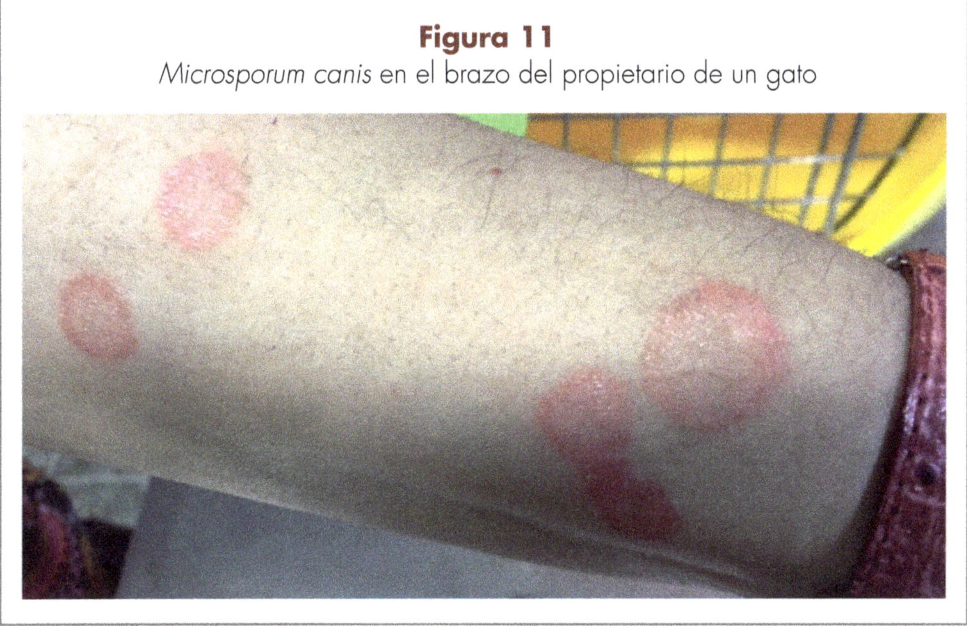

Figura 11

Microsporum canis en el brazo del propietario de un gato

Puntos calientes

a) **Exploración.** Ojos, oídos, boca, mamas, genitales, orificio anal y piel, cada una de estas partes son potencialmente causantes de una posible zoonosis. No usar guantes al palpar la barriga, no cubrirse con máscara al realizar exploraciones donde se acerca la nariz (por ejemplo, en una otoscopia o una exploración de ojo), no tomar medidas higiénicas antes de palpar por el cuerpo, no tener cuidado en la toma de temperatura (es vía rectal), no impedir mordeduras usando bozal, no utilizar ropa especial y exclusiva (todavía se pueden ver con ropa de la clínica a veterinarios entrando en supermercados, cafeterías o colegios mientras recogen a los hijos, incluso, no quitársela en casa mientras disfrutan del final de una jornada laboral) son algunos de los errores que se cometen.

Para el dueño de un animal de compañía, su mascota no muerde, siempre se comporta bien y además la enfermedad por la cual lo trae nunca va a ser la causante de una zoonosis. Los veterinarios muchas veces por exceso de cariño, por humanizar a la mascota o bien por no hacer sufrir a su dueño, apartan esas medidas de contención a posibles contagios.

b) **Realización del acto clínico.** Inoculación de un medicamento mediante inyección, extracción de muestra de sangre, dar un comprimido por la boca, poner medicamento en formato pipeta en la piel, aplicar líquido en oídos, aplicar colirio oftálmico, untar encías con sustancias acidificantes para prevención de sarro, limpiar glándulas perianales, realizar curas a heridas, lavar y preparar zonas para una posible intervención.

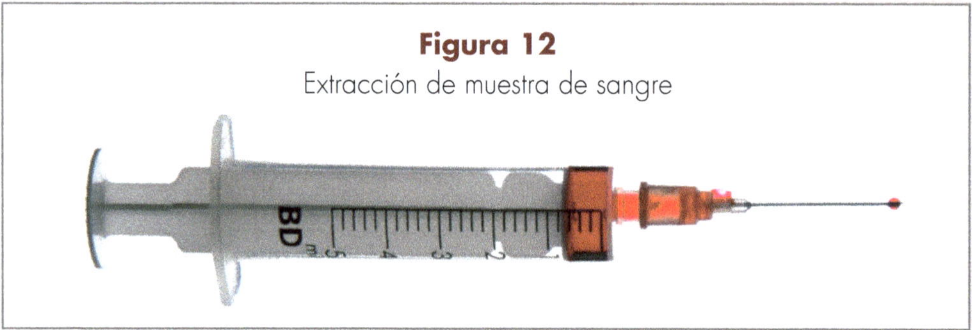

Figura 12
Extracción de muestra de sangre

Estas son algunas de las prácticas habituales y rutinarias que se desarrollan en consulta, podemos observar que a diferencia de la toma de datos clínicos aquí ya tenemos un contacto directo con sangre, con pus o con líquido seroso, peligro que aumenta al añadir a nuestro manejo objetos punzantes y cortantes.

Bibliografía

- Antrozoología y la relación humano-perro. Marcos Díaz Videla. 1ª ed. 2017 (ISBN 978-987-1431-65-6).

- Ayuntamiento de Torremolinos (Málaga). Delegación de Medio Ambiente.

- Instituto Nacional de Seguridad e Higiene en el trabajo. Notas Técnicas de prevención 821, 2009. Centros veterinarios: exposición laboral a agentes biológicos.

- Las zoonosis: Transmisión de las enfermedades de los animales al ser humano. Florence Desachy, 2006. (ISBN: 9788431533564).

- Portal Web del Instituto Nacional de Estadística (INE), sección demografía y población, fenómenos demográficos. https://www.ine.es/

- Portal Web de la Real Academia Española (RAE), sección consultas lingüísticas. http://www.rae.es/consultas-linguisticas/

ZOONOSIS TRANSMITIDAS POR EL PERRO Y EL GATO

Vídeo presentación sobre Zoonosis caninas

https://amazingbooks.es/zoonosis-caninas

Vídeo presentación sobre Zoonosis felinas

https://amazingbooks.es/zoonosis-felinas

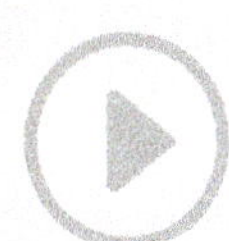

CAPÍTULO 2

ZOONOSIS BACTERIANAS

CAPÍTULO 2.1

BORDETELOSIS

Fernando Fariñas Guerrero

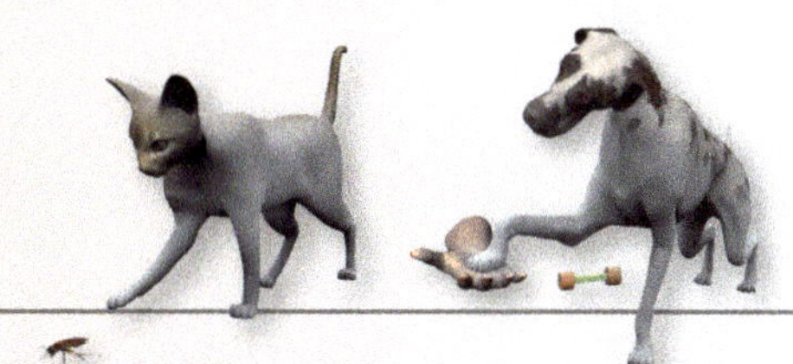

2.1.1 Etiología

- *Bordetella bronchiseptica*.

  (Orden *Burkholderiales*. Familia *Alcaligenaceae*. Género *Bordetella*).

- Cocobacilo GRAM negativo relacionado estrechamente con *Bordetella pertussis* (tosferina) y *Bordetella parapertussis* (paratosferina).

- Cultivo: medio Bordet-Gengou y Regan-Lowe (35-37 °C).

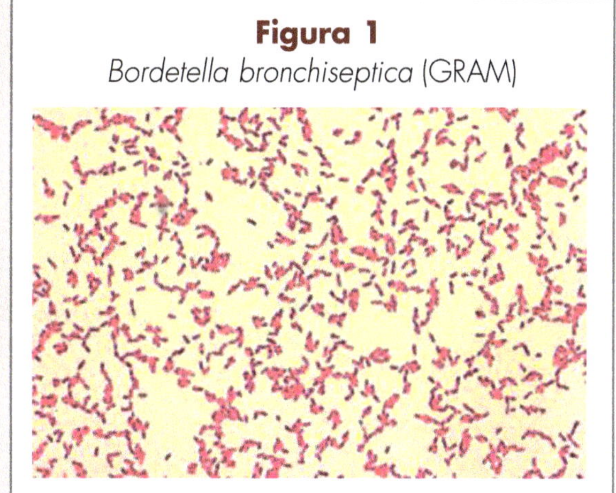

Figura 1
Bordetella bronchiseptica (GRAM)

2.1.2 Epidemiología

Esta especie bacteriana se encuentra distribuida a nivel mundial. Algunos estudios de seroprevalencia han mostrado tasas hasta del 22 % en perros y mucho mayores en gatos (del 24 al 79 %). Las mayores tasas de prevalencia se dan en ambientes con alta concentración de animales (perreras, colonias de gatos…). La transmisión entre gatos y perros es posible.

2.1.3 Signos clínicos

Perros

- Traqueobronquitis. A menudo en asociación con otros patógenos como virus parainfluenza, adenovirus tipo 2, virus del moquillo y herpesvirus canino.

- Episodios de tos paroxística.

- Neumonía (tanto primaria como por sobreinfección con otras especies bacterianas).

Gatos

- Estornudos.

- Descargas oculares y nasales.

- Neumonía (tanto primaria como por sobreinfección con otras especies bacterianas). Menos frecuentes.

2.1.4 Diagnóstico laboratorial

- Cultivo: medio Bordet-Gengou o medio Regan-Lowe a 35-37 °C.

- Pruebas serológicas: de poca utilidad.

- Moleculares: PCR para detección DNA Bordetella bronchiseptica.

- Muestras adecuadas: hisopados nasales y orofaríngeos.

2.1.5 Tratamiento y prevención

Antimicrobianos de elección

- Doxiciclina (5 mg/kg/oral, 14-21 días).

- Trimetoprim-sulfametoxazol (15 mg/kg/oral/24 horas, 7-14 días).

- Enrofloxacina (5 mg/kg/oral/12 horas, 7-14 días)

Profilaxis médica (vacunación)

Vacuna parenteral:

- A menudo en combinación con parainfluenza.

- Administrar la primera dosis a las 6-8 semanas de edad, luego, una segunda dosis a las 2-4 semanas.

- Revacunación anual.

Vacuna intranasal:

- Una sola dosis tan pronto como a las 2-3 semanas de edad.

- Revacunación anual.

2.1.6 Zoonosis

La infección por *Bordetella bronchiseptica* en humanos produce tanto infecciones de vías respiratorias altas como bajas. Dichas infecciones pueden ir desde sinusitis a bronquitis, neumonías y, menos frecuentemente, infecciones más graves como la neumonía necrotizante o la bacteriemia, estas últimas especialmente en individuos inmunocomprometidos. Se han descrito cuadros respiratorios similares a la tosferina con esta especie.

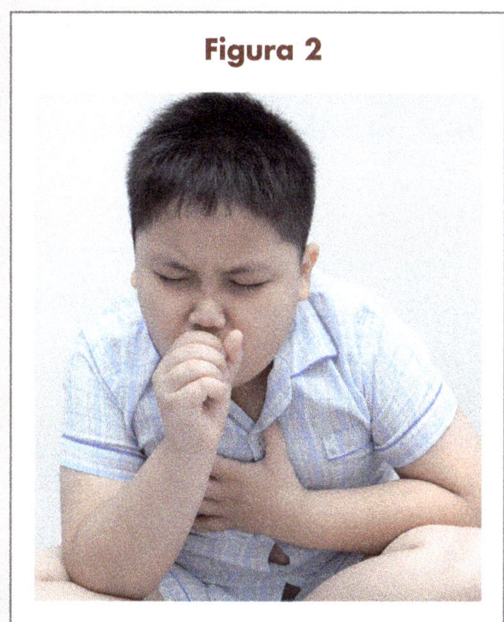

Figura 2

La prevención debe ir dirigida especialmente a personas inmunocomprometidas que convivan con perros y gatos enfermos.

Los individuos inmunocomprometidos, niños y ancianos deberían mantenerse lejos, incluso, en otra habitación durante la administración de la vacuna intranasal viva a sus mascotas, ya que los aerosoles generados pueden constituir un riesgo para estas personas.

El diagnóstico de laboratorio se basa en:

- Cultivo en medio Bordet-Gengou y Raven-Lowe.

- PCR de hisopados nasales y orofaríngeos.

- Inmunofluorescencia: reacción cruzada con *Bordetella pertussis* y *Legionella* spp. (riesgo de falsos positivos).

A diferencia de las especies más próximas como *Bordetella pertussis* y *Bordetella parapertussis*, *Bordetella bronchiseptica* raramente responde al tratamiento con macrólidos (azitromicina, claritromicina…). Actualmente no se ha establecido un tratamiento antibiótico óptimo contra esta especie bacteriana. Los estudios publicados tanto de sensibilidad *in vivo* como *in vitro* muestran un alto grado de disparidad, ya que la sensibilidad a los antibióticos encontrada *in vitro* no necesariamente se ha correlacionado con su eficacia *in vivo*. Los aminoglucósidos, las penicilinas y las cefalosporinas con actividad contra *Pseudomonas aeurginosa*, los carbapenémicos, las quinolonas y las tetraciclinas, parecen tener una sensibilidad *in vitro* cercana al 100 %. Otros antibióticos han mostrado una eficacia menor.

Varios estudios en modelos animales han demostrado que la vacunación frente a tosferina (*Bordetella pertussis*) produce un cierto nivel de protección cruzada frente a la infección por *Bordetella bronchiseptica*.

Bibliografía

- Berkelman, RL. 2003. Human illness associated with use of veterinary vaccines. Clin Infect Dis 37:407-414.

- Ebgerink, H., Addie, D., Belák, S., et al. 2009. Bordetella bronchiseptica in cats. ABCD guidelines on prevention and management. J Fel Med Surg 11: 610-614.

- Gisel, JJ., Brumble, L., Johnson, M. 2007. Bordetella bronchiseptica pneumonia following exposure to recent vaccinated canine. Chest 132:7105

- Greene, C. 2012. Infectious Diseases of Dog and Cat. Fourth Edition. Elsevier. ISBN.: 978-1-4160-6130-4.

- Plotkin's Vaccines. 2018. 7th edition. Elsevier. ISBN-9780323357616.

CAPÍTULO 2.2

CAMPILOBACTERIOSIS

Fernando Fariñas Guerrero

2.2.1 Etiología

- *Campylobacter jejuni* es el principal patógeno humano encontrado en muchos animales, incluidos perros y gatos.

- *Campylobacter coli* y *Campylobacter hyointestinalis* encontrado en cerdos.

- *Campylobacter upsaliensis* en perros y gatos.

- Bacterias curvadas, GRAM negativas y microaerofílicas. Alrededor de 37 especies y subespecies, la mayoría no patógenas.

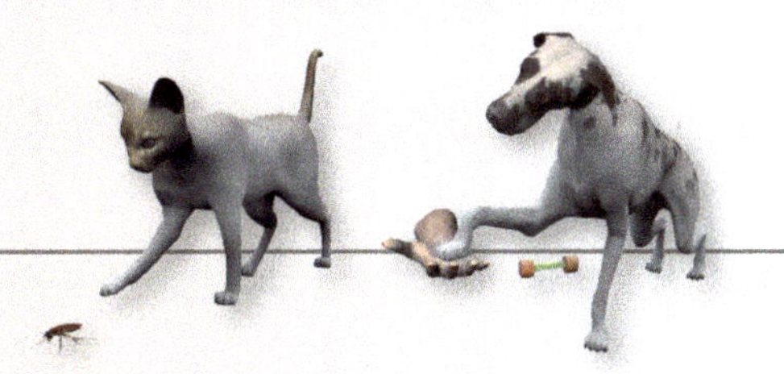

Figura 1
Campylobacter spp. (GRAM)

2.2.2 Epidemiología

- Las bacterias del género *Campylobacter* se encuentran ampliamente distribuidas a nivel mundial en humanos y animales.

- Son bacterias comensales que se pueden encontrar en las heces de animales y humanos sanos.

- Perros y gatos que viven en comunidades suelen tener un mayor índice de excreción.

- Los animales menores de 6 meses también presentan altas tasas de excreción.

- Un estudio demostró que la excreción en gatos tiene una duración media de 44 días.

- El verdadero papel de esta bacteria en cuadros diarreicos caninos y felinos está por determinar.

2.2.3 Signos clínicos

- La mayoría de los animales no muestran signos de enfermedad.

- La enfermedad es más común en animales menores de 6 meses de edad.

- Diarrea de moderada a grave como signo predominante.

- Puede darse anorexia, vómitos y dolor abdominal así como signos extraintestinales tales como bacteriemia y colecistitis, aunque muy raramente.

2.2.4 Diagnóstico laboratorial

- Cultivo en medio Skirrow. *Campylobacter jejuni* requiere condiciones microaerófilas de cultivo con 5-10 % de O_2 y 5-10 % de CO_2. *Campylobacter* crece a 37 °C, pero la incubación a 42 °C permite recuperar las especies termofílicas implicadas con más frecuencia en cuadros de enteritis (*Campylobacter jejuni* y *Campylobacter coli*).

- PCR: detección del ADN de la bacteria en heces.

- Citología fecal para observación de formas curvadas y otras de "aves en vuelo". Baja sensibilidad.

2.2.5 Tratamiento y prevención

Antimicrobianos de elección

- Se desconoce la eficacia del tratamiento antimicrobiano de las infecciones por *Campylobacter* en perros y gatos.

- Determinar previamente la sensibilidad con cultivo y antibiograma debido al elevado número de cepas que muestran resistencias a diversos antibióticos.

- Como tratamiento empírico mientras se esperan los resultados del antibiograma, se emplea eritromicina (20 mg/kg/12 horas durante 5-21 días) en el perro. Para el gato, la dosis es 10 mg/kg/8 horas durante 5 días.

2.2.6 Zoonosis

La epidemiología de la infección en humanos es completamente diferente a la de los perros y gatos. *Campylobacter* se encuentra claramente como uno de los enteropatógenos más frecuentemente asociados con cuadros digestivos a nivel mundial. La ingestión de solo unos cientos de bacterias puede producir la enfermedad. Aunque *Campylobacter jejuni* y *Campylobacter coli* son las principales especies involucradas en cuadros digestivos humanos, otras especies como *Campylobacter lari*, *Campylobacter fetus* y *Campylobacter upsaliensis* se han descrito también como patógenas para la especie humana.

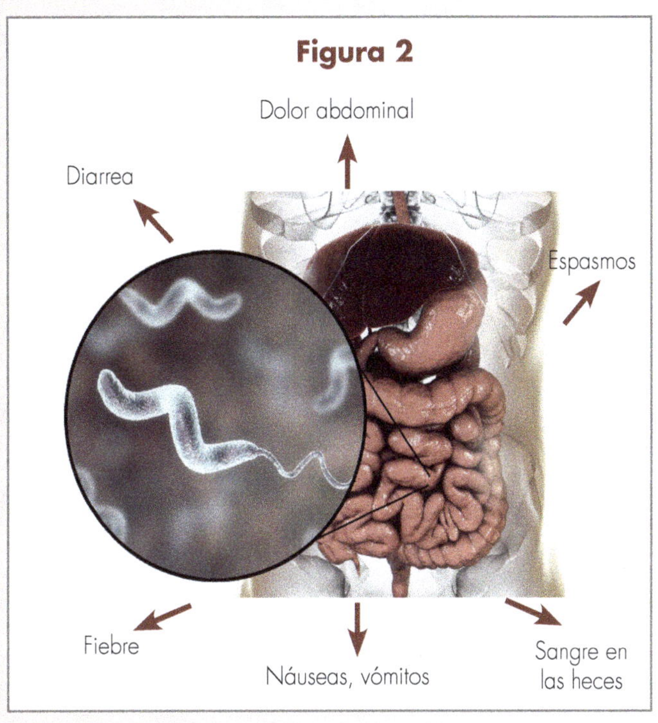

- La transmisión es fecal-oral, dándose la mayoría de las infecciones a través del consumo de agua y alimentos contaminados.

- Tener un perro o gato con diarrea, así como la adquisición reciente de una nueva mascota (cachorro de perro o gato), se ha implicado como factor de riesgo para el padecimiento de campilobacteriosis.

- Varios estudios han demostrado que entre el 16 % y 30 % de los casos de campilobacteriosis en humanos pueden estar ligados al contacto con perros y gatos que padecen diarrea.

- En humanos, la mayoría de las infecciones por *Campylobacter upsaliensis* son subclínicas.

2.2.7 Signos clínicos

- Diarrea de moderada y autolimitante a severa y prolongada.

- Dolor abdominal.

- Fiebre, cefalea, mialgias y malestar general puede preceder entre 12-24 horas antes.

- Bacteriemia, meningitis y endocarditis, aunque raramente.

- Abortos espontáneos (descrito con *Campylobacter upsaliensis*).

- El síndrome de Guillain-Barré (polineuropatía desmielinizante aguda progresiva) es una complicación rara pero importante asociada a la infección por *Campylobacter jejuni*.

2.2.8 Diagnóstico laboratorial

- Cultivo en medio Skirrow. *Campylobacter jejuni* requiere condiciones microaerófilas de cultivo con 5-10 % de O_2 y 5-10 % de CO_2. Campylobacter crece a 37 °C pero la incubación a 42 °C permite recuperar las especies termofílicas implicadas con más frecuencia en cuadros de enteritis (*Campylobacter jejuni* y *Campylobacter coli*).

- PCR: detección del ADN de la bacteria en heces.

- Citología fecal para observación de formas curvadas y otras de "aves en vuelo". Baja sensibilidad.

2.2.9 Tratamiento

- Determinar previamente la sensibilidad con cultivo y antibiograma, debido al elevado número de cepas que muestran resistencias a diversos antibióticos.

- Como tratamiento empírico mientras se esperan los resultados del antibiograma, se emplea eritromicina oral 500 mg/6 horas durante 5 días, o azitromicina 1 g en dosis única o 500 mg/día durante 3 días.

- Más del 50 % de las cepas son resistentes a fluoroquinolonas y el resto puede desarrollar resistencias a esta durante el tratamiento.

- En general, muestran resistencia a cefalosporinas y trimetroprim-sulfametoxazol.

- En caso de bacteriemia, se aconseja la utilización de imipenem o amoxicilina-clavulánico asociados o no a gentamicina, durante al menos 15 días.

Bibliografía

- Greene, C. 2012. Infectious Diseases of Dog and Cat. Fourth Edition. Elsevier. ISBN.: 978-1-4160-6130-4.

- Hald, B., Madsen, M. 1997. Healthy puppies and kittens as carriers of Campylobacter spp. with special reference to Campylobacter upsaliensis. J Clin Microbiol 35:3351-3352.

- Mandell, Douglas y Bennett's Principles and Practice of Infectious Diseases. 2015. 8th edition. Elsevier-Saunders. ISBN: 978-1-4557-4801-3.

- Parsons, BN., Porter, CJ., Ryvar R., et al. 2009. Prevalence of Campylobacter spp. in a cross-sectional study of dogs attending veterinary practices in the UK and risk indicators associated with shedding. *Vet J* 184:66-70.

- Torre, E., Tello, M. 1993. Factors influencing fecal shedding of Campylobacter jejuni in dogs without diarrhea. Am J Vet Res 54:260-262.

CLAMIDIOSIS FELINA

Rafael Jesús Astorga Márquez

2.3.1 Etiología

- *Chlamydophila felis.*
  (Orden *Chlamydiales*. Familia *Chlamydiaceae*. Género *Chlamydophila*).

- Descripción: bacterias esféricas intracelulares con replicación en células vivas.

- Tinciones: GIEMSA, Ziehl-Neelsen modificado.

- Enfermedades asociadas: conjuntivitis y rinitis felina.

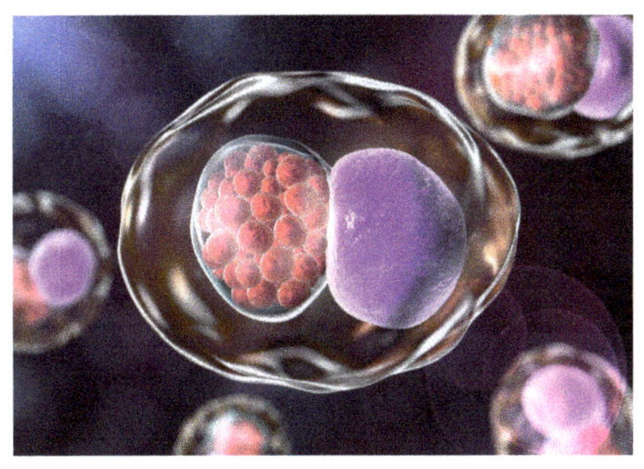

Figura 1
Inclusión intracitoplasmática de clamidias en célula humana (cuerpos elementales)

2.3.2 Epidemiología

- Hospedadores: gatos y humanos.

- Modo de transmisión: contacto directo e indirecto a partir de secreciones nasales y/o conjuntivales.

- Factores de riesgo: instalaciones dedicadas a la cría de gatos y en general colectivos felinos, edad (gatos < 1 año), co-infección con otros patógenos que prolongan la duración de los signos clínicos (por ejemplo, virus inmunodeficiencia felina, FIV), estrés relacionado con el parto y lactación.

2.3.3 Signos clínicos

- Periodo de incubación (2-5 días).

- Signos generales: fiebre transitoria, inapetencia y pérdida de peso.

- Signos específicos: oculares (+++), nasales (++), del tracto respiratorio inferior (+).

- Conjuntivitis recurrente unilateral que progresa a ambos ojos.

- Hiperemia de membrana nictitante.

- Blefarospasmo, chemosis (edema conjuntival), descarga ocular serosa que puede evolucionar a mucopurulenta (infecciones secundarias bacterianas).

- Vías altas: rinitis leves, estornudos.

Complicaciones

- Enfermedad corneal (queratitis, úlceras), relacionada con infecciones concurrentes (por ejemplo, herpesvirus felino FHV-1, bacterias secundarias).

- Neumonías (tos, disnea).

Aunque en general los gatitos recién nacidos están protegidos por la inmunidad maternal, en ocasiones pueden detectarse casos de conjuntivitis neonatal cuyo origen se encuentra en una infección genital.

El cuadro clínico suele ser benigno, sin embargo, pueden producirse infecciones persistentes con episodios clínicos recurrentes. *C. felis* se identifica en un 30 % de los gatos con conjuntivitis crónica.

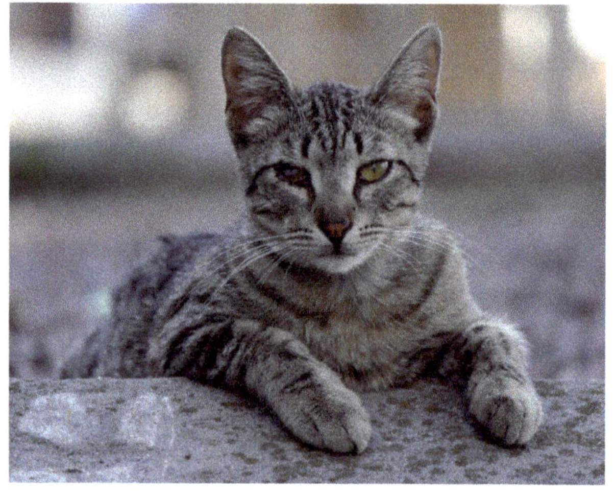

Figura 2
Queratitis crónica inicialmente asociada a *Chlamydophila felis* y complicada con herpesvirus felino (FHV-1)

2.3.4 Diagnóstico laboratorial

Directo

- Muestra: hisopo o torunda conjuntival.

- Frotis teñidos (GIEMSA, ZN modificado): observación de inclusiones intracito-
plasmáticas.

- ELISA directo (detección de LPS específico de género *Chlamydophila*).

- Pruebas moleculares (PCR): a partir de hisopos o torundas conjuntivales.

Pruebas serológicas

- ELISA indirecto.

- Fijación del complemento.

- Inmunofluorescencia indirecta.

  En los gatos sin vacunar es una prueba confirmativa de la infección/enfermedad.

2.3.5 Tratamiento y prevención

Antimicrobianos

- Doxiciclina (10-15 mg/kg, vía oral, cada 24 horas, duración 3-4 semanas).

- Enrofloxacina (5 mg/kg, vía oral, cada 24 horas, duración 2-3 semanas).

- Amoxicilina + Clavulánico (12,5-25 mg/kg, vía oral, IV o SUBC., 8-12 horas,
4 semanas).

- En ocasiones, se requieren tratamientos prolongados, hasta 4 semanas, para
garantizar la eliminación completa del microorganismo y evitar recidivas.

Profilaxis médica (vacunación)

Vacunas inactivadas y vivas modificadas: reducen signos clínicos, pero no
evitan la excreción de *C. felis*. En los centros de cría (infecciones endémicas), se
deben tratar todos los gatos con doxiciclina durante 4 semanas y una vez controlados los signos clínicos, proceder a la vacunación en masa.

Profilaxis sanitaria

Evitar el contacto con otros gatos y establecer medidas de higiene para controlar la difusión de la infección.

2.3.6 Zoonosis

Enfermedades humanas: conjuntivitis

Las clamidias zoonósicas con reservorios en mamíferos son *Chlamydophila abortus*, *Chlamydophila felis* y, posiblemente, *Chlamydophila pneumoniae*. Hasta hace poco tiempo la familia *Chlamydiaceae* comprendía 4 especies: *Chlamydia psittaci*, *Chlamydia trachomatis*, *Chlamydia pneumoniae* y *Chlamydia pecorum*. Sin embargo, esta familia se ha reorganizado, en base a análisis genéticos de RNA ribosomal. Por ello, se ha establecido un nuevo género, *Chlamydophila*, en el que se encuentra la especie *C. felis*, entre otras, además de *C. psittaci*, *C. abortus*, *C. caviae*, *C. pneumoniae* y *C. pecorum*.

Chlamydophila felis (anteriormente, *Chlamydia psittaci*, *cepas felinas*) es res-
ponsable de casos benignos, moderados o graves de conjuntivitis en humanos, habiéndose descrito en la bibliografía complicaciones como endocarditis y/o glo-
merulonefritis. Además, *C. felis* se ha aislado de la conjuntiva de personas con afección clamidial de tipo no tracoma. El contagio se produce por el contacto estrecho con secreciones conjuntivales y respiratorias de gatos infectados.

El diagnóstico asertivo debe basarse en técnicas de detección genética de *C. felis*, ya que los métodos serológicos en ocasiones detectan reacciones cruzadas con *Bartonella* spp. (enfermedad del arañazo de gato). El tratamiento recomendado está basado en la administración de tetraciclinas y/o macrólidos (eritromicina, azitromicina) y debe ser estandarizado en aquellas situaciones de cohabitación con gatos infectados.

Bibliografía

- Dean, R., Harley, R., Helps, C., Caney, S., and Gruffydd-Jones, T. 2005. Use of Quantitative real time PCR to monitor the response of *Chlamydophila felis* infection to doxycicline treatment. *Journal of Clinical Microbiology*. 43: 1858-1864.

- Greene, C.E. 2012. Chlamydial infections (Chapter 28), *In*: Infectious Diseases of Dog and Cat. Fourth Edition. Elsevier. ISBN.: 978-1-4160-6130-4. PP. 270-276.

- Prescott, L.M., Harley, J.P., Klein, D.A. 2004. Capítulo 39. Enfermedades humanas producidas por bacterias, *En*: Microbiología. McGraw-Hill Interamericana. 2004. ISBN 84-486-0525-X. Pp. 973-1020.

- Quinn, P.J., Markey, B.K., Leonard, F.C., FitzPatrick, E.S., Fanning, S., Hartigan, P.J. 2018. Capítulo 39. Especies de *Chlamydia* y *Chlamydophila*, *En*: Microbiología y enfermedades infecciosas veterinarias, 2ª ed. Editorial Acribia, S.A. ISBN.: 978-84-200-1178-3. Pp: 419-428.

- The Center for Food Security and Public Health. 'Clamidiosis zoonótica'. Iowa State University. Ames, Iowa 50011. 2010. Pages 1-7.

- Von Bomhard, W., Polkinghorne, A., Lu, Z.H. *et al.* 2003. Detection of novel chlamydiae in cats with ocular disease. *American Journal of Veterinary Research*. 64: 1421-1428.

CAPÍTULO 2.4

CLOSTRIDIOSIS: *CLOSTRIDIUM DIFFICILE*

Manuel Linares Rufo, Fernando Fariñas Guerrero

2.4.1 Etiología

* Bacilo GRAM positivo anaerobio esporulado (endosporas). Descrito por Hall y O'Toole (1935, *Bacillus difficile*).

* Las clostridiosis están causadas por bacterias del género *Clostridium*. Los clostridios están muy extendidos por el entorno y se encuentran normalmente en el suelo y en las heces. Producen esporas muy resistentes que pueden sobrevivir en el entorno durante mucho tiempo. También están presentes en el tubo digestivo y, en forma de esporas, en los tejidos de animales sanos.

* Se han descrito más de 150 especies, algunas forman parte de la flora intestinal normal y solo alrededor de 30 han sido asociadas con

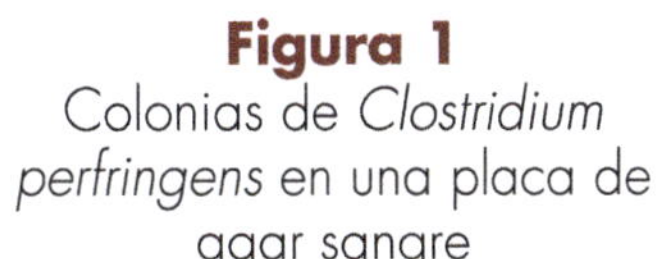

Figura 1
Colonias de *Clostridium perfringens* en una placa de agar sangre

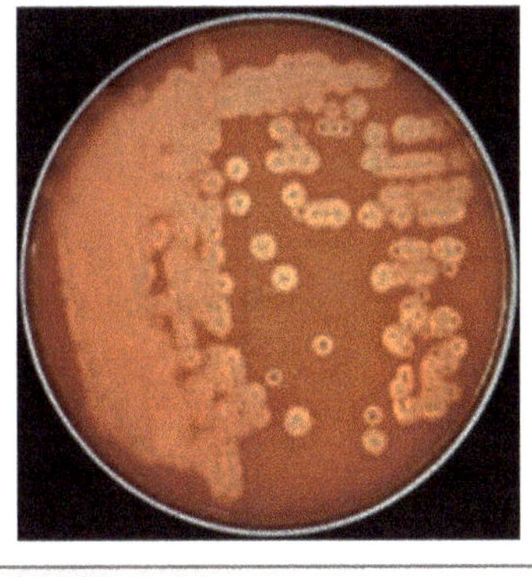

infección humana. Sin embargo, las que son patógenas suelen ser mortales. Especies de *Clostridium* de interés sanitario: *C. septicum* (septicemia, edema maligno), C. chauvoei (carbunco sintomático), *C. sordellii* (Shock tóxico después del parto), *C. haemolyticum* (icterohemoglobinuria bacilar en ganado vacuno), C. novyi (hepatitis necrótica), *C. perfringens* tipos A, B, C y D (enterotoxemia –amplio rango de síntomas, desde intoxicación alimentaria hasta gangrena gaseosa–), *C. tetani* (tétanos), *C. botulinum* (botulismo).

* De especial relevancia es el *C. difficile*, que puede originar brotes de infección nosocomial en humanos.

2.4.2 Epidemiología

- Aislado en las heces de un pequeño porcentaje de perros y gatos.

- Algunos estudios han reportado tasas de colonización entre el 0-10 % de perros y gatos sanos que viven en domicilios, siendo este porcentaje mayor en perreras, comunidades y animales hospitalizados. Sobre todo, se han descrito altas tasas de colonización en perros que visitan hospitales humanos, desconociéndose si la fuente ha sido un ser humano o la exposición al ambiente hospitalario. Por lo tanto, los perros empleados en terapias tienen un factor de riesgo incrementado de adquirir esta bacteria.

- Tanto en el perro como el gato, parece que la colonización por esta bacteria está más comúnmente asociada a vivir en comunidades que a hospitalización o a una historia previa de terapia antimicrobiana intensiva, como sí se ha comprobado en humanos. Sin embargo, un perro o gato que conviva con un humano que está siendo sometido a antibioterapia y que sea portador, tendrá mayor probabilidad de estar colonizado. Igualmente, un reciente estudio ha publicado que la convivencia con un propietario inmunocomprometido es un factor de riesgo adicional para el animal.

- La transmisión zoonótica de *C. difficile* es, a lo sumo, circunstancial, aunque no deja de ser preocupante. Estudios comparativos de aislados humanos y animales han reportado que las cepas encontradas en ambos son las mismas.

2.4.3 Signos clínicos

Tanto los perros como gatos que han desarrollado infección por *C. difficile* pueden padecer desde cuadros leves-moderados de diarrea (la mayoría), a otros más graves de enteritis hemorrágica que a menudo tienen un pronóstico grave con alta tasa de mortalidad

2.4.4 Diagnóstico laboratorial

- Coprocultivo. Cultivo y aislamiento difícil (de ahí su nombre específico "difficile").

- Detección de toxinas A y B mediante ELISA.

- Detección de los genes de la toxina mediante técnicas de amplificación de ácidos nucleicos (TAAN).

- Diagnóstico por espectrometría de masas MALDI-TOF MS. Reconoce ribotipos (001, 027, 126/078).

- Demostración del efecto citopático de la toxina en cultivo celular inoculado con heces y neutralización con antisuero específico.

2.4.5 Tratamiento y prevención

Tratamiento

- Terapia parenteral de soporte.

- Metronidazol:

  - Perro: 15-30 mg/kg/V.O/12-24 horas durante 5-7 días.

  - Gato: 10-25 mg/kg/V.O/12-24 horas durante 5-7 días.

- Los "secuestradores" de toxinas como el 2,3 esmectita octahédrica se usan a veces pero su eficacia clínica no está clara.

Medidas de prevención

- El control de la contaminación ambiental fecal animal y humana es primordial.

- Lavado frecuente de manos.

- Separación de los animales enfermos de los sanos y, sobre todo, de los inmunodeprimidos y jóvenes.

2.4.6 Zoonosis

Epidemiología

- Reservorio: humano → hospital: personal y pacientes.

- Reservorio ambiental.

Mecanismo de transmisión

Manos y fómites contaminados con esporas eliminadas con las heces.

Factores de virulencia

Son las toxinas clostridiales A (TcdA) –enterotoxina potente– y la toxina B –citotóxica– (TcdB).

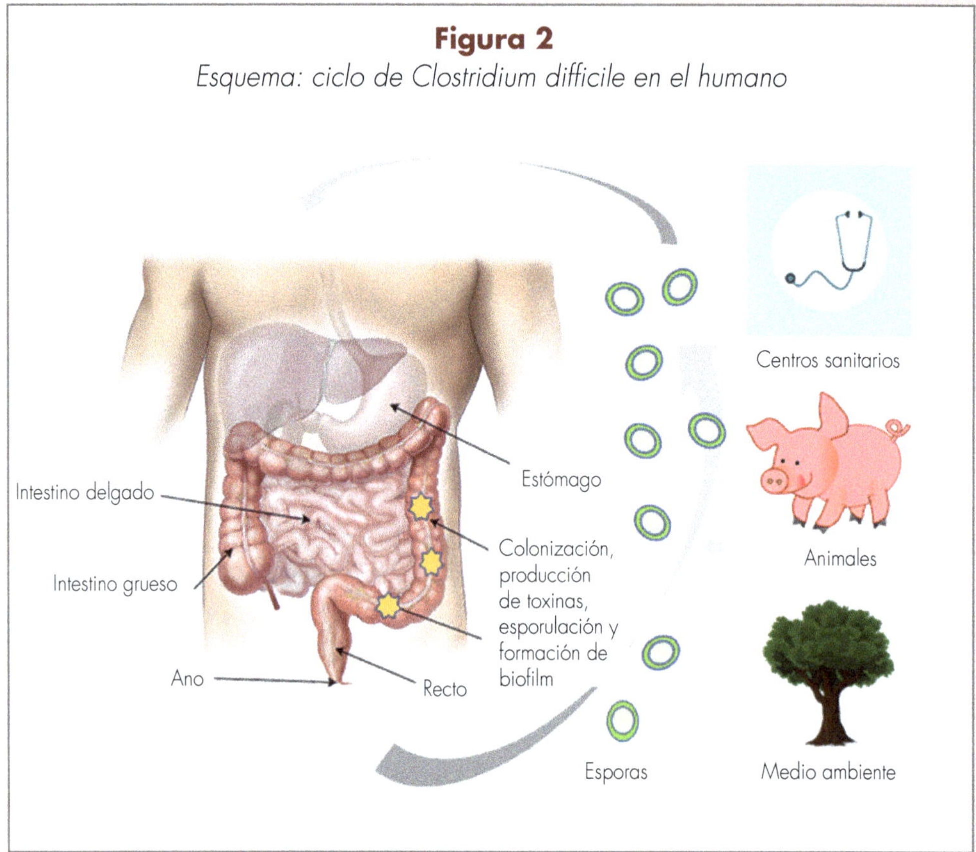

Clínica

Afectación gastrointestinal

Aunque puede haber portadores asintomáticos, el cuadro clínico asociado a *C. difficile* es digestivo: diarrea, colitis, colitis seudomembranosa o colitis fulminante. Especialmente nosocomial y en adultos, pero está aumentando en la comunidad, en la edad pediátrica y en mujeres en el periparto. Se observa en pacientes hospitalizados que han recibido antibióticos en los 3 meses previos y durante el ingreso adquieren una cepa toxigénica.

El cuadro comienza hacia el 4º-9º día del tratamiento antibiótico, aunque puede presentarse tras la primera dosis o hasta 3 meses después de retirar los antibióticos. Se caracteriza por la aparición de diarrea, con fiebre, dolor abdominal, leucocitosis (a menudo importante y precediendo al desarrollo de la diarrea), hipoalbuminemia y aumento de PCR.

Raramente falta la diarrea. Actualmente en América del Norte y algunos países europeos circula una cepa más virulenta (BI/NAP1/027/toxinotipo III), en general resistente a quinolonas, que tiene una alta capacidad de esporulación y produce mayor cantidad de toxinas A y B junto con una toxina binaria.

La infección grave puede cursar con la aparición de megacolon tóxico, perforación del colon o fracaso multiorgánico.

Otras infecciones

C. difficile se ha aislado también en abscesos intraabdominales, retroperitoneales y en casos de peritonitis, formando parte de una flora polimicrobiana y, ocasionalmente, en episodios de bacteriemia.

Diagnóstico de laboratorio

C. difficile fue llamado así por su dificultad a ser aislado y cultivado.

Pueden detectarse las toxinas A y B mediante una prueba de enzimoinmunoanálisis (EIA) tipo ELISA (es posible detectar la toxina A o la A y la B, con una sensibilidad del 50-70 %). EIA para detección de antígeno (glutámico deshidrogenasa). Detección de los genes de la toxina mediante técnicas de amplificación de ácidos nucleicos (TAAN). Coprocultivo. MALDI-TOF MS (reconoce ribotipos 001, 027, 126/078).

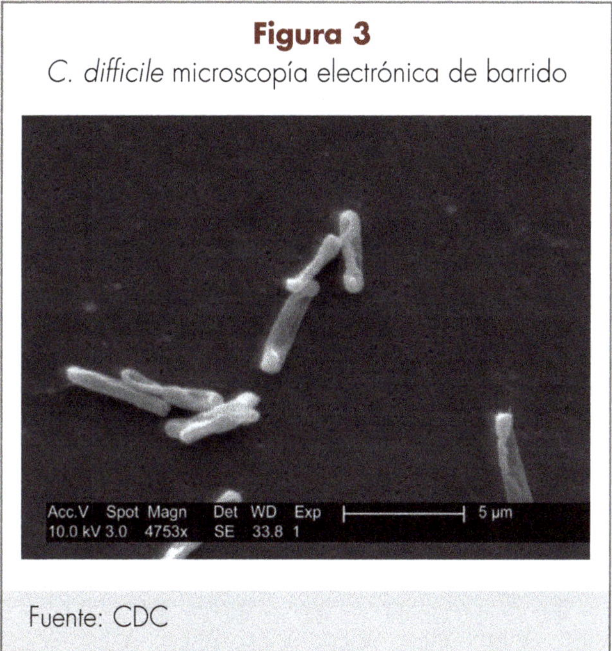

Figura 3

C. difficile microscopía electrónica de barrido

Fuente: CDC

Inoculación de un filtrado de heces en un medio celular para demostrar el efecto citopático de la toxina y la neutralización con antisuero específico.

Sigmoidoscopia o colonoscopia

Tratamiento

El portador asintomático no requiere tratamiento. Si es posible, debe suspenderse la administración de antibióticos. Evitar el empleo de opiáceos, antiperistálticos e inhibidores de la bomba de protones.

Si el paciente: a) cumple criterios de infección grave o de riesgo de evolución desfavorable, o b) la probabilidad de recidiva o de recidiva complicada son elevadas está indicado iniciar tratamiento con fidaxomicina oral.

En caso de íleo o de intolerancia a la vía oral, en lugar de fidaxomicina puede emplearse la asociación de metronidazol intravenoso, con vancomicina en enemas y/o vancomicina administrada por sonda nasogástrica.

Si no se cumple ninguno de los criterios anteriores, en las formas de gravedad moderada, el tratamiento puede hacerse con vancomicina oral.

Las formas leves deben tratarse con metronidazol oral.

En caso de megacolon tóxico o sepsis grave con shock o fallo multiorgánico, se debe valorar la realización de una colectomía subtotal (con preservación del recto). Otra posibilidad es practicar una ileostomía por laparoscopia y realizar lavado del colon (a través de la ileostomía) con una solución de polietilenglicol (Go-lytely) seguido de la administración de vancomicina, 3 veces al día.

En caso de recaída, puede utilizarse la misma pauta inicial o preferiblemente fidaxomicina y/o bezlotoxumab (en particular, si la recaída es grave). La segunda recaída puede tratarse con vancomicina oral, seguida de dosis decrecientes durante 4-6 semanas.

Algunos pacientes de edad avanzada o con comorbilidad importante puede necesitar varios meses de tratamiento con dosis bajas y/o intermitentes de vancomicina. Evitar el empleo de metronidazol a partir de la 2ª recaída por el potencial riesgo de neurotoxicidad. Otras posibilidades incluyen el empleo de rifaximina o nitazoxanida, gammaglobulina o la infusión de heces de una persona sana (enema de 250-500 ml de solución salina con 50 g de heces).

Prevención y control

C. difficile puede originar brotes de infección nosocomial. Se requieren precauciones de aislamiento tipo contacto al menos hasta 48 h después de la resolución de la diarrea. La higiene de las manos con soluciones alcohólicas no elimina las esporas de *C. difficile*.

Las manos han de lavarse con agua y jabón. Uso correcto de guantes. Para la limpieza ambiental puede emplearse hipoclorito sódico (lejía) en solución acuosa (10 partes de agua por una de lejía). El tiempo de contacto para eliminar las esporas es de 10-20 min.

Bibliografía

- Bauer MP, et al. Clostridium difficile infection in Europe: a hospital-based survey. Lancet. 2011;377:63–73. The first pan-European study of the epidemiology of CDI.

- Freeman J, et al. The changing epidemiology of Clostridium difficile infections. Clin Microbiol Rev. 2010;23:529–549.

- Hensgens MP, et al. Clostridium difficile infection in the community: a zoonotic disease? Clin Microbiol Infect. 2012;18:635–645.

- Kuehne SA, et al. The role of toxin A and toxin B in Clostridium difficile infection. Nature. 2010;467:711–713.

- Leffler DA, LaMont JT. Clostridium difficile infection. N Engl J Med. 2015;372:1539–1548.

- Patrick R. Murray; Ken S. Rosenthal; Michael A. Pfaller (Abril de 2009). «Clostridium». En Patrick R. Murray. Microbiología Médica 6 Ed (6a edición). España: Elsevier-Mosby. pp. 377-389. ISBN 978-84-8086-465-7. «Sección 5: Bacteriología.

CAPÍTULO 2.5

EHRLICHIOSIS

Rafael Jesús Astorga Márquez

2.5.1 Etiología

- *Ehrlichia canis* (distribución mundial), *Ehrlichia chaffeensis* (EEUU).

- (Orden *Rickettsiales*. Familia *Anaplasmataceae*. Género *Ehrlichia*).

- Descripción: bacterias inmóviles, pleomórficas e intracelulares.

- Tinciones: GIEMSA, GRAM negativas (tamaño 0,3-0,5 y 0,8-2,0 µm).

- Enfermedades animales (*E. canis*): ehrlichiosis monocítica canina (EMC).

2.5.2 Epidemiología

- Hospedadores/vectores: perros/garrapatas.

- Modo de transmisión: picadura garrapata (glándulas salivares).

- Vector: *Rhipicephalus sanguineus* (garrapata marrón).

- Ciclo o transmisión transestadial: larva, ninfa, adulto.

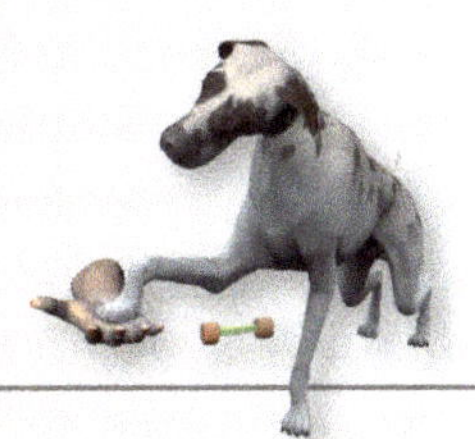

Figura 1
Ehrlichia canis (mórula)

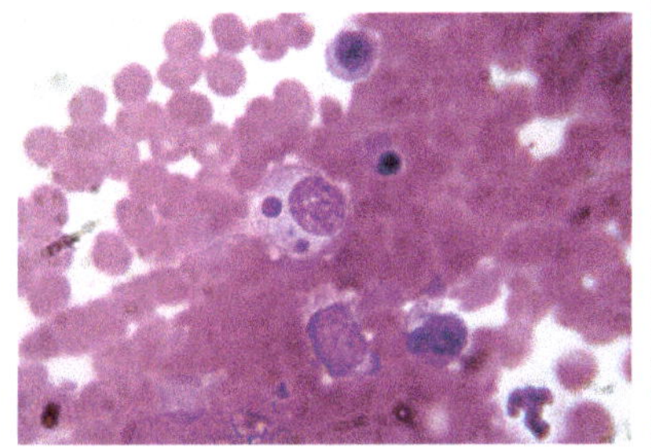

Fuente: Departamento de Imunologia, Centro de Pesquisas Aggeu Magalhães, Fundação Oswaldo Cruz, PO Box 7472, Recife, 50670420, Pernambuco

Figura 2
Rhipicephalus sanguineus

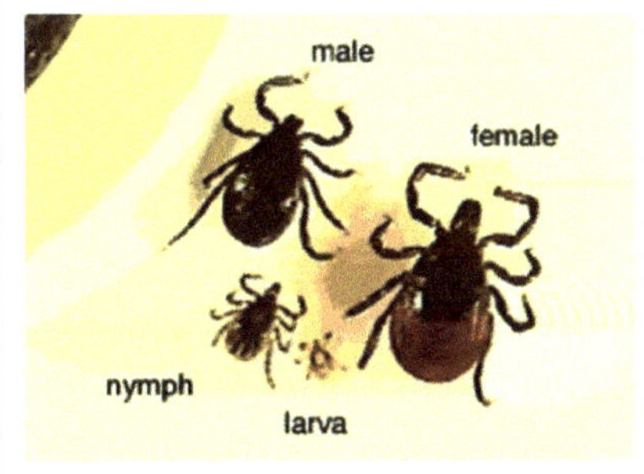

- **Factores de riesgo:** perros en determinados hábitats (rurales, caza, pastoreo), estacionalidad (primavera/otoño).

2.5.3 Fases clínicas

- **Fase aguda:** tras la infestación por garrapatas, signos muy inespecíficos, casi desapercibidos (fiebre, trombocitopenia, leucopenia y anemia).

- **Fase subclínica:** tras fase aguda, duración meses-años, únicamente datos laboratoriales (valores bajos en células sanguíneas).

- **Fase crónica:** se presenta si la enfermedad progresa y está asociada a factores de riesgo como la raza, estados de inmunodepresión o virulencia de la cepa clínica. Reaparecen síntomas diversos de variable intensidad (pancitopenia, hemorragias, alteraciones nerviosas, edema periférico, emaciación).

Las características clínicas y hematológicas en los perros expuestos a garrapatas en una zona endémica pueden sugerir EMC.

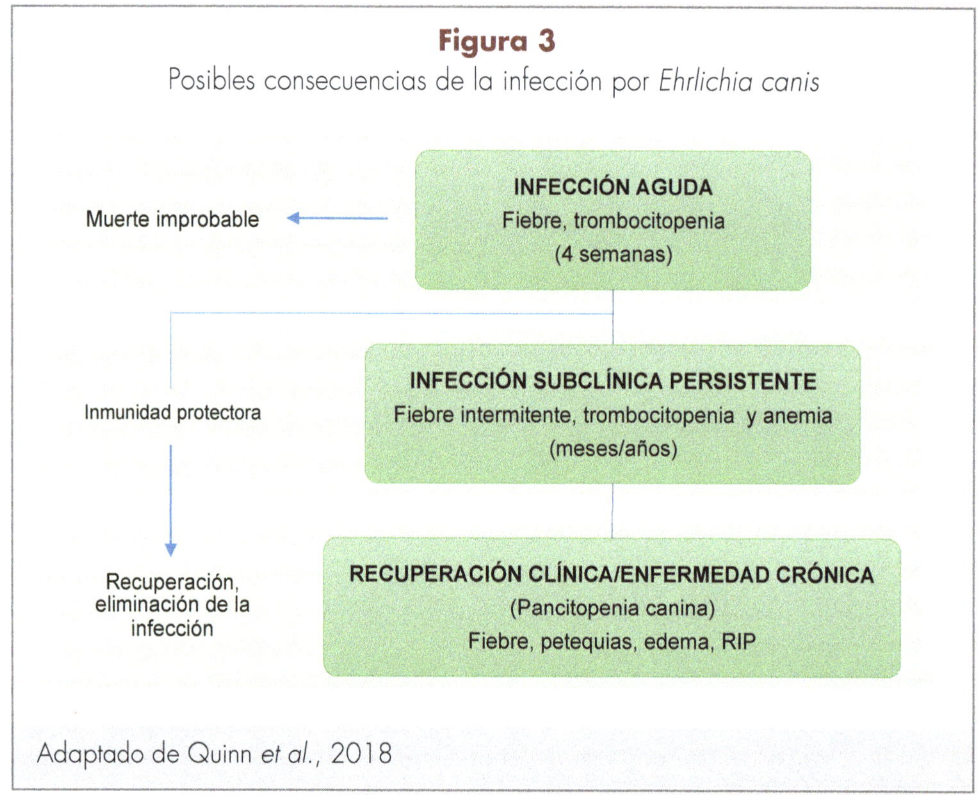

Figura 3

Posibles consecuencias de la infección por *Ehrlichia canis*

Adaptado de Quinn *et al.*, 2018

Signos más frecuentes

Periodo de incubación 1-3 semanas.

Infección por *Ehrlichia canis*

- **Signos clínicos:** fiebre, anorexia, pérdida de peso, arritmia cardiaca, diátesis hemorrágica, signos neurológicos, linfadenomegalia, esplenomegalia, uveítis anterior, poliartritis, ceguera por edema subretiniano.

- **Hallazgos laboratoriales:** anemia, leucopenia, trombocitopenia, hiperglobulinemia, pancitopenia, proteinuria.

Infección por *Ehrlichia chaffeensis*

- **Signos clínicos:** vómitos, epistaxis, eritema multiforme, linfadenomegalias, uveítis anterior.

- **Hallazgos laboratoriales:** trombocitopenia.

2.5.4 Diagnóstico laboratorial

Hematología

- Trombocitopenia (80 % casos), junto a anemia o leucopenia.

- Hiperproteinemia (75 % casos): hiperglobulinemia policlonal.

- Hipoalbuminemia + Proteinuria (30 % casos).

- Otros: aumento ALT, bilirrubina, urea, creatinina.

Directo

- Muestra: sangre periférica/capilar (oreja, dedos, rabo).

- Tinción de May Grünwald-Giemsa.

- Observación de mórulas en linfocitos/monocitos.

Pruebas serológicas

- IFI (seroconversión a partir de las 3 semanas, títulos positivos ≥ 1:10).
- ELISA (IgG, 14-21 días).

Pruebas moleculares

- PCR: método más utilizado en la actualidad.

Diagnóstico diferencial

Tabla 1

Enfermedades caninas transmitidas por vectores garrapatas

Enfermedad	Etiología	Vector principal (garrapata)
Ehrlichiosis	*Ehrlichia canis* *Ehrlichia chaffeensis*	*Rhipicephalus* *Amblyomma americanum*
Babesiosis	*Babesia canis,* *B. gipsoni*	*Dermacentor, Rhipicephalus*
Enfermedad de Lyme	*Borrelia burgdorferi*	*Ixodes*
Hepatozoonosis	*Hepatozoon canis*	*Rhipicephalus*
Haemobartolenosis	*Haemobartonella canis*	*Rhipicephalus*
Parálisis por picadura	Toxinas	*Ixodes, Dermacentor, Amblyomma*

2.5.5 Tratamiento y prevención

Antimicrobianos y sintomático

- Doxiciclina (10 mg/kg, vías oral o IV, cada 24 horas, duración 21-28 días).
- Dipropionato de imidocarb (5 mg/kg vía Subc., dos dosis separadas 15 días).
- Terapia de fluidos o de transfusión sanguínea (sangre fresca/plasma).
- Nandrolona (1-1,5 mg/kg/semana): estimulación de médula ósea.
- Esteroides (prednisolona): control trombocitopenia.

Control garrapatas

- Fluralaner, comprimido/pipeta *spot on* (Bravecto®).

- Fipronil, spray/pipeta *spot on* (Frontline®).

- Imidacloprid + permetrina, pipetas spot on (Advantix®).

- Sarolaner, comprimido (Simparica®).

- Imidacloprid + flumetrina, collar antiparasitario (Seresto®).

Extracción de garrapatas

- No manipular con manos (usar pinzas).

- No usar aceites.

- Evitar aplastarlas o pisarlas (picadura o secreciones).

2.5.6 Zoonosis

Enfermedades humanas (*E. chaffeensis*): ehrlichiosis monocitotrópica humana.

Ehrlichia canis no se considera un patógeno potencialmente zoonósico.

En 1986, se diagnosticó en los Estados Unidos el primer caso de erliquiosis y se demostró que estaba asociado a una nueva especie bacteriana, *Ehrlichia chaffeensis*, que se transmite desde reservorios animales desconocidos a los seres humanos a través de la garrapata *Amblyomma americanum*.

En el hospedador, *E. chaffeensis* infecta a los monocitos circulantes causando una enfermedad febril inespecífica, la ehrliquiosis monocítica humana (EMH), similar a la fiebre manchada de las Montañas Rocosas. Esta infección se puede detectar indirectamente mediante pruebas serológicas inmunoenzimáticas (ELISA), y el fármaco de elección es la tetraciclina.

Posteriormente, también en Estados Unidos se ha descrito otro proceso similar, la ehrlichiosis granulocítica humana (EGH), que se transmite por garrapatas propias de los ciervos (*Ixodes scapularis*) y de los perros (*Dermacentor variabilis*). El agente causal es una bacteria del género *Ehrlichia* diferente a *E. chaffeensis*, que provoca un síndrome febril con escalofríos, cefalea y mialgia. De forma similar, el tratamiento se realiza a base de doxiciclina.

Bibliografía

- Greene, C.E. 2012. *Ehrlichia* and *Anaplasma* infections (Chapter 26), *In*: Infectious Diseases of Dog and Cat. Fourth Edition. Elsevier. ISBN.: 978-1-4160-6130-4. PP. 227-258.

- Prescott, L.M., Harley, J.P., Klein, D.A. 2004. Capítulo 39. Enfermedades humanas producidas por bacterias, *En*: Microbiología. McGraw-Hill Interamericana. 2004. ISBN 84-486-0525-X. Pp. 973-1020.

- Quinn, P.J., Markey, B.K., Leonard, F.C., FitzPatrick, E.S., Fanning, S., Hartigan, P.J. 2018. Capítulo 40. *Rickettsiales* y *Coxiella burnetii*, *En*: Microbiología y enfermedades infecciosas veterinarias, 2ª ed. Editorial Acribia, S.A. ISBN.: 978-84-200-1178-3. Pp: 429-440.

- Sirigireddy, K.R. *et al.* 2006. Multiplex detection of *Ehrlichia* and *Anaplasma* pathogens in vertebrate and tick hosts by Real time RT-PCR. *Annals of the New York Academy of Sciences.* 10078: 552-556.

CAPÍTULO 2.6

ENFERMEDAD DE LYME

Rafael Jesús Astorga Márquez

2.6.1 Etiología

- *Borrelia burgdorferi sensu lato.*

  (Orden *Spirochaetales*. Familia *Espriochaetaceae*. Género *Borrelia*).

- Descripción: bacilo helicoidal, cromosoma lineal.

- Tinciones: GRAM negativa, GIEMSA (0,2-0,5 x 3-20 µm).

- Cultivo: microaerofilia (30 °C), medio Barbour-Stoenner-Kelly (BSK).

- *Borrelia burgdorferi sensu lato (13 genoespecies): B. afzelli, B. andersonii, B. bisetii, B. californiensis, B. burgdorferi sensu stricto (USA), B. garinii (Europa), B. japónica, B. lusitaniae, B. sínica, B. spielmanii, B. tanukii, B. turdi, B. valaisiana.*

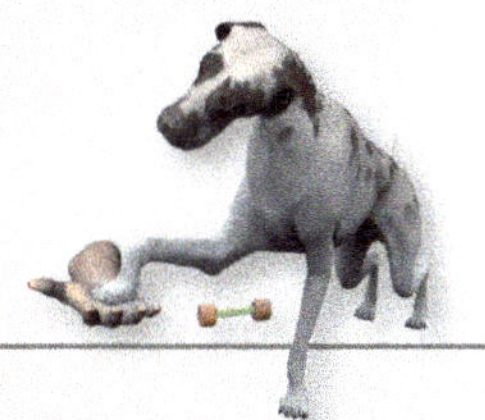

Figura 1
Borrelia burgdorferi (GIEMSA)

2.6.2 Epidemiología

También conocida como borreliosis de Lyme, se identificó por primera vez en 1975 durante la investigación de un grupo de casos de artritis en niños que vivían en las proximidades de la ciudad de Old Lyme, en Connecticut (EEUU). El primer aislamiento de *Borrelia burgdorferi* lo realizó Willy Burgdorfer en 1981 a partir de ninfas de *Ixodes scapularis* y en pacientes con borreliosis de Lyme temprana.

- Reservorio: animales silvestres (ratones, topillos, erizos, lagartijas, aves).

- Hospedadores incidentales: humanos, perros, gatos, caballo, ganado bovino.

- Hospedadores de mantenimiento para garrapatas: ciervos (ciclo selvático).

- Vector: garrapatas Género *Ixodes* (*I. ricinus*; Europa), (*I. scapularis*, *I. pacificus*; EEUU).

- Modo de transmisión: picadura garrapatas (larva, ninfa, adulta).

- Factores de riesgo: perros jóvenes, periodo estacional primavera-verano.

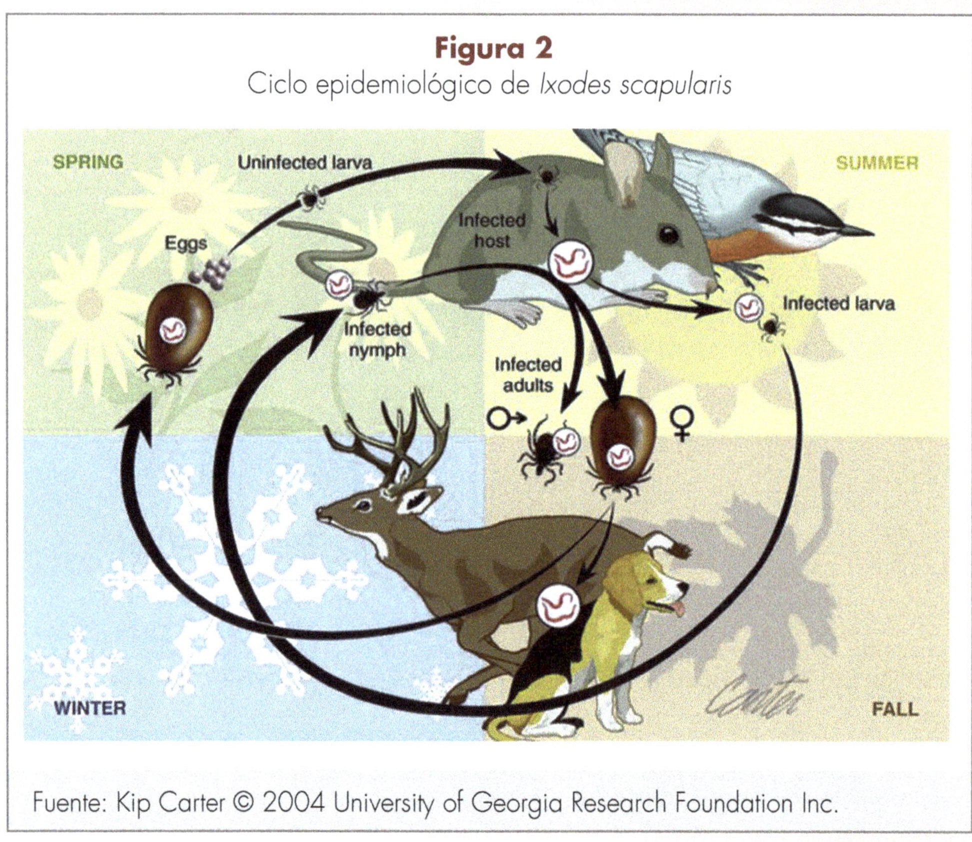

Figura 2
Ciclo epidemiológico de *Ixodes scapularis*

Fuente: Kip Carter © 2004 University of Georgia Research Foundation Inc.

2.6.3 Signos clínicos

La mayoría de las infecciones en perros son subclínicas.

Periodo de incubación variable.

Signos generales (fiebre, anorexia).

Signos específicos:

- Poliartritis: dolor y cojera intermitente, errática.
- Lesión eritematosa en piel (punto de inoculación de garrapata).
- Linfadenomegalias.
- Fallo renal.
- Arritmia cardiaca.
- Disfunción neurológica (meningitis).

2.6.4 Diagnóstico laboratorial

- Cultivo: medio Barbour-Stoenner-Kelly (BSK), microaerofilia (6 semanas).
- Pruebas serológicas: ELISA (péptido C6); Western Immunoblotting; IFI (> 1/64).
- Moleculares: PCR para detección DNA *B. burgdorferi* (piel, líquido sinovial).

2.6.5 Tratamiento y prevención

Antimicrobianos de elección

- Doxiciclina (10 mg/kg, vía oral, cada 12-24 horas, duración 30-42 días).

  Indicaciones: estadios tempranos, afección articular y/o nerviosa (contraindicado en cachorros).

- Amoxicilina (20 mg/kg, vía oral, cada 8 horas, duración 30 días).

  Indicaciones: estadios tempranos, afección articular y/o nerviosa (sí en cachorros).

- Ceftriaxona (25 mg/kg, vías IV o SUBC., cada 24 horas, duración 14-30 días). Indicaciones: casos de afección nerviosa.

  En general, en los casos crónicos, pueden ser necesarios tratamientos más prolongados.

Profilaxis médica (vacunación)

- Vacunas recombinantes de subunidades (por ejemplo, Recombitek®, proteína de superficie externa, OspA).
- Vacuna inactivada (por ejemplo, Lymevax®: primovacunación a los 2 meses/ revacunación anual).

  Población de riesgo: perros de rehala, centros de cría y experimentación (Beagle).

Control garrapatas

- Fluralaner, comprimido/pipeta *spot on* (Bravecto®).

- Fipronil, spray/pipeta *spot on* (Frontline®).

- Imidacloprid + permetrina, pipetas spot on (Advantix®).

- Sarolaner, comprimido (Simparica®).

- Imidacloprid + flumetrina, collar antiparasitario (Seresto®).

Extracción de garrapatas

- No manipular con manos (usar pinzas).

- No usar aceites.

- Evitar aplastarlas o pisarlas (picadura o secreciones).

2.6.6 Zoonosis

La enfermedad de Lyme es la zoonosis más frecuente en los Estados Unidos transmitida por garrapatas (datos OMS=10.000 casos/año). También es frecuente en Europa y Asia. Los movimientos de población, las actividades al aire libre, de ocio o laborales, así como las modificaciones agroecológicas (deforestación) y del clima, pueden modificar su distribución e incrementar su prevalencia.

Borrelia burgdorferi se transmite a los humanos mediante la picadura de la garrapata del ciervo (G. *Ixodes*) y, *por ende*, a través del contacto estrecho con perros y/o animales de granja accidentalmente parasitados con garrapatas de origen silvestre. Los periodos de mayor riesgo son de mayo a julio, cuando la mayoría de las garrapatas se encuentran en fase de larva (ciclo en pequeños animales silvestres) o ninfa/adulta (ciclo en ciervos) y por tanto el riesgo de transmisión es máximo.

El periodo de incubación oscila entre varios días a un mes tras la picadura de la garrapata. Clínicamente, la enfermedad de Lyme consta de tres fases: la fase inicial, *localizada*, se produce 7-10 días

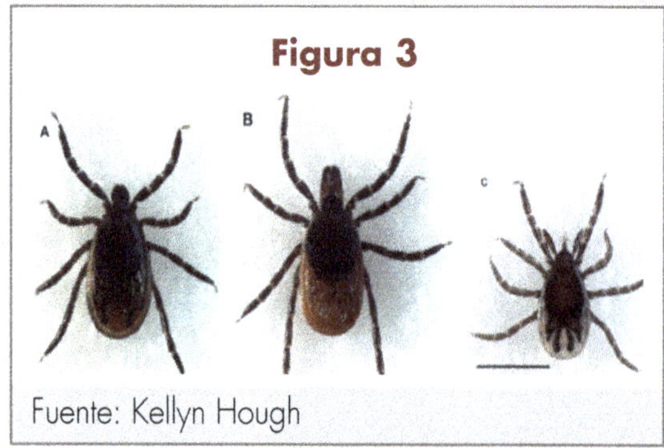

Fuente: Kellyn Hough

después de la picadura de una garrapata infectada. La enfermedad comienza con una lesión cutánea (extremidades, dorso, vientre, etcétera) de unos 5 cm que se expande en forma de anillo concéntrico con un borde externo rojo y un centro aclarado (*Erythema migrans*).

Estas lesiones también pueden aparecer en el cuero cabelludo lo cual podría pasar inadvertido; este hecho unido a los signos generales de fiebre, cefalea, fatiga y escalofríos que acompañan esta fase podrían orientar erróneamente el diagnóstico hacia un proceso gripal.

La segunda fase, *diseminada*, puede aparecer semanas o meses después de la fase inicial y consta de signos generales (fiebre, anorexia, mialgias, artralgias), alteraciones neurológicas (pérdida sensorial, cambios de comportamiento, dolores de cabeza recuerrentes), miocarditis (alteración conducción atrioventricular) e inflamación articular recurrente (codos, rodillas). Finalmente, puede aparecer una fase *tardía* años más tarde. Los pacientes en esta fase pueden desarrollar desmielinización neuronal con síntomas similares a los del Alzheimer o la esclerosis múltiple.

El diagnóstico de laboratorio de basa en:

- Cultivo en medio BSK y en condiciones de microaerofilia (6 semanas).

- PCR (casos iniciales): biopsias de piel (Erythema migrans) y liquido sinovial.

- Pruebas serológicas (detección de IgM e IgG): ELISA y Western Immunoblotting.

El tratamiento con doxiciclina en las fases iniciales de la enfermedad induce una recuperación rápida y evita las artritis y otras complicaciones. En caso de sospecha de afección nerviosa se recomienda ceftriaxona, ya que este antimicrobiano puede atravesar la barrera hematoencefálica.

La vacuna LYMErix[R] está a disposición de individuos que viven en áreas donde la enfermedad es especialmente prevalente. Siempre que una persona desarrolle su actividad en una zona donde existe enfermedad de Lyme u otras zoonosis transmitidas por garrapatas, se deben considerar las siguientes recomendaciones:

- La retirada rápida de la garrapata disminuye el riesgo de infección. Usar pinzas para trabarlas lo más cerca posible de la piel y después tirar de ella lentamente en dirección perpendicular a la piel.

- La permanencia en bosques y áreas de riesgo implica una vestimenta adecuada: pantalones de color claro y calzado apropiado; cubrir los pantalones con calcetines altos de forma que se impida la penetración de la garrapata bajo la ropa.

- Inmediatamente después de permanecer en una zona de riesgo, examine su cuerpo buscando picaduras o zonas de picor. Las zonas como el cuero cabelludo, las axilas y la ingle son difíciles de explorar, pero son las preferidas por las garrapatas.

- Se dispone en el mercado de repelentes DEET (dietiltoluamida) y permanonas que son muy tóxicos para las garrapatas. Las permetrinas matan a las garrapatas por contacto, pero solo está aprobado su uso sobre la ropa.

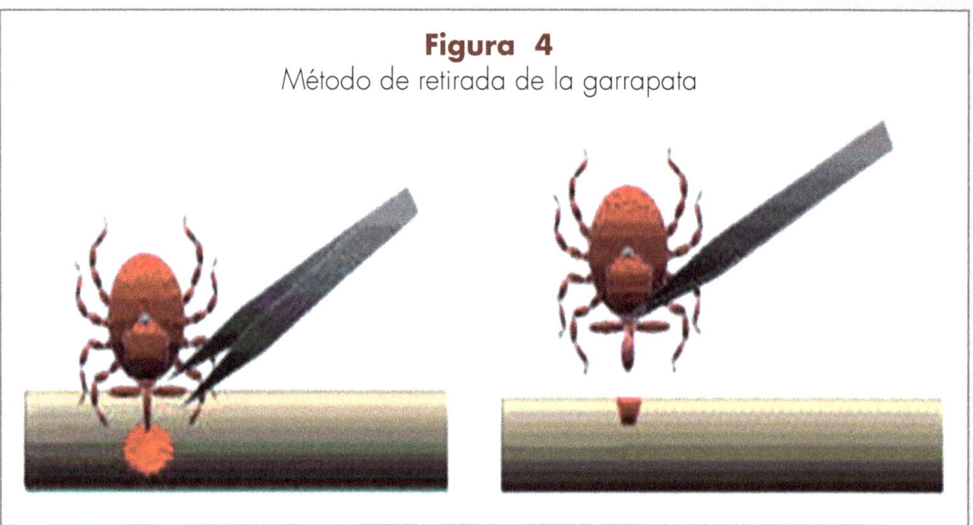

Figura 4
Método de retirada de la garrapata

Bibliografía

- Burgdorfer, W., Barbour, A. G., Hayes, S. F., Benach, J. L., Grunwaldt, E., Davis, J.P. 1982. «Lyme disease-a tick-borne spirochetosis?». Science. 216: 1317-9.

- Greene, C.E. 2012. Borreliosis (Chapter 43), *In*: Infectious Diseases of Dog and Cat. Fourth Edition. Elsevier. ISBN.: 978-1-4160-6130-4. PP. 447-464.

- Prescott, L.M., Harley, J.P., Klein, D.A. 2004. Capítulo 39. Enfermedades humanas producidas por bacterias, En: Microbiología. McGraw-Hill Interamericana. 2004. ISBN 84-486-0525-X. Pp. 973-1020.

- Quinn, P.J., Markey, B.K., Leonard, F.C., FitzPatrick, E.S., Fanning, S., Hartigan, P.J. 2018. Capítulo 36. Espiroquetas, En: Microbiología y enfermedades infecciosas veterinarias, 2ª ed. Editorial Acribia, S.A. ISBN.: 978-84-200-1178-3. Pp: 386-400.

ENFERMEDAD POR ARAÑAZO DE GATO

Rafael Jesús Astorga Márquez

2.7.1 Etiología

- *Bartonella henselae.*

  (Sugrupo α2 de las proteobacterias).

- Descripción: bacilos finos (ligeramente curvos), aerobios, no móviles, crecen en medios enriquecidos con sangre. Intracelulares facultativos (glóbulos rojos y células endoteliales).

- Tinciones: GRAM negativos, Warthin-Starry.

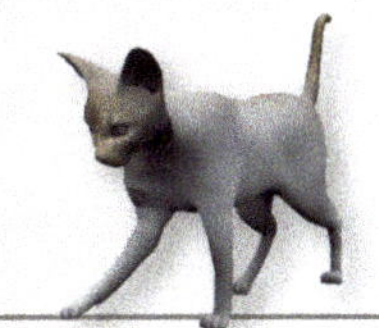

Figura 1

- Enfermedades en gatos: cuadros clínicos leves (pápulas, linfadenopatías) y/o potencialmente graves (endocarditis, fallos renales y cardíacos, signos neurológicos).

2.7.2 Epidemiología

- Reservorio natural: gatos (*B. henselae*, *B. clarridgeiae*, *B. koehlerae*).

- Hospedadores accidentales: perros y humanos.

- Modo de transmisión: pulga de los gatos (*Ctenocephalides felis*).

- Factores de riesgo: animales jóvenes (< 1 año), climas cálidos.

2.7.3 Signos clínicos

- Pápulas o pequeños abscesos en el punto de inoculación del vector.

- Fiebre transitoria, mialgias, letargia y anorexia.

- Linfadenomegalia.

- Esplenomegalia con presencia de microabscesos esplénicos.

- Fallo renal: nefritis piogranulomatosa focal.

- Fallo cardiaco: miocarditis, endocarditis valvular.

- Signos neurológicos: nistagmos, hiperestesia, convulsiones.

- Fallo reproductivo.

  Muchas de las infecciones tienen carácter subclínico.

  Una misma especie de *Bartonella* puede causar una amplia variedad de cuadros clínicos. La gravedad varía según el genotipo implicado (por ejemplo, genotipo I, variedad Houston-1, muy patógeno).

2.7.4 Diagnóstico laboratorial

Directo

- Histopatología: granuloma histiocítico-epiteloide, con células gigantes multinucleadas y presencia de neutrófilos.

- Inmunohistoquímica: mediante anticuerpos policlonales anti-bartonella.

- Tinción argéntica de Warthin-Starry sobre piogranulomas en nódulos linfáticos.

- Cultivos: medios enriquecidos con sangre (37 °C, atmósfera húmeda y enriquecida de CO_2, hasta 6 semanas).

Pruebas serológicas

- Útil en casos de enfermedad clínica.

- Técnicas: ELISA (Confirmación positividad > 1:64).

  Reacciones serológicas cruzadas entre *B. henselae/B. quintana* y entre *Bartonella* spp./ *Chlamydia* spp./*Coxiella burnetii.*

Técnicas moleculares

- Muestras. Sangre, nódulos linfáticos (adenopatías).

- Extracción de ADN y posterior PCR.

2.7.5 Tratamiento y prevención

Antimicrobianos de elección

Tabla 1

Terapia antimicrobiana de elección en casos de bartonelosis felina

Antimicrobiano	Dosis (mg/kg)	Vía	Intervalo (horas)	Duración (semanas)
Doxiciclina	10-22	Oral	24	2-4
Enrofloxacina	5	Oral	24	2-4
Azitromicina	10	Oral	24	1-5
Rifampicina + Doxiciclina	10	Oral	24	2

(Fuente: adaptada de C.E. Greene, fourth edition, 2012)

Medidas preventivas para el control de pulgas:

- Selamectina, pipeta (Stronghold®).

- Fipronil, pipeta, tratamientos prolongados (Frontline®).

- Imidacloprid + Flumetrina, collares (Seresto®).

2.7.6 Zoonosis

- Enfermedades humanas: enfermedad del arañazo de gato (EAG).

Mientras que *Bartonella quintana* tiene como reservorio principal al hombre, *B. henselae* utiliza al gato. *B. quintana* es responsable de diferentes cuadros clínicos potencialmente graves (fiebre de las trincheras, linfadenopatía crónica, angiomatosis bacilar, bacteriemia, endocarditis, pericarditis) (Tabla 2). Hasta la fecha el único vector conocido para esta especie es el piojo corporal (*Pediculus humanos corporis*), aunque también se ha podido aislar a partir de pulgas felinas (*Ctenocephalides felis*).

La infección producida por *Bartonella henselae* está asociada con la enfermedad del arañazo de gato, la causa más frecuente de linfadenopatía crónica benigna en niños y jóvenes. El microorganismo suele penetrar a través del arañazo del gato cuyas garras pueden vehicular heces contaminadas de pulgas; asimismo, la infección puede iniciarse tras la contaminación de mordeduras con la sangre felina infectada o excrementos de pulgas.

Los signos clínicos se manifiestan entre la 1ª y 3ª semana posterior al arañazo o en algunos casos a la mordedura de un gato infectado. En el punto de inoculación aparecen pápulas eritematosas o pústulas. Un alto porcentaje de pacientes presentan adenopatías regionales, a veces dolorosas, próximas a la zona de inoculación (axilas, cuello, ingles). En individuos inmunocompetentes, el proceso suele ser benigno y localizado, y en la mayoría de los casos las linfadenopatías se resuelven de forma espontánea en pocos meses, aunque en un bajo porcentaje de casos puede producirse supuración y fistulización. En el transcurso de este periodo clínico pueden detectarse los siguientes signos clínicos: fiebre, anorexia, cefalea, exantema y artralgias.

En poblaciones de riesgo e individuos inmunocomprometidos (por ejemplo, alcohólicos, vagabundos, individuos VIH), pueden existir complicaciones sistémicas severas como la 'angiomatosis bacilar' o la peliosis hepática de evolución fatal.

El diagnóstico clínico de la enfermedad por arañazo de gato (EAG) en humanos se basa en la combinación de una historia clínica de arañazo o mordedura de gato en la superficie cutánea (lesión primaria) y la posterior tumefacción de los nódulos linfáticos regionales. Las técnicas moleculares como la PCR son fundamentales en el diagnóstico asertivo. Por su parte, las técnicas serológicas pueden detectar tasas de anticuerpos de *B. henselae* en individuos sin evidencia clínica o asintomáticos (por ejemplo, niños con infección temprana y resolución espontánea).

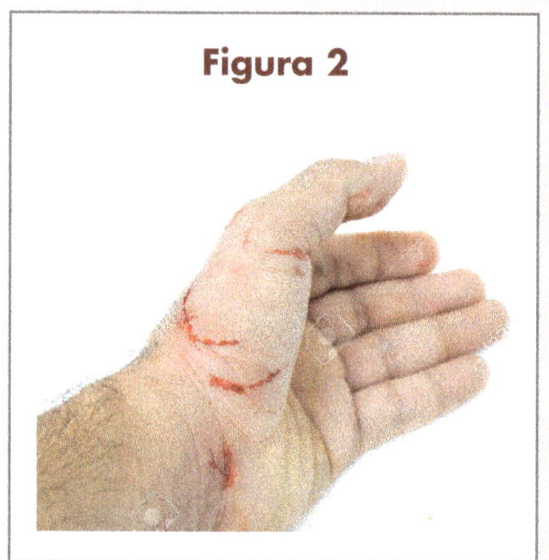

Figura 2

Figura 3

*C.B. Herron. 2004 Univ. of Georgia Research Foundation Inc.

Como ya indicamos anteriormente, en la mayoría de los casos descritos el cuadro clínico en humanos puede resolverse de forma espontánea, aunque si existen complicaciones (bacteriemias persistentes, endocarditis, angiomatosis bacilar, peliosis hepáticas, etcétera), debe instaurarse un tratamiento eficaz. En estos casos se recomienda la asociación de doxiciclina y rifampicina, de acción bacteriostática, durante un periodo mínimo de 4 semanas.

En relación con la prevención, y haciendo un especial énfasis en poblaciones de riesgo (por ejemplo, individuos inmunocomprometidos), se aconseja: (i) adquirir ejemplares de < 1 año con buen estado de salud; (ii) realizar el corte de uñas periódicamente y controles periódicos frente a pulgas; (iii) lavar rápida y profusamente las posibles heridas producidas por gatos; (iv) evitar el lamido felino de heridas o cortes.

Tabla 2

Características de las especies de *Bartonella* spp. y su implicación en humanos

Bartonella spp.	Reservorio	Vector	Enfermedad
B. bacilliformis	Hombre	*Lutzomya* spp.	Enf. de Carrión, verruga peruana, bacteriemia
B. clarridgeiae	Gatos	*Ctenocephalides felis*	Linfadenopatía, bacteriemia, angiomatosis bacilar, endocarditis
B. grahamii	Roedores	*Ctenophthalmus nobilis*	Retinitis
B. henselae	Gatos	*Ctenocephalides felis*	Enf. por arañazo de gato, angiomatosis bacilar, peliosis hepática, bacteriemia, endocarditis, neuroretinitis, encefalopatía, síndrome oculo-glandular de Parinaud
B. koehlerae	Gatos	*Ctenocephalides felis*	Endocarditis
B. quintana	Hombre	*Pediculus humanus* / *Ctenocephalides felis*	Fiebre de las trincheras, linfadenopatía crónica, angiomatosis bacilar, bacteriemia, endocarditis
B. vinsonii	Perros, roedores	*Ixodes scapularis*	Bacteriemia, endocarditis
B. washoensis	Roedores	*Ixodes* spp.	Miocarditis

(Fuente: adaptada de Blanco y Raoult., *Enferm Infecc Microbiol Clin.* 2005; 23: 313-20)

Bibliografía

- Blanco, J.R., y Raoult, D. 2005. Enfermedades producidas por *Bartonella* spp. *Enfermedades Infecciosas y Microbiología* Clínica. 23 (5): 313-320.

- Boulouis, H.J., Chang, C.C., Henn, J.B., Kasten, R.W., and Chomel, B.B. 2005. Factors associated with the rapid emergence of zoonotic Bartonella infections. Veterinary Research. 36: 383-410.

- Chomel, C.H., Boulouis, H.J., Maruyama, S., and Breitschwerdt, E.B. 2006. Bartonella spp. In pets and effect on human health. Emerging Infection Diseases. 12: 389-394.

- Greene, C.E. 2012. Bartonellosis (Chapter 52), In: Infectious Diseases of Dog and Cat. Fourth Edition. Elsevier. ISBN.: 978-1-4160-6130-4. PP. 543-562.

- Prescott, L.M., Harley, J.P., Klein, D.A. 2004. Capítulo 39. Enfermedades humanas producidas por bacterias, En: Microbiología. McGraw-Hill Interamericana. 2004. ISBN 84-486-0525-X. Pp. 973-1020.

- Quinn, P.J., Markey, B.K., Leonard, F.C., FitzPatrick, E.S., Fanning, S., Hartigan, P.J. 2018. Capítulo 41. Especies bacterianas de importancia patogénica limitada, En: Microbiología y enfermedades infecciosas veterinarias, 2ª ed. Editorial Acribia, S.A. ISBN.: 978-84-200-1178-3. Pp: 441-446.

INFECCIONES ESTAFILOCÓCICAS

Rafael Jesús Astorga Márquez, José María Botella Navarro

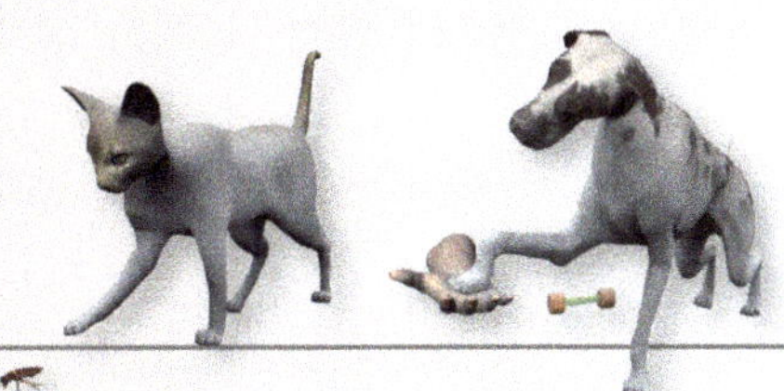

2.8.1 Etiología

- *Staphylococcus pseudintermedius, S. aureus. S. aureus meticilin-resistentes (MRSA); otros (S. simulans, S. xylosus, S. epidermidis). (Orden Bacillales. Familia Staphylococcaceae. Género Staphylococcus).*

- Descripción: cocos GRAM positivos (0,5-1,5 μm) (aislados, parejas, tétradas, racimos), estafilococos coagulasa positivos (ECP) o coagulasa negativos (ECN), hemólisis (α y β, doble), anaerobios facultativos, inmóviles, catalasa positivos y comensales de piel y mucosas.

- Enfermedades en perros y gatos: pioderma, endometritis, cistitis, otitis externa, procesos piógenos diversos.

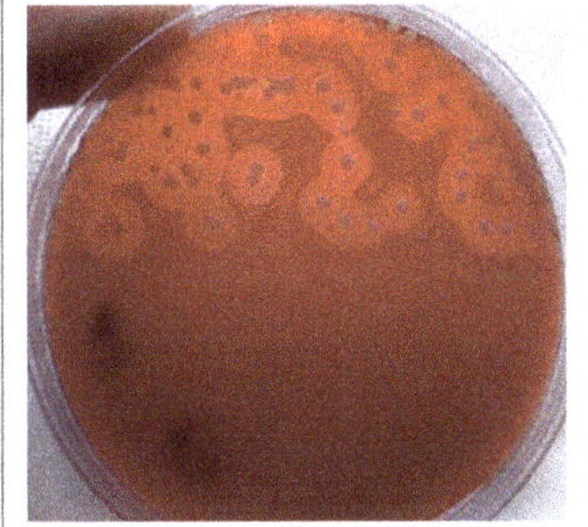

Figura 1

S. aureus en agar sangre

Típicas colonias de *S. auerus* mostrando doble hemólisis (medio agar sangre)

2.8.2 Epidemiología

- Hospedadores: perros, gatos, caballos, aves, vacas, cerdos, cabras, ovejas, humanos.

- Modo de transmisión: contacto directo (aerógena, piel y mucosas), contacto indirecto vía oral/digestiva (fómites, aguas, suelos).

- Factores de riesgo: animales jóvenes, pieles debilitadas (heridas, deficiencias en vitamina A, picaduras de insectos), inmunodepresión, micosis, seborrea, procesos alérgicos (atopia, alimentaria), trastornos endocrinos (por ejemplo, diabetes, hipotiroidismo), factores medioambientales relacionados con la falta de higiene.

2.8.3 Signos clínicos

Los estafilococos colonizan el epitelio intacto de los animales sanos sin causar enfermedad; son microorganismos oportunistas que colonizan la epidermis y las membranas mucosas (bucal y nasal, vaginal, tonsilas, laringe y faringe, conjuntiva, oído externo e interno).

Las infecciones en perros y gatos asociadas a *S. pseudintermedius* y *S. aureus* producen procesos supurativos según la localización primaria y/o complicaciones secundarias: piodermas, otitis externa, endometritis, mastitis, cistitis y osteomielitis. Muchas de estas infecciones tienen un carácter oportunista estando asociadas a traumatismos y heridas, inmunodepresión, infecciones fúngicas concurrentes, procesos alérgicos o trastornos endocrinos.

A continuación, desglosamos los signos clínicos de los procesos infecciosos de origen estafilocócico y más prevalentes en la clínica de animales de compañía: **piodermas y otitis**.

Las **piodermas o piodermitis** en su mayoría están causadas por agentes primarios del género *Staphylococcus*, aunque en ocasiones es preciso realizar el diagnóstico diferencial con las dermatofitosis o tiñas (*Microsporum canis, M. gypseum, Trichophyton mentagrophytes*) y/o dermatitis por levaduras (*Malassezia pachydermatis, Candida albicans*).

Entre las infecciones de la piel diferenciamos: (i) acné o dermatitis superficial localizada; (ii) impétigo o dermatitis superficial diseminada; (iii) forunculosis o dermatitis profunda.

Signos clínicos

- Presencia de pápula que evoluciona a pústula encostrada.

- Presencia de forúnculos.

- Alopecia.

- Prurito leve a intenso.

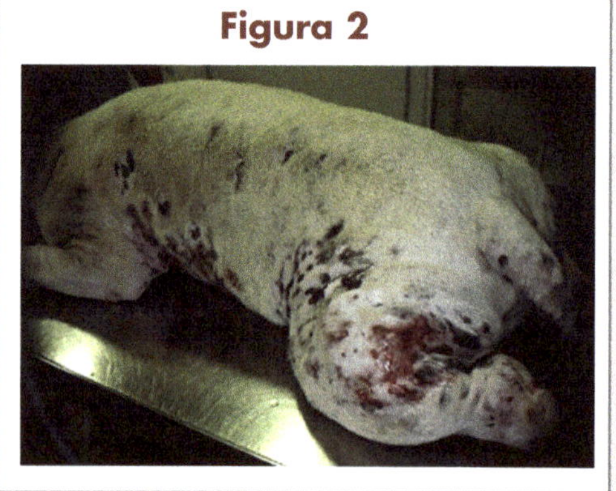

Figura 2

Por su parte, las **otitis** pueden estar producidas por una pléyade de patógenos bacterianos (*S. aureus*, ECN, *Streptococcus* spp., *Pseudomonas aeruginosa*, *Proteus mirabilis*, *Escherichia coli*, *Klebsiella* spp.), fúngicos (*Malassezia pachydermatis*, *Candida albicans*, *Cryptococcus*, *Rhodotorula*) y/o parasitarios (*Otodectes cynotis*).

Signos clínicos

- Irritación leve, pequeña exudación.
- Prurito, eritema, descamación, cabeceo.
- Dolor grave y exudación purulenta.
- Localización: oído externo (+).

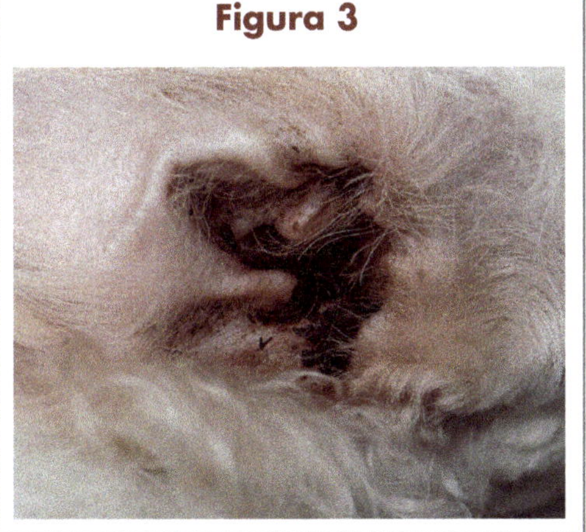

Causas primarias inflamatorias

Cuerpos extraños, atopia, seborrea, hipotiroidismo, enfermedades inmunomediadas, ectoparásitos.

Factores predisponentes

Pabellón auditivo: caído, exceso pelo, orejas largas, conducto estrecho, pólipos y neoplasias.

Factores de cronicidad

Sobrecrecimiento de bacterias y levaduras comensales, hiperplasia mucosa, otitis media, errores en tratamientos.

2.8.4 Diagnóstico laboratorial

En todas las infecciones estafilocócicas debemos abordar el diagnóstico mediante técnicas directas de tinción y cultivos para la determinación de *Staphylococcus* spp., así como técnicas moleculares específicas que nos permiten confirmar la especie en cuestión.

Directo

- Material: frotis de material contaminado, torunda estéril, raspado cutáneo.
- Citológico (Diff-Quick, GIEMSA): presencia de polimorfonucleares neutrófilos, células descamadas y bacterias compatibles (estafilococos).

- Tinción de GRAM (+): observación de típicos racimos estafilocócicos.

- Cultivos: agar sangre, agar manitol, agar Baird-Parker (37 °C, 24-48 horas).

- Identificación bioquímica: hemólisis (α y β), coagulasa (+), catalasa (+).

Técnicas moleculares

- PCR específica *S. aureus* (gen *nuc*).

- PCR específica *S. pseudintermedius* (gen *pta*).

- Electroforesis en campo pulsado (PFGE) y Multilocus Sequence Typing (MLST). Técnicas utilizadas para la caracterización de clones MRSA.

- PCR específica gen *mec* que codifica la resistencia a meticilina.

2.8.5 Tratamiento y prevención

En un gran número de casos, los tratamientos sintomáticos instaurados sin un correcto diagnóstico previo solo alivian a corto plazo cronificándose el proceso de forma, a veces, irreversible.

Piodermitis

- Antisépticos (champús o lociones 1-2 veces en semana):

  Por ejemplo, peróxido de benzoilo, clorhexidina, lactato de etilo, sulfuro de selenio (seborrea).

- Antimicrobianos (duración hasta remisión signos clínicos):

  Amoxicilina-clavulánico (5-10 mg/kg/12 horas), cefalexina o cefadroxilo (5-10 mg/kg/12 horas), trimetoprim-sulfametoxazol (5-10 mg/kg/12 horas), clindamicina (5-10 mg/kg/12 horas), enrofloxacina (5-10 mg/kg/24 horas), marbofloxacina 2-5 mg/kg/24 horas), orbifloxacina (7,5-10 mg/kg/24 horas), azitromicina (10-20 mg/kg/24 horas, 15 días).

El tratamiento debe ir precedido de ensayos laboratoriales de sensibilidad *in vitro*. Muchas cepas aisladas en casos clínicos son R-AMS (por ejemplo, cepas MRSA); en estos casos está contraindicada la terapia a base de quinolonas (enrofloxacina, marbofloxacina, orbifloxacina).

- Antipruriginosos y fármacos anti-inflamatorios:
  Prednisona (0,7-2 mg/kg/24 horas).
  AINES: dosis dependiendo de la molécula.

- Antihistamínicos (casos de prurito intenso):
  Difenhidramina (2-3 mg/kg).

- Moduladores del sistema inmune:
  Lokivetmab (Cytopoint®); *oclacitinib* (Apoquel®).

  Son mediadores para eliminar el prurito durante el tratamiento (acción similar a prednisona, pero sin sus efectos adversos).

- Nutracéuticos:

  Este grupo de moléculas se está incorporando a la clínica diaria con mucha fuerza. Son muchos los clientes que reclaman productos que no sean farmacológicos, pero que ayuden a mitigar los efectos adversos de algunas enfermedades. En este caso será de gran ayuda para evitar la inflamación concomitante de la dermatitis estafilocócica.

  Principio activo: ácido *docosahexaenoico* (DHA), ácido graso poliinsaturado de cadena larga de la familia de las grasas omega 3. Sabemos que el DHA se transforma mediante reacciones enzimáticas en moléculas de gran potencia llamadas docosanoides y el más documentado es Neuroprotectina D1 (NPD1); esta molécula puede modular la respuesta inflamatoria en todas sus fases. Aunque la actuación de estos docosanoides son en cantidades tan pequeñas que se miden en micro o nanogramos, el DHA se debe de ingerir en cantidades de 50-100 mg/kg/día. Con este suplemento logramos un control de la inflamación de piel sin utilizar sustancias químicas.

Otitis

- Lavado conducto auditivo externo (solución salina estéril).
- Lavado conducto (povidona yodada; clorhexidina: 1 %).
- Ceruminolíticos: carbamida, glicerina (*Malassezia* spp.).
- Terapia tópica antimicrobiana (limitada a infecciones simples).
- Terapia oral antimicrobiana: otitis media, bacterias resistentes.
- Antiinflamatorios tópicos y orales (otitis graves/crónicas).
- Tratamientos antifúngicos específicos.
- Casos graves: resección mucosa afectada y drenaje.

  Ejemplos:

1: Polimixina B + Prednisolona + Miconazol
  Indicaciones: otitis bacterianas o fúngicas.

2: Hexetidina, prednisona, benzocaina, lindano

Indicaciones: otitis externa (bacterias, hongos, levaduras), *Otodectes cynotis*, eccemas simples.

2.8.6 Zoonosis

- Enfermedades humanas (*S. aureus*): granos e impétigo contagioso, forúnculos, infecciones de heridas y abscesos, septicemias, osteomielitis, meningitis, endocarditis, intoxicación alimentaria, nefritis e infecciones respiratorias.

Se ha descrito la infección humana estafilocócica a partir de diferentes especies animales (cerdos, caballos, perros, gatos), siendo el personal veterinario el principal colectivo de riesgo (zoonosis profesional); en concreto, la exposición a cepas MRSA puede convertirse en un peligro ocupacional para este grupo humano.

La principal vía de transmisión a humanos es la directa a través de piel y mucosas (contacto estrecho y manipulación de animales infectados), así como la vía aerógena a través de exudados respiratorios contaminados (por ejemplo, detección cepas MRSA en ganaderos de porcino y altas tasas de aislamiento en hisopos nasales en cerdos). Las cepas MRSA asociadas a estas infecciones suelen vehicular un factor de virulencia, la leucocidina, con efecto citolítico sobre macrófagos, la cual está asociada a neumonía hemolítica y afecciones en tejidos blandos y piel.

La transferencia de cepas de *S. aureus* meticilín-resistentes de animales a humanos o viceversa es muy importante (por ejemplo, detección de idénticas cepas MRSA en mascotas y sus propietarios). De forma circunstancial, los animales de compañía han sido responsables de infecciones por cepas MRSA en ambientes familiares humanos. La colonización simultánea de humanos y animales de compañía con la misma cepa MRSA implica transmisión interespecie, siendo la vía o dirección humano-animal la más habitual.

En el caso de los estafilococos coagulasa negativos (ECN), la relevancia en salud pública es menor debido a dos circunstancias: (i) limitada patogenicidad; (ii) menor incidencia de cepas resistentes a la meticilina.

El diagnóstico asertivo se debe realizar mediante aislamiento, cultivo e identificación del estafilococo responsable, tal y como hemos indicado anteriormente (técnicas directas y moleculares). Por su parte, el tratamiento está basado en la administración de antimicrobianos específicos: penicilina, cloxacilina, meticilina, vancomicina, oxacilina, cefotaxima, ceftriaxona, entre otros. Debido a la alta frecuencia de aislamiento de cepas resistentes (por ejemplo, R-meticilina), se deben realizar pruebas de sensibilidad *in vitro* a partir de los estafilococos aislados.

Los mejores métodos de profilaxis sanitaria son la higiene y el manejo aséptico de las lesiones. En el caso de las clínicas veterinarias, se recomiendan medidas preventivas que reduzcan la posibilidad de transmisión de cepas MRSA a partir de animales de compañía infectados a otros animales o a personal veterinario y adjunto. En este sentido la higiene de manos, la vestimenta adecuada (equipos de protección individual) y la rutina en los protocolos de limpieza y desinfección son puntos críticos.

Bibliografía

- Cubero Pablo, M.J., León, L. Enfermedades infecciosas de los animales. 1998. Universidad de Murcia. ISBN 84-95095-10-6.

- Greene, C.E. 2012. Staphylococcal Infections (Chapter 34), *In*: Infectious Diseases of Dog and Cat. Fourth Edition. Elsevier. ISBN.: 978-1-4160-6130-4. PP. 340-348.

- Leonard, F.C., Abbott, Y., Rossney, A., Quinn, P.J., O'Mahony, R., and Markey, B.K. 2006. Mehicillin-resistant *Staphilococcus aureus* isolated from a veterinary surgeon and five dogs in one practice. *Veterinary Record*. 158: 155-159.

- Luque, I., B. Huerta, V. Budia, C. Tarradas, R.J. Astorga, F. Cardoso-Toset, L. Gómez-Gascón, P. Ginel. 2013. Estafilococos resistentes a la meticilina en piodermas caninas: propuestas de control. *Consulta de Difusión Veterinaria*. 21 (199): 35-40.

- Moodley, A., Stegger, M., Bagcigil, A.F., et al. 2006. *Spa* typing of Mehicillin-resistant *Staphilococcus aureus* isolated from domestic animals and veterinary staff in the UK and Ireland. *Journal of Antimicrobial Chemotherapy*. 58: 1118-1123.

- Prescott, L.M., Harley, J.P., Klein, D.A. 2004. Capítulo 39. Enfermedades humanas producidas por bacterias, *En*: Microbiología. McGraw-Hill Interamericana. 2004. ISBN 84-486-0525-X. Pp. 973-1020.

- Quinn, P.J., Markey, B.K., Leonard, F.C., FitzPatrick, E.S., Fanning, S., Hartigan, P.J. 2018. Capítulo 14. Especies de *Staphylococcus*, *En*: Microbiología y enfermedades infecciosas veterinarias, 2ª ed. Editorial Acribia, S.A. ISBN.: 978-84-200-1178-3. Pp: 197-205.

- Weese. J.S., and van Duijkeren, E. 2010. Mehicillin-resistant *Staphylococcus aureus* and *Staphylococcus pseudintermedius* in veterinary medicine. *Veterinary Microbiology*. 27: 418-429.

CAPÍTULO 2.9

INFECCIONES POR *CAPNOCYTOPHAGA* SPP. TRAS MORDEDURA

Fernando Fariñas Guerrero

2.9.1 Etiología

- Género constituido por siete especies, siendo *Capnocytophaga canimorsus* y *Capnocytophaga cynodegmi* las más importantes desde el punto de vista zoonótico. (Orden *Spirochaetales*. Familia *Espriochaetaceae*. Género *Borrelia*).

- Descripción: Bacilo fusiforme a pleomórfico. GRAM negativo.

- Cultivo: Medio agar Columbia o agar chocolate. Capnófilo (crece mejor en presencia de CO_2). Anaerobio facultativo.

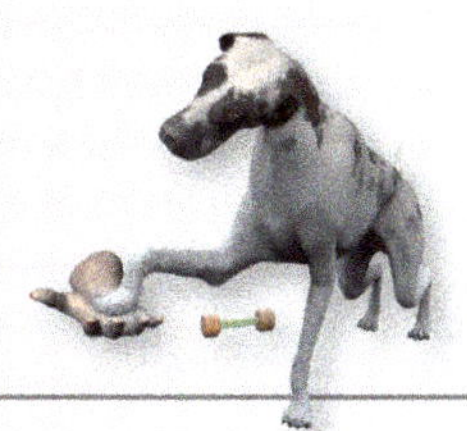

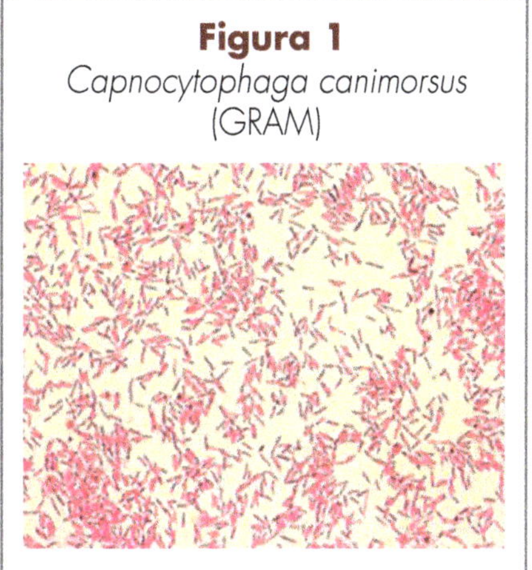

Figura 1
Capnocytophaga canimorsus (GRAM)

2.9.2 Epidemiología

Capnocytophaga spp. se identificó por primera vez en 1976 en una persona mordida por un perro. Primeramente denominado "fermentador tipo 2 del grupo disgónico", fue en 1989 cuando recibe el nombre actual.

- Reservorio: perros y en menor grado gatos (ambos en cavidad oral).

- Tasas de colonización: 26-74 % en perros y 18-57 % en gatos.

2.9.3 Signos clínicos

La mayoría de las infecciones clínicas en perros y gatos son muy raras.

Signos generales (fiebre).

Signos específicos:

- Rinitis y sinusitis (gatos).
- Neumonía (perros).
- Infecciones en lesiones de mordeduras.

2.9.4 Diagnóstico laboratorial

- Cultivo: medio agar Columbia (hemocultivo) o agar chocolate, en presencia de CO_2.
- Moleculares: PCR para detección DNA *Capnocytophaga* spp.

2.9.5 Tratamiento y prevención

Antimicrobianos de elección

- Amoxicilina (20 mg/kg/oral, 14-30 días).
- Ampicilina.
- Enrofloxacina.
- Marbofloxacina.
- Clindamicina.

Profilaxis médica (vacunación)

- No existe vacuna.

2.9.6 Zoonosis

La infección humana por *Capnocytophaga canimorsus* ha sido reportada en todo el mundo, aunque es rara, con tasas de incidencia de 0,67 infecciones por

millón de habitantes. Las infecciones
son más frecuentes en personas mayores de 50 años y en el sexo masculi-
no. A pesar de su baja frecuencia, los
individuos en situación de inmunocompromiso constituyen una población de
alto riesgo en el desarrollo de infecciones graves.

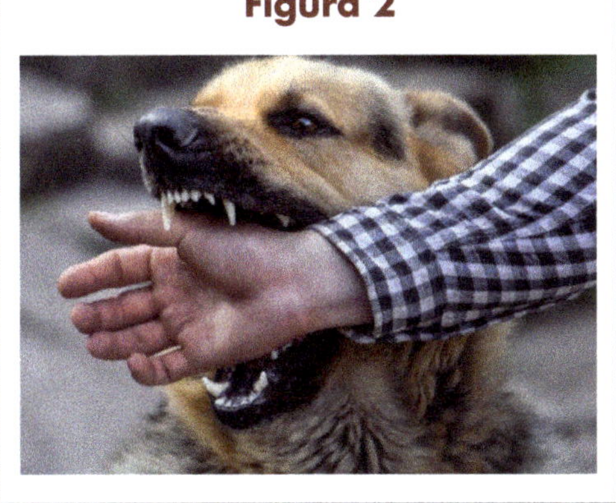

Aunque la transmisión más frecuente se da por mordeduras, también se
ha descrito su transmisión por arañazos o contacto estrecho con la saliva
de animales infectados. Se han descrito casos tan raros como la transmisión a un
enfermo renal durante diálisis a través por un gato que mordía el tubo de perfusión
o en personal veterinario durante operaciones dentales de dientes fracturados en
perros y gatos.

La infección por *Capnocytophaga* spp. puede producir cuadros clínicos extremadamente variables. El periodo de incubación suele estar entre los 5 y 7 días,
pudiendo llegar a producir los siguientes cuadros:

- Celulitis con descargas purulentas.

- Linfangitis.

- Linfadenitis sistémica.

- Septicemia (principalmente en individuos asplénicos o neutropénicos).

- Endocarditis.

- Meningitis.

- Neumonía.

- Absceso cerebral.

- Úlcera corneal.

- Artritis séptica.

- Corioamnionitis.

La tasa de mortalidad por septicemia puede ser muy alta (hasta del 33 %),
teniendo estas un peor pronóstico en individuos inmunodeprimidos, alcohólicos y
asplénicos.

El diagnóstico de laboratorio se basa en:

- Cultivo en agar Columbia o agar chocolate, en presencia de CO_2.

- PCR.

El tratamiento con amoxicilina-clavulánico es preferible a la amoxicilina sola, ya que se han descrito cepas productoras de beta-lactamasas. Eritromicina, doxiciclina, clindamicina, fluoroquinolonas, carbapenems, vancomicina y cefalosporinas de tercera generación son igualmente efectivas.

Bibliografía

- Gaastra W, Lipman LJ. 2009. Capnocytophaga canimorsus. *Vet Microbiol* 140:339-346.

- Greene, C. 2012. Infectious Diseases of Dog and Cat. Fourth Edition. Elsevier. ISBN.: 978-1-4160-6130-4.

- Guay DR. 2001. Pet-associated therapy in the nursing home setting: potential for zoonosis. *Am J Infect Control* 29:178-186.

- Janda JM, Graves MH, Lindquist D et al. 2006. Diagnosing *Capnocytophaga canimorsus* infections. *Emerg Infect Dis* 12:340-342.

- Jolivet-Gougeon A, Sixou JL, Tamanai-Shacoori Z et al. 2007. Antimicrobial treatment of *Capnocytophaga* infections. *Int J Antmicrob Agents* 29:367-273.

- Mandell, Douglas y Bennett's Principles and Practice of Infectious Diseases. 2015. 8th edition. Elsevier-Saunders. ISBN: 978-1-4557-4801-3.

CAPÍTULO 2.10

LEPTOSPIROSIS: ENFERMEDAD DE WEIL

Fernando Fariñas Guerrero

2.10.1 Etiología

- Las bacterias del género *Leptospira* pertenecen al orden espiroquetales.

- Son bacterias aerobias estrictas, GRAM negativas (se tiñen débilmente con la tinción de GRAM), con morfología de espiroquetas flexibles y helicoidales, de 0,1 µm de diámetro y de 6-20 µm de longitud, presentando extremos incurvados en forma de gancho.

- Su clasificación taxonómica es compleja y dificultosa de entender. Actualmente, el género *Leptospira* incluye 20 especies, de las cuales 9 se consideran patógenas, 6 saprofitas y 5 intermedias.

- Dentro de estas especies se incluyen más de 250 serovariedades.

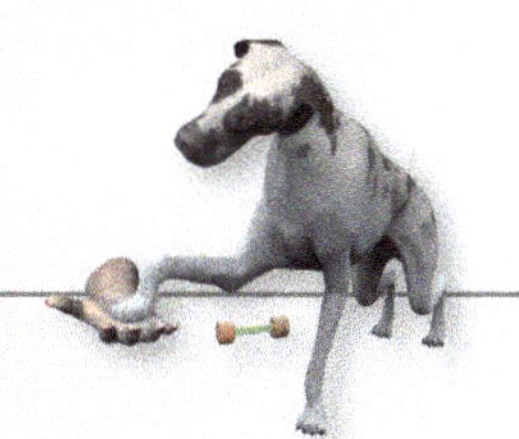

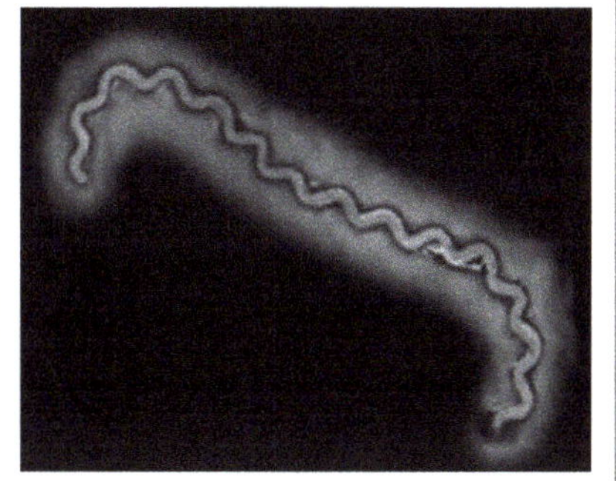

Figura 1
Leptospira interrogans

2.10.2 Epidemiología

- La leptospirosis canina está actualmente considerada como una zoonosis reemergente. Presenta una mayor incidencia en periodos del año con más alta temperatura y humedad.

- *Leptospira* sobrevive bien en medios alcalinos, es por ello que los rumiantes (que tienen una orina muy alcalina) presentan una mayor capacidad de excreción y de contagio.

- Desde hace ya unos años, la situación epidemiológica de la leptospirosis canina en Europa está cambiando debido, básicamente, al incremento del número de casos que se están dando en perros y, secundariamente, en humanos. Estos nuevos casos se deben fundamentalmente a la emergencia de nuevos serovares (Bratislava, Grippotyphosa, Copenhageni, Autumnali, Pomona...) que están afectando no solo a perros no vacunados, sino también a perros vacunados con vacunas "clásicas" que incluyen solo dos serovares (vacunas L2). Algunos estudios han reportado que los perros europeos presentan seroconversión a los serogrupos Icterohaemorrhagiae, Grippotyphosa, Australis, Sejroe y Canicola, siendo el serogrupo Grippotyphosa común en el continente europeo, aunque muy raro en el Reino Unido e Irlanda.

- En España, se disponen de pocos datos sobre la seroprevalencia de la infección, pero algunos estudios publicados sitúan seropositividades del 14 % en gatos callejeros, con mayor detección aún (20 %) de leptospiras en órganos cuando se emplean técnicas de inmunohistoquímica, y del 36 % en perros de campo no vacunados.

- Otro dato interesante es que los perros de "colectividades" presentan mayor seroprevalencia y mayor tasa de excretores. También, según un estudio realizado en Estados Unidos entre 2000 y 2009, los Yorkshire terrier presentaron la más alta prevalencia, aunque esto probablemente se debió a que muchos propietarios dejaron de vacunar a causa del miedo al desarrollo de reacciones adversas con estas vacunas en razas pequeñas.

2.10.3 Signos clínicos

Leptospirosis canina

- Periodo de incubación 5-14 días.

- Se han descrito formas agudas y subagudas.

- La tasa de mortalidad sin tratamiento puede alcanzar hasta el 50 %.

Forma aguda

Cuadro febril con vómitos, dolor abdominal, depresión, debilidad, coagulopatía y colapso vascular.

Forma subaguda (más común)

Fiebre, anorexia, vómitos, poliuria/oliguria/anuria, petequias y equimosis mucosas y cutáneas.

- En torno a un 3-10 % de los casos cursa con formas atípicas o cuadros no clásicos como síndromes de distrés respiratorio o hemorragia pulmonar masiva.

- Los desórdenes reproductivos y de fertilidad en perras se han descrito en muy pocos casos.

- Desde un punto de vista analítico se puede apreciar leucocitosis, trombocitopenia, hipertransaminemia, hiperbilirrubinemia, incremento del BUN sérico, hiperglucemia, glucosuria, hematuria, proteinuria, piuria y hematuria.

- La mayoría de los perros con leptospirosis (83-100 %) están ya afectados renalmente cuando llegan a la clínica/hospital.

2.10.4 Diagnóstico laboratorial

- Las muestras más adecuadas para el diagnóstico laboratorial en la fase aguda son el LCR y la sangre. La orina se puede utilizar para el diagnóstico a partir de los 7-10 días del inicio de la enfermedad, ya que es cuando comienza la fase de excreción (leptospiruria). Se aconseja recoger y estudiar varias muestras, ya que la excreción urinaria no es constante.

  En cuanto a las técnicas utilizadas para el diagnóstico estas se basan en las siguientes:

- *Cultivo.* Poco sensible. Puede requerir hasta 16 semanas antes de apreciar crecimiento, por lo que es poco práctico a nivel clínico.

- *Microscopia de campo oscuro.* Presenta baja sensibilidad (muchos falsos negativos).

- *Test de microaglutinación (MAT):*

  - Negativo antes de la seroconversión durante los primeros 7-10 días.

  - No diferencia vacunados de infectados, aunque se han establecido títulos de *cut-off* de 1:1600 en vacunados y 1:800 en no vacunados.

- *PCR:*

  - Técnica de elección para el diagnóstico antes de la seroconversión.

  - Muestras adecuadas: sangre, orina (sin congelar) y tejidos.

- Se ha de exigir al laboratorio la detección del gen lipL32/hap1 o de la 23SrDNA, ya que otros genes que son empleados con esta técnica podrían detectar leptospiras no patógenas, dando lugar a un diagnóstico incorrecto.

- *Lo ideal es siempre combinar el MAT con la PCR.*

2.10.5 Tratamiento y prevención

Antimicrobianos de elección

- Doxiciclina (5 mg/kg/12 horas durante 14 días).

- Beta-lactámicos (ampicilina, penicilina G o la amoxicilina).

Profilaxis médica (vacunación)

- Debido a la situación epidemiológica ya descrita en apartados anteriores, se ha indicado la conveniencia de ampliar el número de valencias de las vacunas con nuevos serovares (vacunas L4).

- Las vacunas inactivadas son capaces de prevenir el desarrollo de la enfermedad, pero no la infección ni la colonización renal, excepto algunas que reducen considerablemente dicha colonización y excreción.

- Actualmente, las recomendaciones en cuanto al protocolo de vacunación es el inicio de la vacunación a las 6-8 semanas de edad, con una segunda dosis administrada 3-4 semanas más tarde y revacunación anual.

2.10.6 Zoonosis

- La leptospirosis humana está considerada como la zoonosis bacteriana más frecuente en el mundo.

- Actualmente, se dan en torno a 1,03 millones de casos al año, con un total de 58.900 muertes. Los países del Sudeste Asiático, Sudamérica, Caribe y Oceanía son los que presentan una mayor incidencia y prevalencia, aunque se considera que en estos lugares existe una infraestimación de las cifras, debido a que en muchos casos no se diagnostican por falta de acceso a recursos diagnósticos, incluso, de atención médica.

- En Europa, la cifra de afectados alcanza a más de 1.500 personas al año (datos del ECDC), cifra que ha sido duplicada con respecto a años anteriores.

Clínica

- El 90 % de las infecciones se dan de forma subclínicas o produciendo cuadros pseudogripales autolimitados.

- Un pequeño número de casos puede producir cuadros fulminantes.

- Periodo de incubación 5-14 días.

- Dos fases:

  - Fase 1 (septicémica). Fiebre, cefalea, vómitos, conjuntivitis, con duración de una semana.

  - Fase 2 (Inmunomediada). Fiebre, ictericia, insuficiencia hepática, uveítis, meningitis, nefropatía, rash purpúrico. La meningitis aséptica es más frecuente en niños < 14 años.

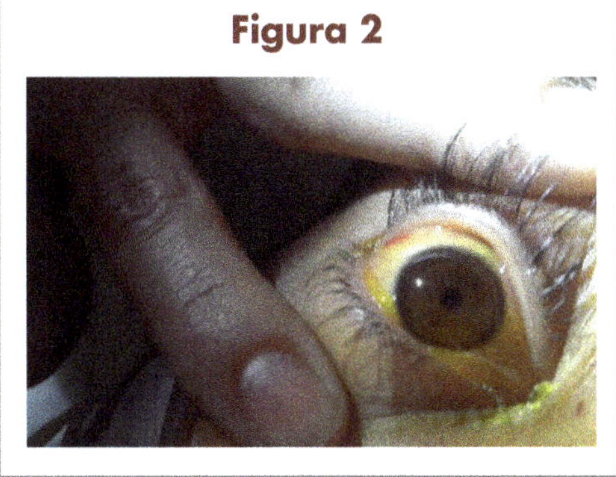

Figura 2

El diagnóstico de laboratorio se basa en:

- *Cultivo.* Sensibilidad del 5-50 % y especificidad del 100 %. Puede requerir hasta 16 semanas antes de apreciar crecimiento, por lo que es poco práctico a nivel clínico.

- *Microscopia de campo oscuro.* Presenta baja sensibilidad (muchos falsos negativos).

- *Test de microaglutinación (MAT):*

  - Sensibilidad y especificidad del 90 %.

  - Técnica gold-standard.

- *ELISA IgM. Más del 90 % de sensibilidad y 88-95 % de especificidad.*

- *PCR:*

  - Técnica de elección para el diagnóstico antes de la seroconversión.

  - Muestras adecuadas: sangre, orina (sin congelar) y tejidos.

  - Se ha de exigir al laboratorio la detección del gen lipL32/hap1 o de la 23SrDNA, ya que otros genes que son empleados con esta técnica podrían detectar leptospiras no patógenas, dando lugar a un diagnóstico incorrecto.

- *Lo ideal es siempre combinar la serología con la PCR.*

2.10.7 Tratamiento y prevención

En cuanto al tratamiento, varios metaanálisis con relación a la leptospirosis humana han puesto de manifiesto que el tratamiento antimicrobiano no acorta la duración de la enfermedad ni mejora la supervivencia. Aun así, la OMS recomienda el tratamiento en humanos y en perros, siendo los antimicrobianos de elección la doxiciclina (5 mg/kg/12 horas durante 14 días) y los beta-lactámicos (ampicilina, penicilina G o la amoxicilina).

Se ha observado que mucha de la patología generada durante la infección se debe más al desarrollo de procesos inmunomediados que a la acción del agente infeccioso en sí, por lo que algunos expertos recomiendan la administración de inmunosupresores, los cuales en algunos estudios desarrollados en personas se han mostrado beneficiosos.

Actualmente, no existe una vacuna para humanos.

Entre los distintos métodos de prevención de la infección se pueden destacar los siguientes:

- Control de roedores.

- Vacunación de los animales de compañía (perros).

- En las clínicas veterinarias, se requiere un exquisito manejo de los animales infectados, así como extremar las medidas de higiene y desinfección de jaulas, suelos, etc.

- Evitar exposición a aguas con probabilidad de alto nivel de contaminación (aguas procedentes de ganadería, aguas estancadas, etc.).

- En caso de exposición, se pueden establecer medidas de quimioprofilaxis, administrando 200 mg de doxiciclina en tres dosis consecutivas a razón de una dosis por semana.

Bibliografía

- Abela-Riddera, B., Sikkemab, R., Hartskeerlc, RA. 2010. Estimating the burden of human leptospirosis. *Int J Antimicrobial Agents*. 36S: S5–S7

- Adler, B., de la Peña Moctezuma, A. 2010. Leptospira and leptospirosis. *Vet Microbiol* 140: 287–296.

- Greene, C. 2012. Infectious Diseases of Dog and Cat. Fourth Edition. Elsevier. ISBN: 978-1-4160-6130-4.

- Infectious diseases factsheet. Leptospirosis. British Small Animal Veterinary Association (BSAVA). www.bsava.com/Resources/Veterinary-resources/Scientific-information/Leptospirosis-vaccination

- Klaasen, HLBM., van der Veen, M., Sutton, D., Molkenboerc, MJCH. 2014. A new tetravalent canine leptospirosis vaccine provides at least 12 months immunity against infection. *Vet Immunol Immunopathol* 158: 26–29. Mandell, Douglas y Bennett's Principles and Practice of Infectious Diseases. 2015. 8th edition. Elsevier-Saunders. ISBN: 978-1-4557-4801-3.

- Musso, D., La Scola, B. 2013. Laboratory diagnosis of leptospirosis: A challenge. *J Microbiol Immunol Infect* 46, 245e252.

- Schuller, S., Francey, T., Hartmann, K., Hugonnard, M., Kohn, B., Nally, JE., and Sykes, J. 2015. European consensus statement on leptospirosis in dogs and cats.. *J Small Animal Prac.* Vol 56 March. 59-179.

CAPÍTULO 2.11

SALMONELOSIS

Rafael Jesús Astorga Márquez

2.11.1 Etiología

- Serotipos más frecuentes: *Salmonella* Typhimurium (Orden *Enterobacteriales*. Familia *Enterobacteriaceae*. Género *Salmonella*).

- Descripción: bacilos GRAM negativos, anaerobios facultativos, móviles mediante flagelos perítricos, fermentadores de la glucosa y oxidasa negativos.

- Inactivación: pH < 4 y temperaturas > 65 °C.

- Enfermedades en perros y gatos: enterocolitis o septicemia.

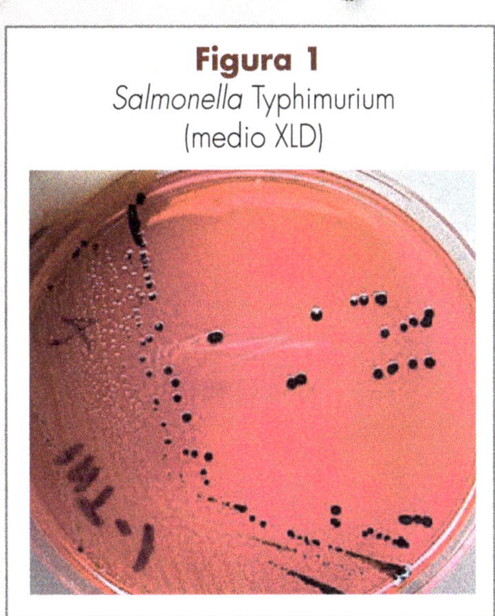

Figura 1
Salmonella Typhimurium (medio XLD)

2.11.2 Epidemiología

- Reservorio animal: primario (aves y roedores), secundario (animales portadores crónicos asintomáticos o recuperados clínicos).

- Reservorio extra-animal: heces, aguas, camas, estiércol, piensos, carne cruda y vísceras, materiales de origen vegetal.

- Hospedadores: multitud de especies animales y humanos.

- Modo de transmisión: vía digestiva (feco-oral), respiratoria y/o conjuntival, transplacentaria y venérea.

- Factores de riesgo: (i) estado inmunológico; (ii) edad (jóvenes, seniles); (iii) infecciones concurrentes; (iv) deficiencias higiénico-sanitarias; (v) antibioterapia oral; (vi) cambios bruscos en la dieta que modifican la microbiota intestinal; (vii) intervenciones quirúrgicas (post-operatorios); (viii) altas temperaturas y presencia de materia orgánica.

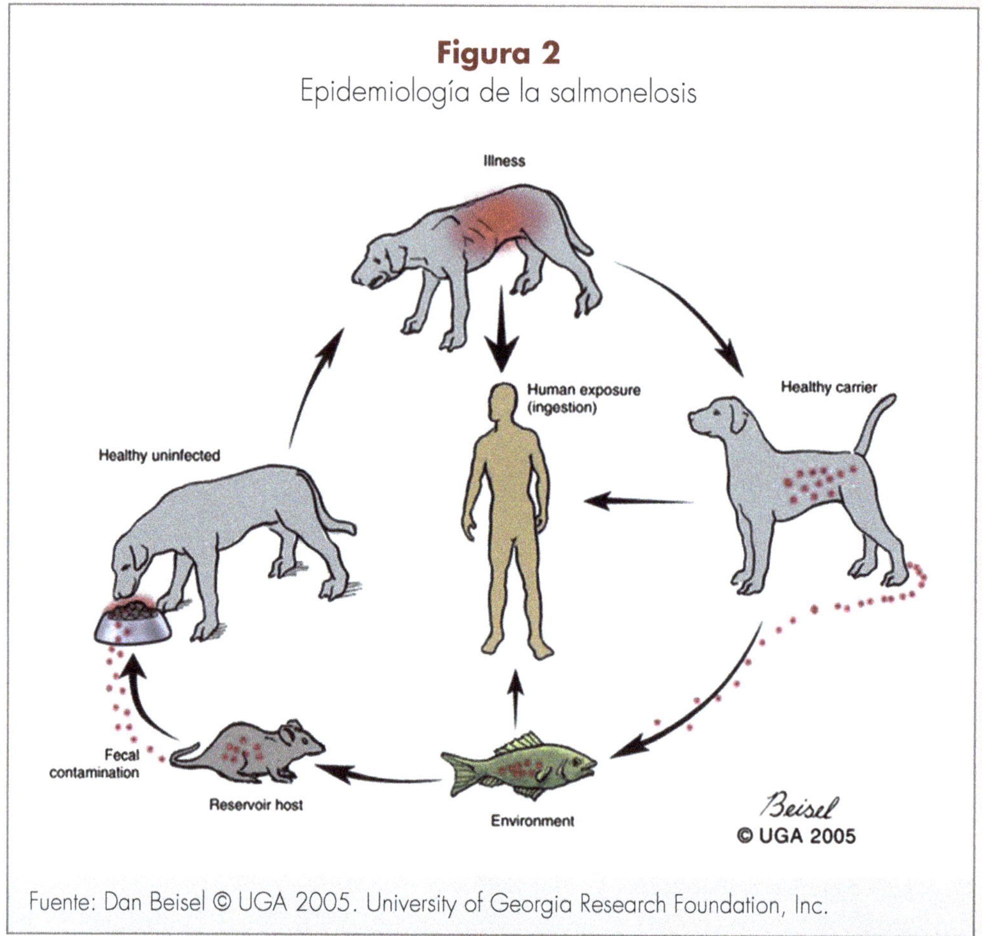

Figura 2
Epidemiología de la salmonelosis

Fuente: Dan Beisel © UGA 2005. University of Georgia Research Foundation, Inc.

2.11.3 Signos clínicos

La infección en los perros/gatos puede variar desde un estado de portador crónico asintomático a formas digestivas o septicémicas, que se presentan más frecuentemente en animales jóvenes y débiles o seniles.

El modo de transmisión en estas especies suele ocurrir mediante coprofagia (otros perros, roedores, aves), por consumo de alimentos y basuras contaminadas o a través del contacto estrecho con humanos portadores (zoonosis inversa).

Algunos de los factores principales que determinan la aparición de una salmonelosis clínica son: (i) dosis infectiva; (ii) virulencia de serotipo; (iii) sensibilidad del hospedador.

La virulencia de las salmonelas se relaciona con su capacidad de invadir células epiteliales y replicarse en su interior; la supervivencia en el interior de los macrófagos es necesaria para el desarrollo de los cuadros sistémicos. El LPS es el responsable de los efectos endotóxicos de la salmonelosis. Muchos de los factores de virulencia están codificados en las islas de patogenicidad (SPI) y en plásmidos de virulencia. Así, los genes implicados en la adhesión a la superficie celular e invasión sistémica se hallan codificadas por los genes SPI-1 y SPI-2.

La salmonelosis digestiva o enterocolitis da lugar a signos de fiebre, anorexia y diarrea profusa con restos de sangre y moco (enteritis necrótico-hemorrágica). Los animales jóvenes pueden morir en pocos días. En el caso de la forma septicémica aparece fiebre elevada, postración y decaimiento, con pronóstico grave, shock séptico y evolución mortal (sobre todo, en animales jóvenes) y precedida de cuadros de neumonía, artritis y/o meningitis.

2.11.4 Diagnóstico laboratorial

Directo

- Muestra: heces.

- Pre-enriquecimiento en caldo Peptona (37 °C, 24 horas).

- Enriquecimiento en agar Rappaport-Vassiliadis, RV (42 °C, 24-48 horas).

- Medios de cultivo: agar Xilosa Lisina Desoxicolato, XLD (37 °C, 24 horas).

- Pruebas bioquímicas: lisina hierro, kligüer hierro, motilidad indol ornitina.

- Pruebas serológicas: antisueros Biorad®.

- Pruebas moleculares: técnicas PCR y Electroforesis de Campo Pulsado (PFGE).

- Secuenciación genómica (WSGT).

Indirecto

- Muestras: sueros pareados de animales sospechosos (días 1º y 30º).

- Técnicas serológicas: ELISA y aglutinación lenta en tubo.

Un título de anticuerpos en aumento sobre muestras pareadas es indicativo de una infección activa.

2.11.5 Tratamiento y prevención

- Tratamiento etiológico a base de administración de antimicrobianos. De forma empírica están recomendados los beta-lactámicos y las quinolonas.

- Se deben realizar pruebas de sensibilidad *in vitro* en el laboratorio a partir de las cepas aisladas en los brotes de enfermedad. En estos casos, el antibiograma debe incluir los siguientes fármacos: ampicilina, cefalotina, ceftriaxona, espectinomicina, estreptomicina, gentamicina, apramicina, ácido nalidíxico, enrofloxacina, ciprofloxacina, tetraciclina y trimetoprim-sulfametoxazol.

- La información de estas pruebas es muy válida para comprobar la lectura de la sensibilidad, así como los perfiles de resistencia y/o multirresistencia (cepas MDR).

- Tratamiento sintomático mediante rehidratación de líquidos y electrólitos (sol. Isotónicas).

2.11.6 Zoonosis

- Enfermedades humanas: enterocolitis y septicemia.

En el caso de los animales, a excepción de algunas situaciones en que la presencia de diarrea evidente o un síndrome de mortalidad perinatal es el único signo clínico orientativo, la norma es la ausencia de manifestaciones clínicas, es decir, el estado de portador asintomático. Es precisamente este estatus el que hace especialmente relevante el papel del veterinario en el control sanitario de los productos animales derivados y destinados al consumo humano, así como en el control sanitario de nuestras mascotas (perros, gatos, roedores, aves y reptiles).

Múltiples serotipos de *Salmonella* están relacionados con enfermedades humanas y animales, considerando a este género como el máximo exponente de los patógenos de transmisión alimentaria. Otra forma de transmisión zoonósica de salmonelas es la transmitida a través del contacto estrecho con secreciones/excreciones de animales de compañía "portadores asintomáticos", "enfermos clínicos" o "recuperados".

En el ser humano, los cuadros de gastroenteritis asociados a *Salmonella* se caracterizan por síntomas moderados de fiebre, diarrea, calambres abdominales y vómitos que suelen persistir 2-5 días, pero que pueden prolongarse varias semanas. Sin embargo, algunas cepas pueden causar una infección más grave provocando septicemia, neumonía, osteomielitis y meningitis, que ocurren generalmente en niños e individuos de edad avanzada y/o inmunocomprometidos. La mayoría de los adultos se recupera, pero la pérdida abundante de líquidos puede causar complicaciones o incluso la muerte en niños, pacientes con enfermedad concomitante (por ejemplo, diabetes) o personas y ancianos inmunodeprimidos, que pueden requerir hospitalización y terapia antimicrobiana sistémica.

En general, los cuadros asociados a cepas del serotipo Typhimurium son severos y requieren hospitalización (datos EFSA, 2017). El control de estas infecciones requiere terapia antimicrobiana a base de fluoroquinolonas o ceftriaxona, administrada a niños para evitar el daño de cartílago frecuentemente asociado al uso de quinolonas. Los patrones de resistencia de este serotipo emergente y su variedad monofásica (mST) pueden variar desde un 100 % de sensibilidad a un perfil de multirresistencia (cepas MDR). A pesar de que los niveles de resistencia de *S.* Typhimurium han ido descendiendo en varios países de Europa, la incidencia de cepas monofásicas (4,[5],12:i:-) resistentes parece ir *in crescendo*. Por todo ello, existe una preocupación a nivel mundial por el aumento de la frecuencia de presentación de cepas mST de origen animal con carácter multirresistente (MDR), y que pueden potencialmente afectar al ser humano.

Tabla 1

Casos humanos de salmonelosis en la Unión Europea y serotipos más frecuentes

Serovar	2016			2015			2014		
	Cases	MS	%	Cases	MS	%	Cases	MS	%
Enteritidis	26,240	22	59.0	25,458	21	56.7	25,474	20	54.6
Typhimurium	6,049	22	13.6	7,228	21	16.1	8,625	19	18.5
Monophasic Typhimurium 1,4,[5],12:i:-	2,088	15	4.7	2,303	14	5.1	1,775	11	3.8
Infantis	1,040	20	2.3	1,094	20	2.4	1,163	18	2.5
Derby	325	17	0.7	300	16	0.7	447	16	1.0
Other	8,720	–	19.6	8,540	–	19.0	9,214	–	19.7
Total	44,462	22	100.0	44,923	21	100.0	46,698	20	100.0

Source(s): Twenty-four MS: Austria, Belgium (2014), the Czech Republic, Denmark, Estonia, Finland, France, Germany, Greece, Hungary, Ireland, Italy, Latvia, Lithuania, Luxembourg, Malta, the Netherlands, Portugal, Romania, Slovakia, Slovenia, Spain, Sweden and the United Kingdom.

Fuente: EFSA Journal 2017, Vol. 15, pp. 228

Bibliografía

- Astorga, R.J. 2008. Salmonelosis: implicaciones en la salud pública y estrategias de control en sanidad animal. Anales Vol. 21(1). Real Academia de Ciencias Veterinarias de Andalucía Oriental.

- EFSA, European Food Safety Authority. 2017. The Community Summary Report on Trends and Sources of Zoonoses, Zoonotic Agents and Food-borne Outbreaks in the European Union in 2015. *EFSA Journal* 2017; 15 (12): 5077.

- Greene, C.E. 2012. Enteric bacterial infections (Chapter 37), *In*: Infectious Diseases of Dog and Cat. Fourth Edition. Elsevier. ISBN.: 978-1-4160-6130-4. PP. 370-397.

- Prescott, L.M., Harley, J.P., Klein, D.A. 2004. Capítulo 39. Enfermedades humanas producidas por bacterias, *En*: Microbiología. McGraw-Hill Interamericana. 2004. ISBN 84-486-0525-X. Pp. 973-1020.

- Quinn, P.J., Markey, B.K., Leonard, F.C., FitzPatrick, E.S., Fanning, S., Hartigan, P.J. 2018. Capítulo 24. *Enterobacteriaceae*, *En*: Microbiología y enfermedades infecciosas veterinarias, 2ª ed. Editorial Acribia, S.A. ISBN.: 978-84-200-1178-3. Pp: 287-312.

CAPÍTULO 2.12

TUBERCULOSIS

Rafael Jesús Astorga Márquez

2.12.1 Etiología

* Especies principales de *Mycobacterium*.

  (Orden *Actinomycetales*. Familia *Mycobacteriaceae*. Género *Mycobacterium*).

  Complejo *M. tuberculosis* (MTC): *M. tuberculosis*, *M. bovis*, *M. microti*.

  Complejo *M. avium* (MAC): *M. avium*, *M. lepraemurium*, *M. visibile*.

* Descripción: las micobacterias son bacilos aerobios, no esporulados, inmóviles y ácido-alcohol resistentes (tinción Ziehl-Neelsen). Su pared celular es rica en lípidos complejos que contienen ácidos micólicos. Se multiplican intracelularmente y causan infecciones crónicas granulomatosas.

* Enfermedades en perros/gatos: tuberculosis (perros/gatos) y lepra felina (gatos).

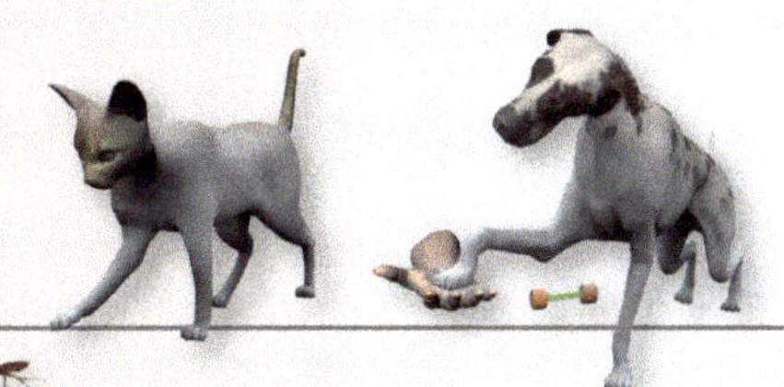

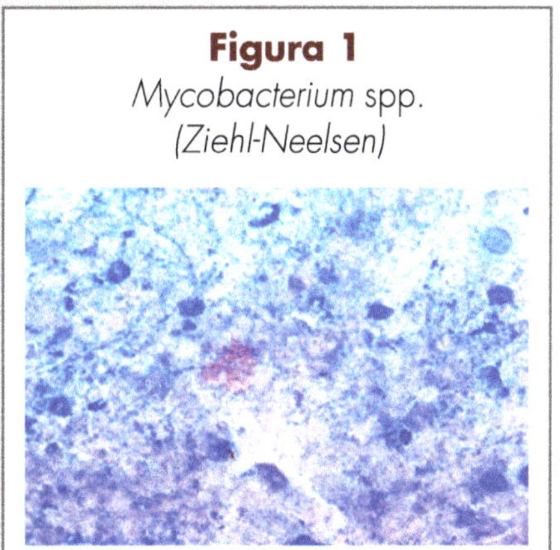

Figura 1
Mycobacterium spp.
(Ziehl-Neelsen)

2.12.2 Epidemiología

* Hospedadores naturales:

  - *M. tuberculosis* (humanos, perro, gato, ratón, hámster).

  - *M. bovis* (humanos, vaca, perro, gato, cerdo, conejo, ratón, silvestres).

- *M. microti* (humanos, perro, gato, ratón, zorro, hurón, foca, camélidos silvestres).
- *M. lepraemurium* (gato, rata, ratón).

• Factores de riesgo: animales jóvenes y adultos inmunocomprometidos, áreas suburbanas o rurales.

2.12.3 *Mycobacterium tuberculosis*

Los humanos son el principal reservorio de esta especie de micobacteria. Perros y gatos son receptibles y susceptibles a esta infección, aunque los perros muestran mayor prevalencia que los gatos (resistencia natural). Las mascotas pueden adquirir la infección a través de las personas (aerosoles contaminados, esputos); al contrario, no se ha descrito la zoonosis animal-humano.

M. tuberculosis también ha emergido en animales silvestres de vida libre y/o en cautividad (zoológico). Los centros zoológicos son un problema de salud pública por la exhibición de animales y el estrecho contacto de esos con cuidadores, veterinarios

Figura 2

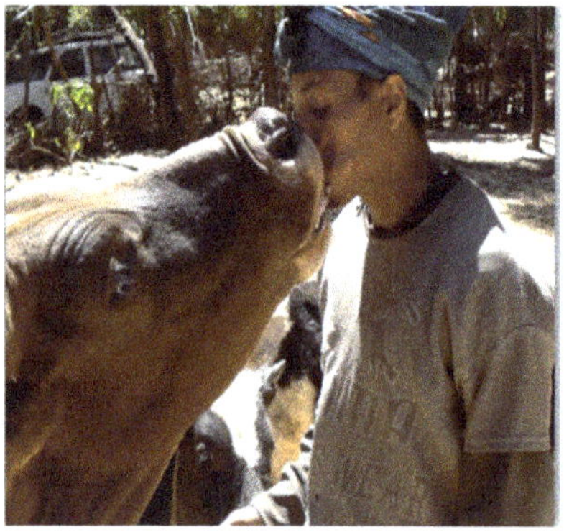

Cedida por S.V. Gordon (UCD, Ireland)

y visitantes. Los animales pueden adquirir esta infección a través del contacto con personas infectadas.

Por otra parte, se ha descrito la infección en elefantes cautivos o de vida libre en estrecho contacto con humanos. En diferentes regiones de África, en las que existe epidemia de HIV, la presencia de *M. tuberculosis* se ha incrementado extraordinariamente. Otros factores epidemiológicos como el aumento del ecoturismo y los cambios en el uso agrícola han propiciado el acercamiento de humanos infectados a animales de vida libre; así, ciertas poblaciones animales han sido endémicamente infectadas (por ejemplo, cebúes y otros bóvidos en Etiopia, mangostas en Botsuana y/o suricatos en Sudáfrica).

2.12.4 *Mycobacterium bovis*

Perros y gatos adquieren la infección cuando consumen leche o carne contaminada, siendo responsables del mantenimiento de la infección en granjas bovinas en las que existe tuberculosis endémica, y pudiendo ser potenciales transmisores del patógeno a las personas. La localización de la infección suele ser el tracto respiratorio y/o digestivo. Debido a esta localización de la infección, los gatos excretan micobacterias por las heces y los perros, vía esputo.

M. bovis es muy sensible a las condiciones del medioambiente (4-28 días), por lo que requiere de hospedadores reservorios para su supervivencia; pudiendo persistir por periodos más prolongados en presencia de materia orgánica o cadáveres de animales.

La infección por *M. bovis* es más prevalente en gatos que en perros. La explicación deriva de la frecuente ingestión por parte de esta especie animal de roedores silvestres infectados, de leche no pasterizada y/o carne contaminada de origen bovino. Por esta razón, el incremento en el consumo de dietas comerciales para perros y gatos y la tendencia a vivir en ambientes urbanos, ha reducido considerablemente la prevalencia de esta infección en los animales de compañía.

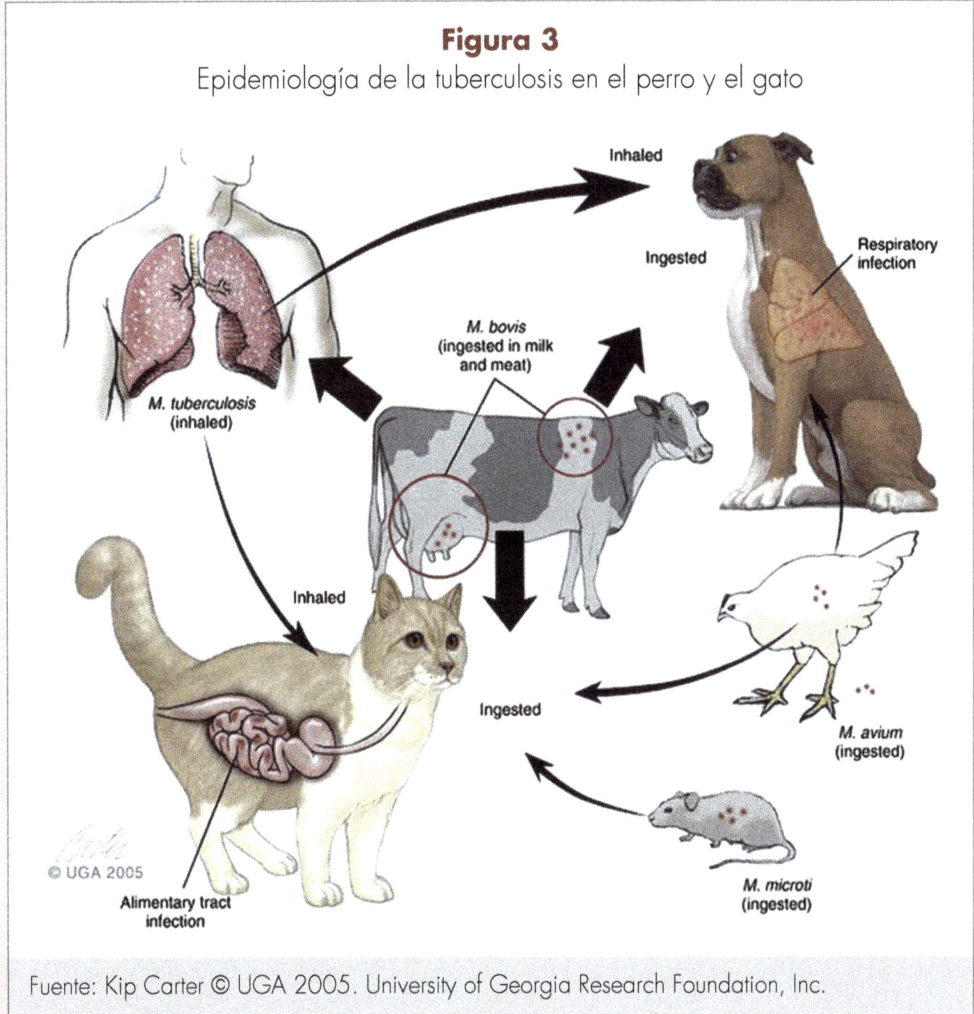

Figura 3

Epidemiología de la tuberculosis en el perro y el gato

Fuente: Kip Carter © UGA 2005. University of Georgia Research Foundation, Inc.

Aunque la prevalencia en animales de compañía tiende a la reducción, la TBC bovina sigue siendo un problema de ámbito global que incluye a los animales silvestres como reservorio de la infección.

2.12.5 Signos clínicos

Las infecciones asociadas a *M. tuberculosis*, *M. bovis* y *M. microti* producen signos clínicos similares (**Tabla 1**), aunque la enfermedad en perros y gatos se presenta frecuentemente de forma subclínica. Es habitual la infección de las mascotas con *M. tuberculosis* e incluso *M. bovis* por cohabitación con ambientes humanos (personas infectadas). Este hecho ha sido confirmado mediante la identificación de genotipos idénticos detectados mediante técnicas moleculares.

Generalmente, los signos clínicos en perros y gatos varían según el lugar de formación del granuloma tuberculoso. La localización cutánea suele ocurrir sobre todo en gatos y suele estar asociada a infecciones por *M. bovis* o *M. microti*, en los que el granuloma se localiza en el lugar de la mordedura, arañazo o herida. En perros, también se ha descrito la infección por *M. bovis* asociada a mordeduras de animales carnívoros silvestres. En todos los casos, las lesiones se caracterizan por la presentación de nódulos cutáneos y úlceras que evolucionan junto a linfadenomegalia regional.

La infección pulmonar está clásicamente asociada a *M. tuberculosis* y la digestiva o gastrointestinal a *M. bovis*. En perros es más frecuente la infección pulmonar consistente en bronconeumonía, formación de nódulos pulmonares y linfadenomegalia regional. Clínicamente se observa fiebre, pérdida de peso, anorexia y tos severa no productiva. La infección pulmonar en gatos (menos frecuente) causa disnea y tos ligera. En ambas especies animales, y como consecuencia de las lesiones orofaríngeas, puede presentarse disfagia, naúseas, hipersalivación y tumefacción en tonsilas.

Los gatos desarrollan infección digestiva con más frecuencia que los perros. En estos casos, se detectan signos de pérdida de peso, anemia, vómitos y diarreas. Los nódulos linfáticos mesentéricos se hallan aumentados de tamaño y por ello son "palpables". En perros se han descrito lesiones TBC a nivel intestinal y visceral asociadas a *M. bovis*.

Se han notificado una pléyade de signos clínicos asociados a la infección diseminada o sistémica. De hecho, la extensión de la enfermedad pulmonar puede producir derrame pleural o pericárdico con signos de disnea, cianosis y fallo cardiaco. Asimismo, también es factible la diseminación desde el tracto gastrointestinal a otros tejidos, incluyendo pulmones. Finalmente, la diseminación a partir de lesiones cutáneas a los pulmones se ha descrito en gatos infectados por *M. bovis* y *M. microti*.

La enfermedad diseminada o sistémica puede ser el primer indicio clínico en muchos perros y gatos, y la sintomatología se corresponden con la localización específica en cada caso. De forma habitual, se puede observar linfadenomegalia, anorexia, pérdida de peso, fiebre y muerte súbita. A la palpación se detectan masas nodulares o tumefacción en órganos diana como hígado o bazo.

Finalmente, la lepra felina es una enfermedad cutánea de distribución mundial causada por *M. lepraemurium*. Ocasionalmente, puede producirse la infección en gatos a partir de mordiscos de roedores infectados (ratas, ratones), que constituyen el principal reservorio de la infección. Las lesiones cutáneas constan de nódulos únicos o múltiples que afectan al tejido subcutáneo y normalmente localizados en el área cefálica y/o extremidades; estos nódulos tienden a ulcerarse.

Tabla 1

Comparación de especies de *Mycobacterium* que afectan a perros y gatos

	Origen epidemiológico	Signos clínicos	Tratamiento
M. tuberculosis	Ambiente urbano Contacto con persona afectada	Respiratorios (+) Sistémica	Isoniazida (INH) Rifampicina Etambutol Pirazinamida
M. bovis	Gatos rurales Carne cruda (bovino) Productos lácteos Animales silvestres	Digestivos (+) Respiratorios Cutáneos Linfáticos Sistémica	Rifampicina Claritromicina Quinolonas Isoniazida (INH) Etambutol Excisión de lesiones
M. microti	Ambiente rural Contacto con piezas de caza Mordedura/heridas Ingestión de roedores	Cutáneos (+) Linfadenomegalia Miositis/artritis Osteomielitis Neumonía Infección peritoneal Sistémica	Claritromicina Eritromicina Quinolonas+Rifampicina Isoniazida (INH) Etambutol

Adaptado de Greene, C.E., Mycobacterial infections, Chapter 48, Fourth Edition, 2012

2.12.6 Diagnóstico laboratorial

Directo

Hematología:

- Leucocitosis neutrofílica, anemia, hiperglobulinemia.

Tinciones:

- Ziehl-Neelsen (bacterias ácido-alcohol-resistentes).
- Muestras: exudados respiratorios, heces (infecciones entéricas, *M. bovis*), frotis de tejidos y nódulos linfáticos (granulomas).

Citología: método de diagnóstico presuntivo rápido.

- Observación de bacilos TBC a partir de muestras obtenidas en biopsias o necropsias.
- Muestras: aspirados (moco traqueal), raspados (rectal), frotis de tejidos.

Histopatología:

- Granuloma TBC: necrosis focal rodeada de infiltrado de células plasmáticas y macrófagos. Fenómenos de calcificación. Células epiteloides e histiocíticas rodean la zona necrótica. Las células gigantes son de rara presentación.
- Bacilos TBC pueden observarse intra o extracelularmente (*M. tuberculosis*) en la periferia de las lesiones necróticas.

Cultivos bacterianos:

Técnica estándar de diagnóstico en tuberculosis.

- Muestras derivadas de secreciones mucosas requieren descontaminación (hidróxido sódico 4 %, *N*-acetil-*L*-cisteina).
- Muestras estériles: tejidos, fluido cerebroespinal, orina, sangre.
- Crecimiento lento: 4-12 semanas.
- Medios de cultivo sólidos enriquecidos y con 5-10 % CO_2: Lowenstein-Jensen (*M. tuberculosis*), B83 y Stonebrink (*M. bovis*).

Pruebas radiográficas:

Torácica:

- Linfademogelia traqueobronquial. Infiltrado pulmonar intersticial. Lesiones pulmonares calcificadas. Fluido en cavidades pleural y/o pericárdica.

Abdominal:

- Tumefacción de órganos parenquimatosos (hígado, bazo). Nódulos abdominales. Fluido en cavidad abdominal y calcificación en nódulos linfáticos mesentéricos.

Pruebas genéticas:

Indicadas para micobacterias de lento crecimiento o que no pueden ser cultivadas en el laboratorio por métodos convencionales; son métodos complementarios a los microbiológico e histológicos.

- PCR: a partir de tejidos o fluidos corporales.

- PCR, análisis de restricción e hibridación de ácidos nucleicos, reduce el tiempo de diagnóstico.

Indirecto

Prueba intradérmica de la Tuberculina (PPD, BCG):

- PPD: derivado proteíco purificado de *M. tuberculosis*.

- BCG: bacilo de Calmette-Guérin, cepa mutante atenuada de *M. bovis*.

- Perros: PPD o BCG, 0,1-0,2 ml. Intradérmica (superficie interna del muslo).

- Gatos: PPD, 0,1 ml. Intradérmica (superficie interna del muslo).

- Lectura: 48-72 horas

- Interpretación +: aumento grosor piel ($\geq$ 2 mm), induración, inflamación necrótica.

Pruebas serológicas: cuando el test intradérmico no es concluyente.

Los anticuerpos generados frente a micobacterias (por ejemplo, BCG) pueden reaccionar de manera cruzada a una amplia variedad de bacterias, hongos y protozoos.

- Prueba Gamma-Interferón (IFN-γ): detección de antígeno específico de *M. tuberculosis*, *M. bovis* y *M. microti*.

Tratamiento

Consideraciones generales:

- Debido al lento proceso de crecimiento de las micobacterias en los medios de cultivo convencionales, el tratamiento debe instaurarse precozmente en base al diagnóstico citológico y/o histopatológico.

- Los perros y los gatos deben ser tratados indefectiblemente debido al riesgo potencial de salud pública, particularmente en los casos de infección por *M. tuberculosis* y *M. bovis*.

- Estos tratamientos deben ajustarse a protocolos estándares y dosis adecuadas con el fin de evitar la aparición de cepas resistentes o multirresistentes (R-TBC, MDR-TBC, del inglés, *Multiple Drug Resistance*).

- Escisión quirúrgica de nódulos (formas cutáneas): indicada en infecciones cutáneas debidas a *M. bovis, M. microti* y *M. lepraemurium*.

Antimicrobianos utilizados en animales de compañía:

- La terapia combinada de 2 o 3 antimicrobianos siempre es más eficaz (**Tabla 1**).

- En perros infectados con *M. tuberculosis* han sido efectivas las siguientes terapias combinadas: Isoniazida (INH) + rifampicina (IV) + estreptomicina (IM).

- Otros fármacos de elección frente a *M. tuberculosis* son: quinolonas, metronidazol, azitromicina, claritromicina.

- Los gatos infectados por *M. bovis* deben ser tratados con combinaciones de antimicrobianos durante 2-5 meses (rifampina + enrofloxacina + claritromicina). El uso de rifampicina como única opción terapéutica conlleva a fenómenos de resistencia antimcirobiana.

- Los gatos infectados con *M. microti* responden adecuadamente a la combinación rifampicina + enrofloxacina + azitromicina. En este tipo de infecciones se debe evaluar la posible diseminación sistémica de la infección antes de instaurar el protocolo de antibioterapia, ya que será necesario prolongar la duración del tratamiento más de 6 meses.

Enfermedades en humanos: tuberculosis humana (human-TBC)

La tuberculosis humana ha emergido en áreas urbanas densamente pobladas y económicamente deprimidas (por ejemplo, en el continente africano). Determinados factores epidemiológicos interrelacionados actúan como factores de riesgo de la infección: (i) incremento de personas sin techo (*homelessness*); (ii) drogadicción; (iii) individuos infectados con el virus de la inmunodeficiencia adquirida (VIH). Además, en estas poblaciones de riesgo, ha aumentado la prevalencia de cepas multirresistentes (MDR-TBC) debido a tratamientos antimicrobianos prolongados e irregulares.

M. tuberculosis

Hace más de un siglo, Robert Koch identificó la causa de la tuberculosis humana, *Mycobacterium tuberculosis*. En la actualidad, los datos de la OMS advierten que en el mundo existen 10 millones de nuevos casos anuales y más de 3 millones de fallecidos. La enfermedad es especialmente emergente en individuos varones inmunodeprimidos que carecen de vivienda, ancianos, malnutridos, alcohólicos y drogadictos. La mayoría de los casos activos son consecuencia de la reactivación de infecciones latentes antiguas. La infección por *M. tuberculosis* es adquirida de otros seres humanos a partir de gotitas de aerosol infectantes.

Una vez en los pulmones, los bacilos son fagocitados por macrófagos y la respuesta de hipersensibilidad forma pequeños nódulos duros (granulomas) característicos de la TBC. El granuloma tuberculoso puede evolucionar a lesión caseosa y si este se calcifica se denomina complejo de Ghon (visibles radiográficamente). A veces, las lesiones tuberculosas forman cavernas llenas de aire, desde esta ubicación, el bacilo puede diseminarse hacia nuevos focos de infección (tuberculosis miliar).

Las personas infectadas desarrollan una inmunidad celular en la que participan macrófagos (fagocitosis) y células T sensibilizadas, y que son la base de la reacción o prueba de la tuberculina (diagnóstico indirecto). En esta prueba de Mantoux se inyecta intradérmicamente un derivado proteico purificado de *M. tuberculosis* (PPD); si la persona está infectada, las células T sensibilizadas reaccionan con estas proteínas y se produce una reacción de hipersensibilidad retardada a las 48 horas que se resume en induración y enrojecimiento de la zona que rodea el lugar de inyección. En personas jóvenes, una prueba cutánea positiva indica infección activa, no así en personas de más edad, en las que la reacción postiva puede deberse a una enfermedad previa, vacunación o simplemente un falso positivo (por ejempo, otras infecciones que producen reacción cruzada). Otras pruebas para el diagnóstico asertivo son: aislamiento de la bacteria, radiografía torácica, sondas DNA y cromatografía líquida de alta resolución.

El periodo de incubación de la TBC humana es de 4-12 semanas y la enfermedad es de evolución lenta. Los signos principales constan de fiebre, fatiga y pérdida de peso. La tos puede ser productiva (esputo sanguinolento).

La terapia en humanos requiere el uso de al menos dos antimicrobianos durante un periodo de 12-24 meses, para así evitar la generación de resistencia a los antimicrobianos. La combinación de isoniazida (INH) + etambutol + rifampicina es la más efectiva. Recientemente, la pirazinamida está sustituyendo al etambutol en los protocolos médicos.

En la actualidad, una de las problemáticas de la tuberculosis es la diseminación de cepas TBC resistentes a múltiples antimicrobianos (MDR-TBC): estas cepas suelen ser resistentes a isonizida (INH) y rifampicina, con o sin resistencia a otros fármacos.

La infección de *Mycobacterium tuberculosis* en perros y gatos a partir de personas infectadas es un claro ejemplo de antropozoonosis (zoonosis humano-animal); el riesgo potencial de transmisión ocurre por el estrecho contacto interespecífico a través de los exudados respiratorios (gotitas de aerosol) y/o ingestión de material contaminado (esputos). Sin embargo, la infección desde estos animales de compañía al hombre no es común, a excepción de un caso descrito en la bibliografía en el transcurso de una necropsia de un perro con infección diseminada.

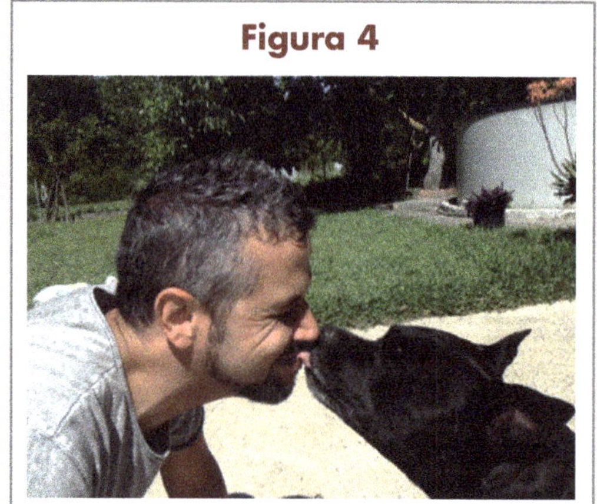

Mycobacterium bovis y *M. microti*

Aunque la infección por *M. bovis* sea relativamente frecuente en algunos países, los gatos infectados no parecen ser un riesgo importante para sus propietarios. En cualquier caso, y por motivos de salud pública, los propietarios de estas mascotas deben ser advertidos por sus veterinarios del riesgo potencial de zoonosis. A diferencia de *M. tuberculosis*, la diseminación entre personas de *M. bovis* no ha sido descrita.

Por su parte, los gatos portadores de *M. microti* adquieren la infección a través de las actividades de caza de diferentes especies animales (por ejemplo, roedores silvestres). Y los casos ocasionales descritos en la bibliografía que afectan al ser humano tienen en su mayoría como origen el contacto directo con estas especies.

M. lepraemurium

Los humanos adquieren habitualmente las infecciones por micobacterias "lepromatosas" (*M. leprae, M. lepraemurium, M. visibile*), a través del medioambiente, tal y como ocurre en el caso de los animales. No existe una clara evidencia del potencial zoonósico de *M. lepraemurium*, sin embargo, algunas micobacterias de este grupo pueden ser inoculadas y transmitidas a través de lesiones producidas por animales.

Bibliografía

- Gordon S.V, Parish T. 2018. Microbe Profile: *Mycobacterium tuberculosis*: Humanity's deadly microbial foe. *Microbiology*. 164 (4): 437-439.
- Greene, C.E. 2012. Mycobacterial infections (Chapter 48), *In*: Infectious Diseases of Dog and Cat. Fourth Edition. Elsevier. ISBN.: 978-1-4160-6130-4. PP. 495-520.
- Malone, K.M., and Gordon, S.V. 2017. *Mycobacterium tuberculosis* Complex Members Adapted to Wild and Domestic Animals. *Advanced in Experimental Medicine and Biology*. 1019: 135-154.
- Malone K.M., Rue-Albrecht K., Magee D.A., Conlon K., Schubert O.T., Nalpas N.C., Browne J.A., Smyth A., Gormley E., Aebersold R., MacHugh D.E., Gordon S.V. 2018. Comparative 'omics analyses differentiate *Mycobacterium tuberculosis* and *Mycobacterium bovis* and reveal distinct macrophage responses to infection with the human and bovine tubercle bacilli. *Microbial Genomics*. doi: 10.1099/mgen.0.000163.
- Prescott, L.M., Harley, J.P., Klein, D.A. 2004. Capítulo 39. Enfermedades humanas producidas por bacterias, *En*: Microbiología. McGraw-Hill Interamericana. 2004. ISBN 84-486-0525-X. Pp. 974-1020.
- Quinn, P.J., Markey, B.K., Leonard, F.C., FitzPatrick, E.S., Fanning, S., Hartigan, P.J. 2018. Capítulo 23. Especies de *Mycobacterium*, *En*: Microbiología y enfermedades infecciosas veterinarias, 2ª ed. Editorial Acribia, S.A. ISBN.: 978-84-200-1178-3. Pp: 273-286.

CAPÍTULO 2.13

YERSINIOSIS

Fernando Fariñas Guerrero

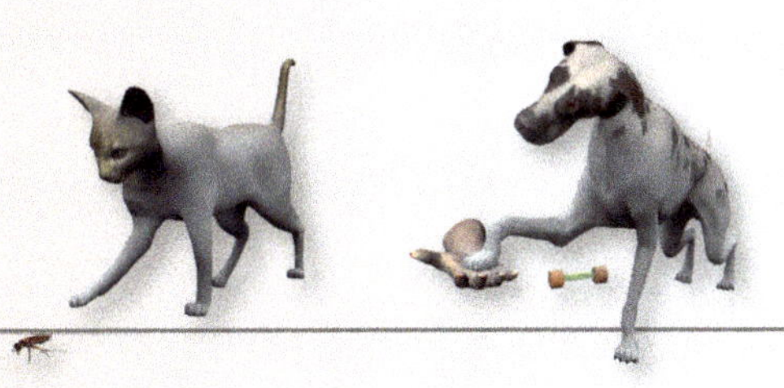

2.13.1 Etiología

Principalmente producida por tres especies distintas:

- *Yersinia enterocolitica.*

- *Yersinia pestis.*

- *Yersinia pseudotuberculosis.*

- Cocobacilos GRAM negativos con típica tinción bipolar perteneciente a la familia *Enterobacteriaceae.*

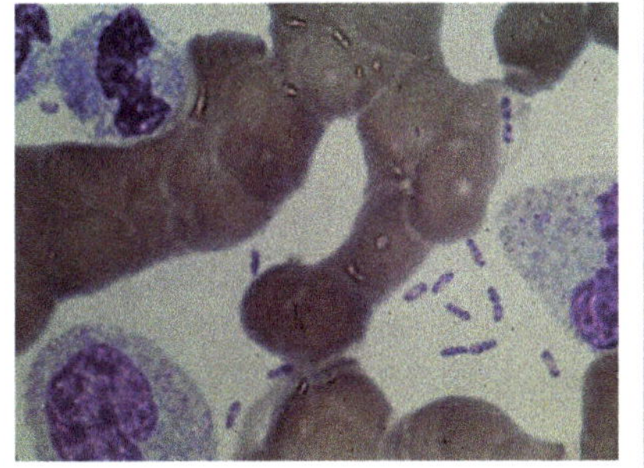

Figura 1
Yersinia pestis (GIEMSA)

2.13.2 Epidemiología

Yersinia enterocolitica

- Es una causa común de enfermedad entérica.

- Transmisión oral-fecal y a través de alimentos contaminados.

- La relevancia clínica en perros y gatos no está clara.

- Puede ser aislado como comensal en un pequeño porcentaje de perros y gatos sanos (< 1-5 %).

- Ha sido aislado de perros y gatos con diarrea que han comido alimentos contaminados procedentes del cerdo.

- Perros, gatos y humanos comparten los mismos serotipos, lo que indica su potencial zoonótico y puede indicar una fuente común de infección.

Yersinia pestis

- Agente responsable de la peste bubónica, neumónica y septicémica.

- Bacteria distribuida a nivel mundial con alta endemicidad en regiones tropicales y subtropicales.

- Las regiones afectadas suelen ser semiáridas y adyacentes a desiertos.

- Es una bacteria poco tolerante a condiciones ambientales como luz solar, altas temperaturas y desecación.

- Australia y la Antártida son los únicos continentes donde la enfermedad no ha sido identificada.

- La mayor parte de los casos reportados han sido en Asia y África. En EE.UU., la mayoría de los casos se dan en la zona de suroeste.

- La enfermedad es usualmente estacional.

- Múltiples reservorios, principalmente roedores silvestres. De 30 a 40 especies de roedores diferentes actúan como reservorios permanentes.

- La bacteria es transmitida a través de la picadura de pulgas (principalmente, la especie *Xenopsylla cheopis*).

- *Ctenocephalides felis* tiene capacidad vectorial para transmitir la infección, aunque más baja que otras especies de pulgas.

- Las especies predadoras pueden llegar a infectarse a través de la ingestión ·de animales enfermos o portadores.

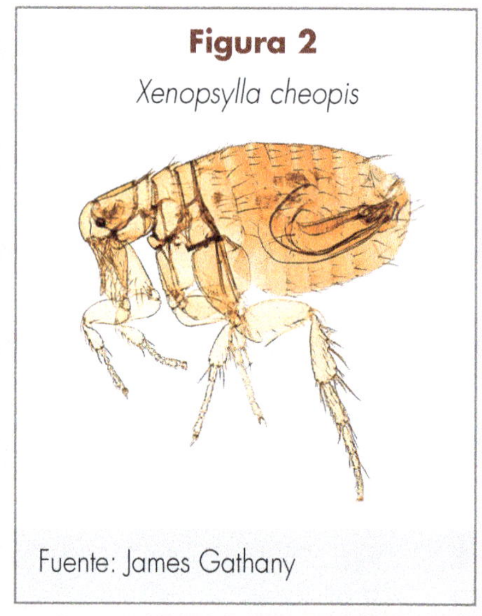

Figura 2

Xenopsylla cheopis

Fuente: James Gathany

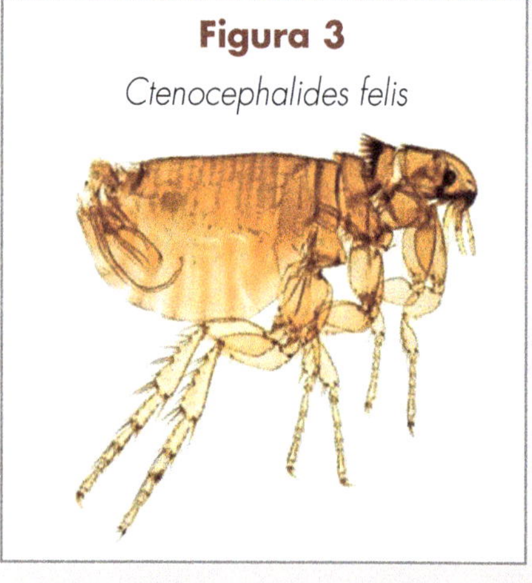

Figura 3

Ctenocephalides felis

- Es poco común en el perro, aunque los gatos están más comúnmente involucrados, sobre todo, los gatos *outdoor* con hábitos cazadores.

- La transmisión de la infección a humanos se da principalmente por gatos infectados.

Yersinia pseudotuberculosis

- Distribución mundial.

- Reservorios: multitud de especies silvestres (roedores, conejos, ciervos, bóvidos, erizos y aves).

- Un pequeño porcentaje de perros y gatos sanos pueden excretar la bacteria a través de las heces (entre el 6,3 % de los perros y el 4,1 % de los gatos, según un estudio hecho en Japón). En Nueva Zelanda, hasta el 28 % de los gatos callejeros son portadores.

2.13.3 Signos clínicos

Yersinia enterocolitica

La inmensa mayoría de las infecciones en perros y gatos son subclínicas, siendo la enfermedad más frecuentemente diagnosticada en perros jóvenes.

Periodo de incubación variable.

Signos específicos:

- Diarrea con moco y/o sangre (disentería).

Yersinia pestis

Los perros suelen ser relativamente resistentes a la infección y solo pueden llegar a desarrollar una enfermedad leve-moderada caracterizada por fiebre y/o linfadenopatía.

Los gatos pueden desarrollar, como los humanos, tres tipos de cuadros: peste bubónica, septicémica y neumónica.

Signos clínicos:

- Fiebre elevada.

- Debilidad.

- Anorexia, vómitos y diarrea.

- Taquicardia e hipotensión.

- Linfadenopatía dolorosa (bubones). En el gato, los linfonodos más afectados suelen ser los submandibulares, retrofaríngeos y cervicales.

- En la forma neumónica, los gatos comienzan con fiebre alta con deterioro rápido de la capacidad respiratoria y signos de enfermedad sistémica.

Yersinia pseudotuberculosis

La infección clínica es más común en el gato que en el perro.

Signos clínicos:

- Inespecíficos con vómitos, anorexia y decaimiento.

- Abscesos hepáticos, pulmonares y riñones.

2.13.4 Diagnóstico laboratorial

- Cultivo: las tres especies crecen en la mayoría de los medios de cultivo para Enterobacterias (agar MacConkey, agar sangre). Periodo de incubación 24 horas.

- *Yersinia pseudotuberculosis* muestra dificultad para ser aislada en muestras de heces.

- *Yersinia enterocolitica.* El mantenimiento de la placa de cultivo en nevera a 4 °C facilita su aislamiento, puesto que es capaz, a diferencia del resto de bacterias acompañantes, de crecer a esta temperatura.

- *Yersinia pestis.* La realización de frotis de aspirados linfonodulares teñidos con GRAM o GIEMSA muestran la presencia de formas cocobacilares características con típica tinción bipolar (se tiñen los extremos de la bacteria dando una palidez central que hace que la bacteria adquiera forma de "imperdible").

- Inmunofluorescencia. Empleando anticuerpos fluorescentes específicos de cada especie.

- Moleculares: PCR para detección DNA de las distintas especies.

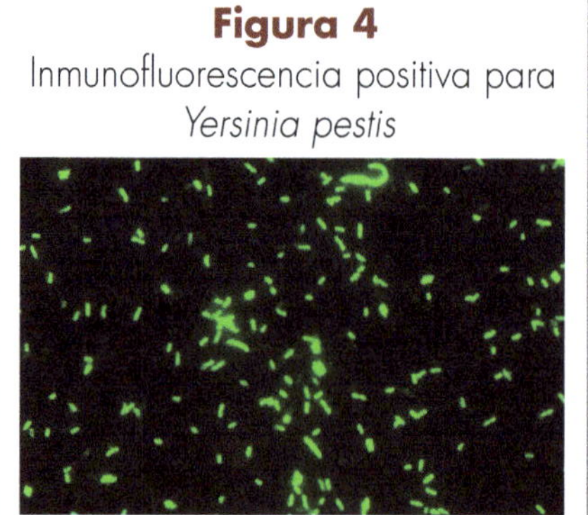

Figura 4
Inmunofluorescencia positiva para *Yersinia pestis*

2.13.5 Tratamiento y prevención

Tratamiento antimicrobiano

En general, las yersiniosis responden bien a tratamientos con quinolonas (enrofloxacino, marbofloxacino), trimetoprim-sulfametoxazol y doxiciclina.

Profilaxis médica (vacunación)

No existen actualmente vacunas autorizadas para su administración a perros o gatos.

Control de pulgas.

2.13.6 Zoonosis

Yersinia enterocolitica y *Yersinia pseudotuberculosis* pueden causar cuadros de linfadenitis mesentérica aguda, frecuentemente confundidos con apendicitis, que se acompañan de fiebre elevada y dolor abdominal. *Yersinia enterocolitica* es una bacteria comúnmente aislada en enterocolitis infantiles, que puede causar un cuadro similar a la fiebre tifoidea, ileítis terminal y poliartritis asociado al cuadro diarreico, habiéndose relacionado también con intususcepción. El comienzo del cuadro puede ser insidioso y la diarrea se puede prolongar durante 15 días. En niños, aparece fundamentalmente en meses fríos. También se ha asociado esta especie a bacteriemias y septicemias, abscesos viscerales, faringitis exudativa, infecciones de prótesis vasculares, hepatitis, colangitis, aortitis y neumonía. En ocasiones, la infección puede dar lugar al desarrollo de patología inmunomediada como síndrome de Reiter (artritis reactiva), miocarditis y glomerulonefritis.

En cuanto al tratamiento de estas dos especies bacterianas, la utilidad del mismo es incierta, ya que comúnmente son infecciones que remiten de forma espontánea. De cualquier forma, *Yersinia pseudotuberculosis* es susceptible a ampicilina, cefalosporinas de primera y segunda generación, gentamicina y tetraciclinas. *Yersinia enterocolitica* puede ser resistente a penicilinas, cefalosporinas y trimetoprim-sulfametoxazol, principalmente asociado a algunos serotipos como el O:3.

Yersinia pestis puede producir tres tipos claramente diferenciados de enfermedad en el ser humano: peste bubónica, septicémica y neumónica. El periodo de incubación para la peste bubónica es de 2 a 7 días después de la picadura de la pulga. El cuadro se inicia con la aparición repentina de fiebre elevada y presencia de uno o varios bubones muy dolorosos (principalmente en región axilar y/o inguinal). Un elevado porcentaje de pacientes (entre 50 % al 75 %) evolucionan a una septicemia unas horas después de la aparición del bubón. Un 5 % de los pacientes puede llegar a desarrollar peste neumónica con esputos muco-sanguinolentos. Esta forma neumónica tiene un periodo de incubación más corto (2-3 días), es altamente contagiosa y sin tratamiento tiene una tasa de letalidad del 100 %, siendo común la muerte en el segundo o tercer día de enfermedad.

El tratamiento de elección para las distintas formas de peste es la estreptomicina (30 mg/kg/día IM en dos dosis) o la gentamicina (1,5 mg/kg/8 horas IV) asociado o no a doxiciclina (200 mg/12-24 horas oral o IV). Como alternativa, tenemos el uso de ciprofloxacino (500 mg/12 horas), levofloxacino (500 mg/día), trimetoprim-sulfametoxazol (160-800 mg/8 horas) y el cloranfenicol (15 mg/kg/6 horas).

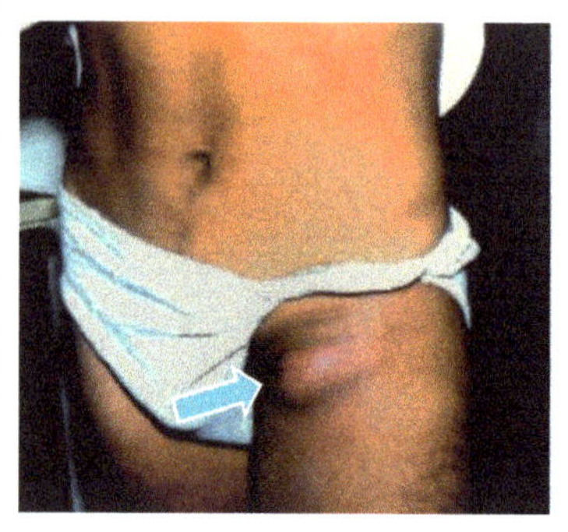

Figura 5
Bubones en región inguinal

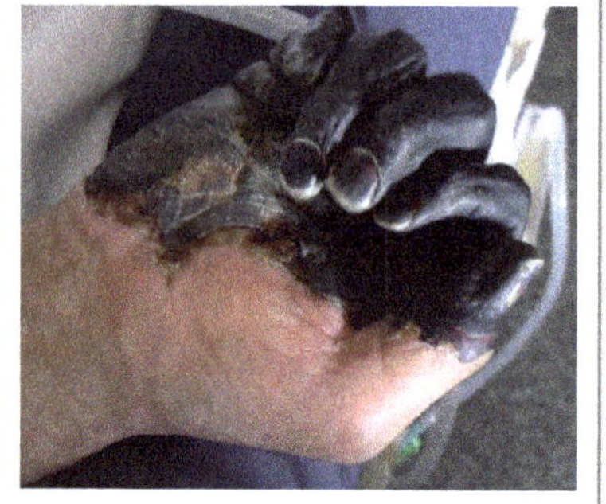

Figura 6

Bibliografía

- Brinkerhoff RJ, Collinge SK, Bai Y, et al. 2008. Are carnivores universally good sentinels of plague? *Vector Borne Zoonotic Dis* 9:491-497.

- Doll JM, Zeitz PS, Ettestad P, et al. 1994. Cat-transmitted fatal pneumonic plague in a person who traveled from Colorado to Arizona. *Am J Trop Med Hyg* 51:109-114.

- Eisen Rj, Borchert JN, Holmes JL, et al. 2008. Early phase transmission of *Yersinia pestis* by cat fleas (*Ctenocephalides felis*) and their potential role as vectors in a plague-endemic region of Uganda. *Am J Trop Med Hyg* 78:949-956.

- Greene, C. 2012. Infectious Diseases of Dog and Cat. Fourth Edition. Elsevier. ISBN.: 978-1-4160-6130-4.

- Mandell, Douglas y Bennett's Principles and Practice of Infectious Diseases. 2015. 8th edition. Elsevier-Saunders. ISBN: 978-1-4557-4801-3.

- Orloski K, Lathrop S. 2003. Plague: a veterinary perspective. *J Am Vet Med Assoc* 222:444-448.

OTRAS ZOONOSIS BACTERIANAS (MISCELÁNEA)

Rafael Jesús Astorga Márquez

2.14.1 Infecciones por *Anaplasma phagocytophilum*

(Anaplasmosis granulocitotrópica canina/ humana)

A. phagocytophilum es un microorganismo GRAM negativo, de forma cocoide/ elipsoide (0,2-2,0 µm), pleomórfico e inmóvil. Puede infectar a un amplio número de especies animales domésticas y silvestres, sin embargo, la enfermedad clínica ha sido descrita solo en perros, gatos, caballos, bovinos, ovejas, cabras, llamas y, por supuesto, en el hombre.

En Europa, el reservorio primario lo constituye el ratón de bosque (*Apodemus sylvaticus*), siendo los principales vectores transmisores de la infección las garrapatas del género Ixodes (*I. ricinus*, *I. persulcatus*, *I. trianguliceps*). Los ciervos (*Cervus elaphus*) y corzos (*Capreolus capreolus*) actúan como hospedadores silvestres, y los perros, gatos, caballos y humanos son hospedadores domésticos sensibles.

Figura 1

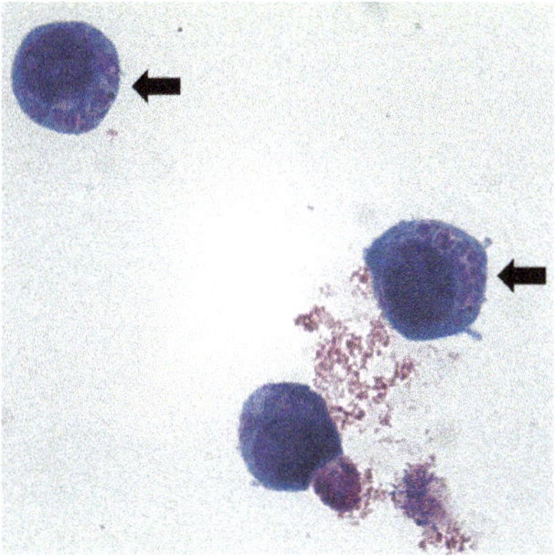

Fuente: Kim KH et al. Emerging Infect. Dis. (2014)

Los perros infectados con *A. phagocytophilum* pueden mostrar el siguiente cuadro clínico: fiebre, anorexia, letargia, linfadenomegalia, esplenomegalia, hepatomegalia, inflamación articular, hemorragias y signos nerviosos. El tratamiento consiste en la administración de doxicicilina vía oral (5-10 mg/kg), cada 12-24, durante 10-21 días.

La enfermedad zoonósica ocurre por la manipulación de canales de animales silvestres (ciervos, corzos), así como por el contacto accidental con garrapatas infectadas. Además, la cohabitación con animales de compañía (perros), expuestos al mismo tipo de vector (garrapatas), puede desencadenar esta infección en humanos. Los datos de prevalencia justifican el papel de estas mascotas en el ciclo antropozoonósico. Los signos clínicos en el hombre suelen ser inespecíficos y benignos: fiebre, malestar general, dolor de cabeza y mialgia; con menor frecuencia se observan signos de artralgia, tos, vómitos y diarreas, cuello rígido y estado de confusión. En algunos casos, estos síntomas han evolucionado de forma fatal en pacientes con infecciones concurrentes u oportunistas.

2.14.2 Infecciones por *Brucella canis*

(Brucelosis canina/humana)

B. canis es un cocobacilo pequeño (1,0-1,5 μm), GRAM negativo y aerobio, que presenta un reducido rango de hospedadores: perros y cánidos silvestres.

Las hembras infectadas transmiten vía oronasal directa *B. canis* a partir de descargas vaginales excretadas durante el celo o estro, acto reproductivo o después del aborto (> 6 semanas). La secreción láctea tiene un papel epidemiológico de bajo riego en los cachorros recién nacidos, que en su mayoría se infectan en el útero. Por otra parte, los machos pueden ser portadores de la infección en próstata y epidídimo y eliminar el patógeno a través del fluido seminal y orina. La orina es una fuente de infección importante, ya que puede contener bacterias meses después del comienzo de la fase de bacteriemia. Esta vía de transmisión parece muy efectiva ya que se ha demostrado la infección de perros sanos en estrecho contacto con perros infectados tras varios meses de cohabitación. Finalmente, también se ha constatado la transmisión vía iatrogénica (transfusión sanguínea, vaginoscopia, inseminación artificial, jeringas contaminadas).

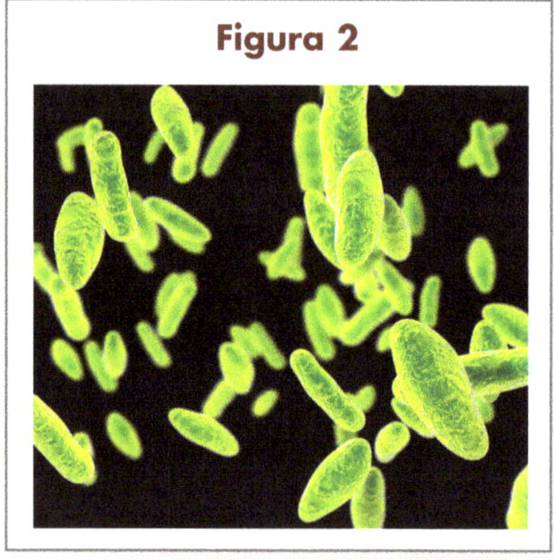

En los colectivos de cría, la enfermedad puede manifestarse en forma de abortos, disminución de la fertilidad y del tamaño de la camada, así como mortalidad neonatal. La enfermedad clínica se manifiesta en las hembras con la aparición de fetos abortados tardíamente (45-60 días de gestación), sin mostrar otra sintomatología. La descarga vaginal es intensa y puede perdurar 1-6 semanas. Los fetos muestran autolisis, edemas subcutáneos y hemorragias. Los cachorros que logran sobrevivir a la infección uterina suelen morir a las pocas horas o días, pero aquellos que sobreviven o se infectan en el periodo neonatal pueden mostrar fiebre intermitente y desarrollar signos de linfadenomegalia periférica generalizada. Por su parte, los machos adultos que adquieren la infección pueden desarrollar infertilidad, epididimitis y orquitis. La infección puede ser constante en perros con infecciones crónicas. Finalmente, otros signos detectados en perros infectados son: (i) esplenomegalia; (ii) espondilitis discal (dolor espinal, paresia y ataxia); (iii) edema corneal, glaucoma, uveítis anterior, neuritis óptica, desprendimiento retiniano.

El tratamiento debe ser instaurado de forma precoz. Las combinaciones de tetraciclina y aminoglucósidos suelen ser efectivas, pero a largo plazo la resolución es difícil de conseguir. La esterilización de los animales infectados reduce el riesgo de transmisión. No existen vacunas comerciales y el control se basa en pruebas diagnósticas de rutina y segregación de animales infectados en los programas de cría.

En las personas se han descrito infecciones naturales y/o adquiridas por accidentes en laboratorios asociadas a *Brucella canis*, sin embargo, el número de casos actualizado se desconoce debido a que la mayoría de las infecciones son a menudo infradiagnosticadas. La transmisión al hombre se produce mediante el contacto con secreciones y excreciones de animales infectados. Las vías de entrada son: heridas en la piel, inhalación e ingestión.

B. canis es menos patógena que otras especies zoonósicas (*B. abortus*, *B. suis*, *B. melitensis*), por lo que la enfermedad zoonósica es benigna. Además, las personas son relativamente más resistentes a *B. canis* (por ejemplo, pacientes VIH infectados con cepas virulentas han evolucionado satisfactoriamente con tratamiento antimicrobiano). Hay que considerar que un porcentaje de infecciones humanas confirmadas serológicamente son asintomáticas. Aun así, los pacientes que desarrollan signos clínicos pueden mostrar fiebre ondulante, escalofríos, fatiga, mialgias, artralgias, linfadenomegalia y pérdida de peso. La infección a veces puede evolucionar con signos de bacteriemia severa y/o endocarditis. A diferencia de otras especies (*B. melitensis*, *B. suis* biovariedades 1, 2), *B. canis* no induce signos de espondilitis en las personas.

El diagnóstico de la infección en animales y/o humanos debe incluir cultivo bacteriológico a partir de muestras sanguíneas, así como ensayos serológicos que confirmen infección activa (test de aglutinación rápida en portaobjetos con

2-mercaptoetanol, aglutinación lenta en tubo, ELISA, inmunodifusión en gel de agar). Se han desarrollado pruebas de ADN (PCR) para la detección de *Brucella canis* a partir de sangre y tejidos.

Las infecciones humanas por brucelas deben ser tratadas en primera opción con tetraciclinas; además, también son idóneas las combinaciones con aminoglucósidos (estreptomicina, dihidroestreptomicina, gentamicina) y las quinolonas (ciprofloxacina).

A nivel preventivo, los propietarios deberían ser advertidos del riesgo zoonósico potencial al convivir con las mascotas. Asimismo, los veterinarios deben extremar las medidas de higiene al examinar perros sospechosos, especialmente hembras abortadas. Finalmente, el personal de laboratorio que trabaja habitualmente con este patógeno debe considerar medidas de protección personal que incluyan mascarillas, guantes y vestimenta de protección y, por supuesto, trabajar en cabinas de seguridad biológica.

2.14.3 Infecciones por *Enterococcus* spp.

Los microorganismos del género *Enterococcus* son morfológicamente cocos GRAM positivos que crecen en cadenas cortas e indistinguibles de los estreptococos, a excepción de algunos aislados móviles. Este género incluye especies de importancia como *Enterococcus faecium*, *E. faecalis* y *E. hirae*. Son saprofitos del tracto gastrointestinal de animales y humanos, formando parte de la microflora normal. De hecho, estos microorganismos han sido utilizados como probióticos

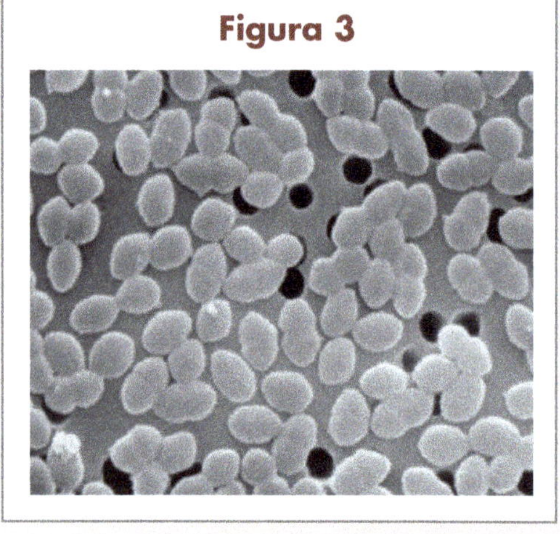

en preparados para perros y gatos con el fin de controlar otras bacterias más virulentas o enteropatógenas (por ejemplo, *Salmonella* spp., *Escherichia coli*, *Clostridium perfringens*).

En otro sentido, y bajo determinadas circunstancias, algunos enterococos pueden proliferar y colonizar la superficie intestinal adhiriéndose a los enterocitos a través de sus fimbrias. De esta forma, se produce una disminución de la actividad enzimática del enterocito, en ausencia de proceso inflamatorio y producción de endotoxinas.

Los enterococos provocan infecciones oportunistas en los animales: (i) contaminación de heridas en todas las especies; (ii) mastitis en bovinos; (iii) infecciones del tracto urinario y oído en perros. Por su parte, se han descrito infecciones por enterococos en pacientes humanos hospitalizados con complicaciones nosocomiales. El tratamiento antimicrobiano está basado en el uso de penicilina, ampicilina y vancomicina combinada con aminoglucósidos (gentamicina, estreptomicina).

Aunque los enterococos no son tan virulentos como los estreptococos, su resistencia a los antimicrobianos permite que permanezcan en diferentes tejidos de sus hospedadores después de la terapia antibiótica. Este perfil de múltiple resistencia que incluye la resistencia a la vancomicina se ha podido detectar en cepas de enterococos procedentes de infecciones sistémicas (bacteriemia, endocarditis) o localizadas (cavidad abdominal, tracto respiratorio y genitourinario).

En el caso de *Enterococcus faecium*, existe un alto grado de especificidad de hospedador en las cepas vancomicina resistentes (VRE). Estas cepas se han diseminado globalmente detectándose linajes o clones genéticos comunes en hospitales humanos (por ejemplo, Clon 17). Alguna de estas características genéticas están asociadas a islas de patogenicidad (SPI) y confiere a estas cepas un carácter virulento y emergente de primer orden, con resistencias amplificadas a ampicilina.

Los perros y los gatos pueden excretar altas cantidades de enterococos a través de sus heces; y en muchos casos, las cepas VRE detectadas presentan el mismo genotipo que las procedentes de personas. En perros y gatos adultos se han aislado cepas de *E. faecium* a partir de procesos gastrointestinales que cursaban con vómitos y diarreas, aunque estas cepas no mostraban los genes asociados con la virulencia descrita en los aislamientos procedentes de hospitales humanos. También se han descrito casos de diarreas agudas mortales en perritos y gatitos asociadas a *Enterococcus hirae*, siendo frecuente la asociación con otros patógenos intestinales (*Escherichia coli*, *Clostridium perfringens*).

Los enterococos resistentes a la vancomicina (VRE) constituyen un grave problema de salud pública ya que, por una parte, este antimicrobiano es el último recurso para el tratamiento de infecciones por bacterias GRAM positivas y, por otra, los VRE requieren de una especial atención médica en pacientes humanos hospitalizados inmunocomprometidos o enfermos. En Europa, las infecciones por VRE "adquiridos en la comunidad" se relacionaron clásicamente con el uso de avoparcina (glicopéptido relacionado con la vancomicina) administrada como promotor del crecimiento en animales de granja y prohibido desde el año 1997.

E. coli es un bacilo GRAM negativo considerado flora saprofita del tracto intestinal, aunque en muchas ocasiones son patógenos por la adquisición de genes relacionados con factores de virulencia. La patogenicidad de las cepas varía según estos factores de virulencia (adhesión por fimbrias, producción de toxinas) así como por la inmunidad del hospedador.

Los veterinarios están muy familiarizados con *E. coli*, al ser uno de los patógenos más frecuentemente aislado en muestras clínicas procedentes de animales se compañía. A partir de casos

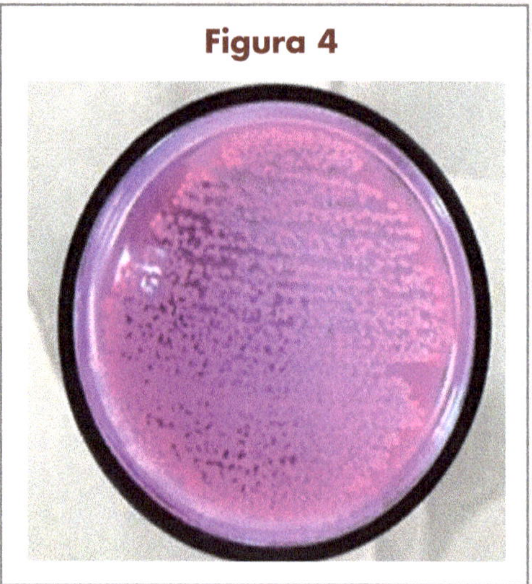

de enteritis y diarrea, se han aislado cepas clasificadas según diferentes patotipos de *E. coli* (EC): (i) enterotoxigénicas (ETEC); (ii) enteropatogénicas (EPEC); (iii) enterohemorrágicas (EHEC), responsables del Síndrome Hemorrágico Urémico; (iv) enteroagregativas (EAEC); (v) enteroinvasivas (EIEC). Además, otras cepas patogénicas producen infecciones extra-intestinales (ExPEC).

En neonatos y cachorros de perros y gatos, la mayoría de las cepas de *E. coli* (por ejemplo, ETEC, EPEC) causan sepsis con diarrea severa, anorexia, vómitos, deshidratación, debilidad y muerte. En perros y gatos adultos, determinadas cepas ExPEC (por ejemplo, uropatogénicas) suelen aislarse a partir de infecciones del tracto urinario y son causa de cuadros de cistitis. Algunas de estas cepas ExpEC aisladas de perros con cistitis y sometidos a quimioterapia por linfoma han mostrado perfiles de resistencia antimicrobiana. Por otra parte, la invasión del endometrio y próstata por cepas extra-intestinales y oportunistas de *E. coli* se considera un punto crítico en la presentación de piometra en las perras y prostatitis en los machos.

Estas cepas ExPEC, consideradas 'emergentes', están implicadas en infecciones extra-intestinales de animales y humanos y pueden representar un importante riesgo zoonósico (por ejemplo, centros de experimentación animal). De hecho, se han detectado idénticos clones en cepas ExPEC aisladas a partir de miembros de una familia y sus mascotas.

Se ha comprobado que determinadas cepas ExPEC uropatogénicas, aisladas de perros, gatos y humanos, comparten idénticos genotipos virulentos con alto grado de similitud genética en las pruebas moleculares estándares (electroforesis de campo pulsado, PFGE), lo que confirma el potencial riesgo zoonósico de las mismas. En estos casos, la transmisión es posible entre personas y animales de compañía por cohabitación o por la exposición a un origen epidemiológico común (por ejemplo, alimentos contaminados). En este sentido, las gallinas domésticas pueden ser portadoras y excretoras de cepas de ExPEC, por ello, la carne poco cocinada puede servir como origen de infección para ambos hospedadores, humanos y sus mascotas.

En los humanos, las infecciones por *Escherichia coli* producen síndromes similares a los descritos en animales. La diarrea relacionada con patotipos virulentos suele ser aguda, acuosa, mucosa, sanguinolenta y, a veces, complicada con un Síndrome Hemorrágico Urémico. Por otra parte, las cepas ExPEC en humanos son la causa más frecuente de infecciones del tracto urinario. Además, estas cepas pueden producir una pléyade de infecciones extra-intestinales asociadas: sepsis, neumonía, colecistitis y colangitis, peritonitis, osteomielitis, infecciones post-quirúrgicas, fascitis necrotizantes, abscesos, pielonefritis, artritis, etc. En pacientes inmunocomprometidos, estos síndromes adquieren especial relevancia médica. Estos pacientes incluyen individuos HIV, pacientes adultos y pediátricos sometidos a quimioterapia por cáncer, trasplantados hepáticos y/o renales, diabéticos, enfermos con cirrosis o enfermedad hepática crónica, pacientes tratados con esteroides por artritis reumatoide, alcohólicos, niños con malnutrición, etcétera. Es muy importante que estos individuos realicen buenas prácticas de higiene para evitar el riesgo potencial de exposición directa vía feco-oral; estas prácticas deben incluir frecuentes lavados de manos, limpieza y eliminación de heces de mascotas, limpieza constante de casetas y/o camas (orina, material fecal), evitar contacto estrecho (boca-hocico) con mascotas que muestren signos de enfermedad gastrointestinal y, por supuesto, mantener a las mascotas con diarrea o signos de infección urinaria perfectamente diagnosticados y convenientemente tratados con prescripción veterinaria. Finalmente, y relativo a la prevención de la infección en estos individuos en contacto estrecho con mascotas, debe evitarse alimentar a estas con carne o dietas poco cocinadas, especialmente las de origen aviar, así como con leche no pasteurizada, ya que pueden ser fuente potencial de *Escherichia coli* patogénicos.

El diagnóstico laboratorial debe basarse en el cultivo microbiológico (agar MacConkey) y el tratamiento en los resultados de las pruebas de sensibilidad *in vitro*. En las infecciones por cepas enterohemorrágicas (EHEC), los antimicrobianos están contraindicados ya que estos pueden inducir la expresión y liberación de la toxina 'Shiga' de *E. coli*, y posterior desarrollo de un Síndrome Hemorrágico Urémico, especialmente grave en niños.

2.14.5 Infecciones por *Helicobacter* spp.

Este grupo de microorganismos está constituido por bacilos GRAM negativos (3,0-0,7 μm), microaerófilos, curvados o helicoidales. Su localización principal es la mucosa gástrica e intestino de animales y personas. El cultivo en medios convencionales es difícil, por lo que se utilizan métodos moleculares.

El principal representante de este grupo es *Helicobacter pylori*, patógeno humano comensal y patógeno asociado a úlceras gástricas, el adenocarcinoma gástrico y el linfoma del tejido linfoide asociado a las mucosas. Aunque se han descrito casos en animales de compañía (por ejemplo, gatos de laboratorio) relacionados con exposición humana, los estudios epidemiológicos revelan escasa asociación entre propietarios de mascotas e infección humana por *H. pylori*.

En los animales, no se conoce bien su papel en el desarrollo de enfermedades, aunque parecen estar asociados a casos de gastritis en algunas especies (cerdos, gatos y perros). La principal importancia de las especies de *Helicobacter* en los animales consiste en que pueden ser una fuente potencial de infección para los seres humanos, aunque existen muchas especies adaptadas a su hospedador. Genotipos idénticos de *H. heilmannii* han sido aislados en humanos con lesiones gástricas y en sus perros o gatos (zoonosis o antropozoonosis).

Los humanos pueden adquirir la infección a partir de otros humanos debido a que son reservorio principal de *Helicobacter pylori* y otras especies propias. Por otra parte, la transmisión oral es la vía más frecuente de infección animales-humanos; por ello, el contacto estrecho con la cavidad oral y saliva de mascotas debe ser evitado, así como no compartir los utensilios para comida.

2.14.6 Infecciones por *Pasteurella multocida*

Pasteurella multocida es un cocobacilo GRAM negativo detectado habitualmente en la cavidad oral de perros y gatos, siendo una causa importante de infecciones por mordedura, arañazo o lamido en humanos.

En los hospedadores humanos clínicamente sanos (individuos inmunocompetentes), la enfermedad suele ser benigna y solo se observan lesiones inflamatorias en piel y tejidos blandos. Por el contrario, en

Figura 5

los individuos inmunocomprometidos (por ejemplo, tratamientos inmunosupresores, neoplasias, hepatitis, cirrosis, enfermedad pulmonar obstructiva crónica, riñón poliquístico, etcétera), además de las lesiones locales se produce una infección sistémica consistente en sepsis, neumonía, osteomielitis, endocarditis y meningitis de evolución, en muchos casos, mortal. La enfermedad es especialmente grave en niños recién nacidos expuestos a perros y/o gatos infectados ya que pueden desarrollar meningitis.

También se han descrito casos graves de sepsis en individuos con incisiones quirúrgicas y peritonitis en pacientes con catéteres de diálisis peritoneal, producidos ambos por el contacto estrecho con gatos infectados (lamido o mordedura).

2.14.7 Infecciones por *Rickettsia felis*

Esta infección, ampliamente diseminada y descrita por todo el mundo, es transmitida por la picadura de la pulga del gato (*Ctenocephalides felis*). Además, las heces de estas pulgas contienen microorganismos viables que pueden contaminar potencialmente heridas o arañazos cutáneos de forma similar a lo que ocurre en las infecciones por *Bartonella henselae*.

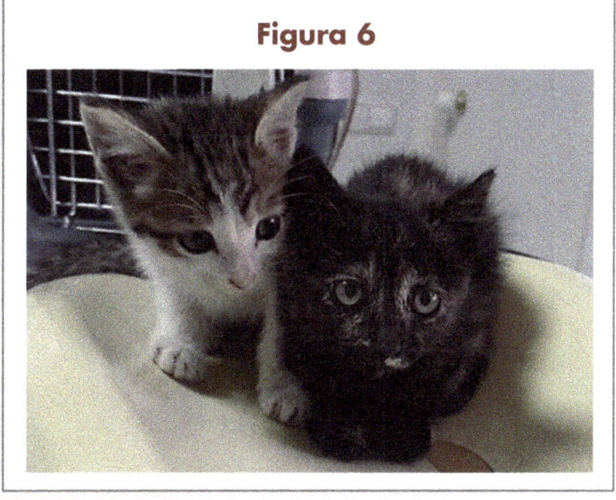

R. felis es transmitida de forma transovárica (huevos) y transestadialmente en las diferentes generaciones (larva, pupa, adulto) de *C. felis*. La infección puede ser mantenida en pulgas de gatos a través de varias generaciones (> 12ª).

Los gatos son auténticos reservorios animales que mantienen la infección entre sus poblaciones y vehiculan pulgas infectadas a los hábitats humanos. Los signos clínicos en personas constan de: fiebre, fatiga, cefalea, mialgia, fotofobia, conjuntivitis, vómitos y diarreas, así como sarpullido maculopapular en el punto de inoculación o picadura. Existen pocos datos sobre la prevalencia de esta infección, ya que los casos sospechosos en humanos no son testados de forma rutinaria mediante ensayos serológicos, pero en algunos casos se ha confirmado la exposición potencial por serología y la detección de *Ctenocepha-lides felis* en ambientes humanos.

Este microorganismo no ha sido cultivado, aunque si se han desarrollado técnicas moleculares para su detección. La doxiciclina es el antimicrobiano de elección en infecciones animales y/o humanas, siendo efectivos otros antimicrobianos específicos utilizados frente al grupo *rickettsias* (por ejemplo, tetraciclina, enrofloxacina, cloranfenicol). El control de las pulgas mediante antiparasitarios (por ejemplo, selamectina, fipronil, imidacloprid, flumetrina) administrados de forma periódica a los gatos en cohabitación con humanos es esencial para reducir el riesgo de esta infección para la salud pública.

Bibliografía

- Aaerestrup, F.M., Seyfarth, A.M., Emborg, H.D., Pedersen, K., Hendriksen, R.S., and Bayer, F. 2001. Effect of abolishment of the use of antimicrobial agents for growth promotion on occurrence of antimicrobial resistance in fecal *enterococci* from animals in Denmark. *Antimicrobial Agents and Chemotherapy.* 45: 2054-2059.

- Batinga, M.C.A. *et al.* 2017. Comparison of three methods for recovery of *Brucella canis* DNA from canine blood samples. *Journal of Microbiological Methods.* 143: 26-31.

- Chochlakis D, *et al.* 2018. Potential exposure of humans to *Rickettsia felis* in Greece. *Acta Tropica.* Vol. 178: 40-45.

- Cosford, K.L. 2018. *Brucella canis:* An update on research and clinical management. *Canadian Veterinary Journal.* 59 (1): 74-81.

- Gaowa, Yuko Yoshikawa, Norio Ohashi, Dongxing Wu, Fumihiko Kawamori, Asaka Ikegaya, Takuya Watanabe, Kazuhito Saitoh, Daisuke Takechi, Yoichi Murakami, Daisuke Shichi, Katsumi Aso, Shuji Ando. 2014. *Anaplasma phagocytophilum* antibodies in humans, Japan 2010-2011. *Emerging Infectious Diseases.* 20 (3): 508–509.

- Greene, C.E. 2012. Infectious Diseases of Dog and Cat. Fourth Edition. Elsevier. ISBN.: 978-1-4160-6130-4. 1354 pp.

- Haesebrouck, F., Pasmans, F., Flahou, B., *et al.* 2009. Gastric *helicobacter* in domestic animals and nonhuman primates and their significance for human health. *Clinical Microbiology Reviews.* 22: 202-223.

- Harbour, S., and Sutton, P. 2008. Immunogenicity and pathogenicity of *Helicobacter* infections of veterinary animals. *Veterinary Immunology and immunopathology*. 122: 109-203.

- Hensel, M.E., Negron, M., Arenas-Gamboa, A.M. 2018. Brucellosis in Dogs and Public Health Risk. *Emerging Infectious Diseases*. 24 (8): 1401-1406.

- Johnson, C.A. *et al.* 2018. Investigation and characterization of *Brucella canis* infections in pet-quality dogs and associated human exposures during 2007-2016 outbreak in Michigan. *Journal of American Medical Association*. Vol. 253, Nº 3, Pages 322-336.

- Lloyd, D.H. 2007. Reservoirs of antimicrobial resistance in pet animals. *Clinical Infectious Diseases*. 45. Suppl. 2. S148-12.

- Nagy, B., and Fekete, P.Z. 2005. Enterotoxigenic *Escherichia coli* in veterinary medicine. *International Journal of Medical Microbiology*. 295: 443-454.

- Piao, Dongri., Heng Wang, Dongdong Di, Guozhong Tian, Jiantong Luo, Wenjie Gao, Hongyan Zhao, Weimin Xu, Weixing Fan, Hai Jiang. 2017. MLVA and LPS characteristics of *Brucella canis* isolated from humans and dogs in Zhejiang, China. *Veterinary Science*. 2017; 4: 223.

- Prescott, L.M., Harley, J.P., Klein, D.A. 2004. Microbiología. McGraw-Hill Interamericana. ISBN 84-486-0525-X. 1240 pp.

- Quinn, P.J., Markey, B.K., Leonard, F.C., FitzPatrick, E.S., Fanning, S., Hartigan, P.J. 2018. Microbiología y enfermedades infecciosas veterinarias, 2ª ed. Editorial Acribia, S.A. ISBN.: 978-84-200-1178-3. 988 pp.

CAPÍTULO 3

ZOONOSIS VÍRICAS

CAPÍTULO 3.1

RABIA

Fernando Fariñas Guerrero, Rafael Jesús Astorga Márquez

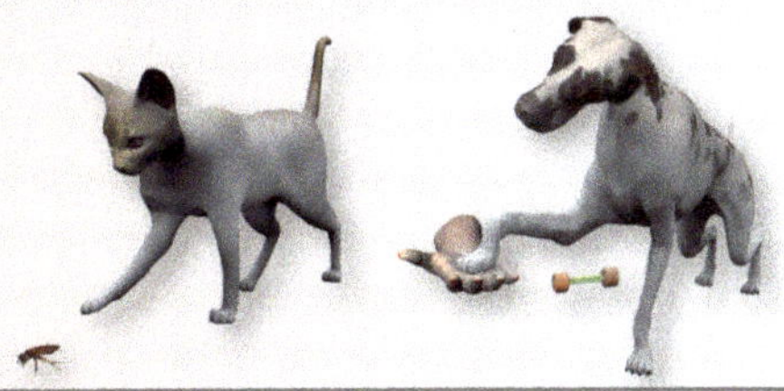

3.1.1 Etiología

- El virus de la rabia pertenece al género *Lyssavirus*, familia *Rhabdoviridae*.

- El género *Lyssavirus* está formado por 16 especies virales diferentes, clasificados en la actualidad en 3 filogrupos (International Committee on Taxonomy of Viruses, ICTV):

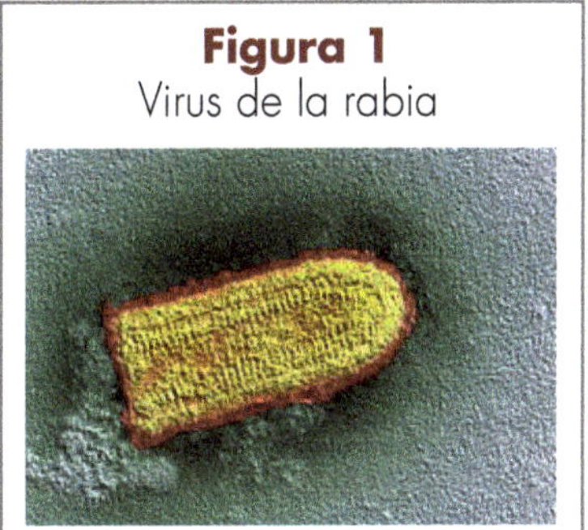

Figura 1
Virus de la rabia

Tabla 1
Clasificación taxonómica actual de los *Lyssavirus*

Relesea	Level
2017	Genus Mononegavirales -> Rhabdoviridae -> Lyssavirus
2017	Species Mononegavirales -> Rhabdoviridae -> Lyssavirus -> Aravan lyssavirus
2017	Species Mononegavirales -> Rhabdoviridae -> Lyssavirus -> Australian bat lyssavirus
2017	Species Mononegavirales -> Rhabdoviridae -> Lyssavirus -> Bokeloh bat lyssavirus
2017	Species Mononegavirales -> Rhabdoviridae -> Lyssavirus -> Duvenhage lyssavirus
2017	Species Mononegavirales -> Rhabdoviridae -> Lyssavirus -> European bat 1 lyssavirus
2017	Species Mononegavirales -> Rhabdoviridae -> Lyssavirus -> European bat 2 lyssavirus
2017	Species Mononegavirales -> Rhabdoviridae -> Lyssavirus -> Gannoruwa bat lyssavirus
2017	Species Mononegavirales -> Rhabdoviridae -> Lyssavirus -> Ikoma lyssavirus

Relesea	Level
2017	Species Mononegavirales -> Rhabdoviridae -> Lyssavirus -> Irkut lyssavirus
2017	Species Mononegavirales -> Rhabdoviridae -> Lyssavirus -> Khujand lyssavirus
2017	Species Mononegavirales -> Rhabdoviridae -> Lyssavirus -> Lagos bat lyssavirus
2017	Species Mononegavirales -> Rhabdoviridae -> Lyssavirus -> Lleida bat lyssavirus
2017	Species Mononegavirales -> Rhabdoviridae -> Lyssavirus -> Mokola lyssavirus
2017	Species Mononegavirales -> Rhabdoviridae -> Lyssavirus -> Rabies lyssavirus
2017	Species Mononegavirales -> Rhabdoviridae -> Lyssavirus -> Shimoni bat lyssavirus
2017	Species Mononegavirales -> Rhabdoviridae -> Lyssavirus -> West Caucasian bat lyssavirus

3.1.2 Epidemiología

- *El virus de la rabia está presente en todos los continentes, excepto en la Antártida.*

- *Algunos países han establecido medidas de control y vigilancia y han conseguido erradicar la enfermedad para satisfacer los requisitos de la OIE sobre el estatus sanitario "libre de rabia". En otros países, sin embargo, la enfermedad sigue siendo endémica y los principales hospedadores son los animales salvajes.*

- *La infección del ganado doméstico podría tener repercusiones económicas en algunos países, sin embargo, en aquellos países en vías de desarrollo y en transición los casos de rabia en los perros domésticos suscitan mayor preocupación ya que plantean una amenaza para el hombre.*

Desde un punto de vista epidemiológico, actualmente se habla de dos tipos de rabia, la rabia terrestre, mantenida por animales domésticos y silvestres, y la rabia en quirópteros, donde el virus se mantiene en colonias de murciélagos, tanto hematófagos como insectívoros o frugívoros. Es importante resaltar que dentro del género *Lyssavirus* existen diferentes serotipos, y que todos los *Lyssavirus* son capaces de causar rabia o enfermedades semejantes a la rabia en el hombre y en los animales.

Algunos trabajos llevados a cabo en Etiopía, región amazónica y otros lugares, han reportado el aislamiento de virus rábico en perros sanos, lo que ha dado lugar a la hipótesis todavía no comprobada de que puede haber animales que se encuentren en un verdadero estado de portador, aunque como decimos esto requiere de más estudios que corroboren esta hipótesis.

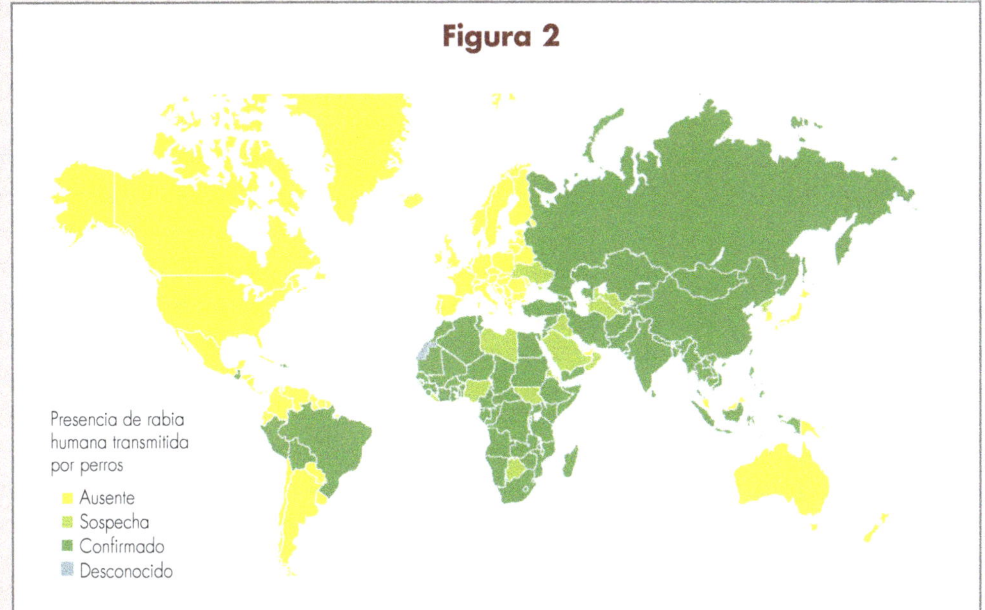

Figura 2

3.1.3 Signos clínicos

Existen dos formas de presentación clínica:

Rabia furiosa. Los animales pueden estar ansiosos, altamente excitables y/o agresivos con periodos intermitentes de depresión. Al perder la cautela y temor naturales de otros animales y de los humanos, los animales con esta forma de rabia pueden mostrar súbitos cambios del comportamiento y atacar sin provocación. A medida que progresa la enfermedad, son comunes la debilidad muscular, la pérdida de coordinación y las convulsiones. La parálisis progresiva conduce a la muerte.

Rabia muda o paralítica. Los animales con esta forma de rabia pueden mostrarse deprimidos o inusualmente dóciles. A menudo sufrirán de parálisis, generalmente de la cara, garganta y cuello, lo que se manifiesta por expresiones faciales anormales, babeo e incapacidad para tragar. La parálisis puede afectar al cuerpo, en primer lugar, a las patas traseras y, después, se extiende rápidamente a todo el cuerpo con coma y muerte subsecuentes.

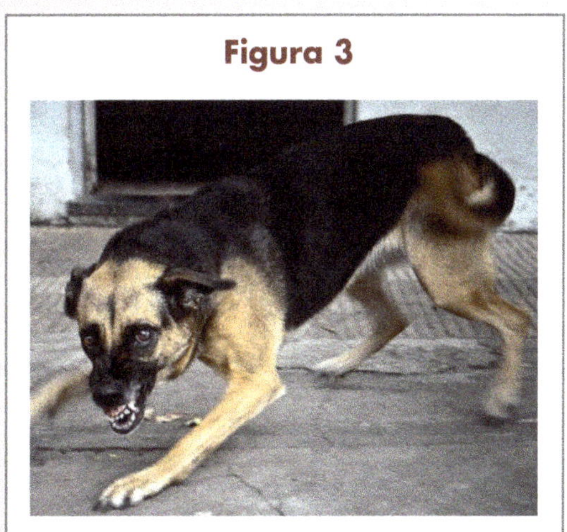

Figura 3

3.1.4 Diagnóstico laboratorial

- Detección de antígeno por inmunofluorescencia directa de tejido cerebral (tronco cerebral, tálamo, cerebelo e hipocampo).

- Cultivo y aislamiento viral.

- PCR de tejido cerebral, saliva y suero.

Tratamiento y prevención

No existe tratamiento actualmente para la rabia animal.

Profilaxis médica (vacunación)

- Extrema variabilidad de protocolos y obligatoriedad de la vacunación dependiendo de zonas y de regiones en un mismo país (por ejemplo, España).

- La WSAVA recomienda el siguiente protocolo:

  - *Primovacunación*: una dosis a las 12 semanas de edad. En áreas de alto riesgo se puede administrar una segunda dosis a las 2-4 semanas de la primera.

  - *Revacunación anual*: aunque existen vacunas que inducen una duración de la inmunidad de al menos 3 años.

3.1.5 Zoonosis

Anualmente, la rabia produce la muerte de hasta 55.000 (rango entre 40.000 y 100.000) personas en el mundo. Las principales víctimas son los niños en los países en desarrollo, siendo África y Asia los continentes más afectados.

Entre el 37 % y el 57 % de las personas no vacunadas expuestas a perros rabiosos desarrollan la enfermedad. El riesgo de padecer la enfermedad está asociado íntimamente a factores como la cantidad de virus presente en la saliva del animal rabioso, la localización de la mordedura y la gravedad de la exposición (número y grado de lesión de la mordedura).

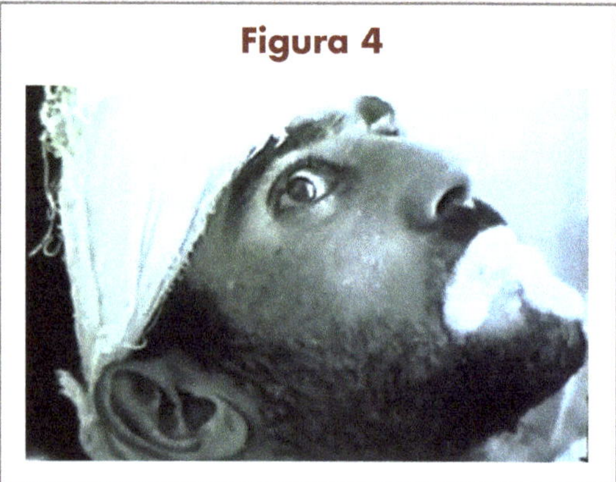

La incidencia de rabia sintomática en personas no vacunadas y expuestas a virus de quirópteros, aunque desconocida, debe de ser baja, como lo sugiere la alta tasa de seropositividad en personas sanas pobladores de la Amazonía, donde la exposición a la rabia del murciélago vampiro es común.

El tiempo de incubación va desde los 5-6 días hasta varios años, siendo más frecuente el desarrollo de los signos clínicos entre los 20-60 días después del contagio. Este tiempo de incubación está en parte influenciado por el lugar de exposición y tiende a ser más corto cuando el virus entra por lugares más cercanos a la cabeza/cerebro. La velocidad de propagación axonal es más rápida en el ser humano (15-100 mm/día) que en el ratón (8-20 mm/día).

Al igual que en los animales, las personas infectadas pueden desarrollar una forma furiosa de la enfermedad (65 %-70 %) o una forma paralítica, más común en personas expuestas a murciélagos rabiosos.

En los humanos, los primeros signos pueden incluir fiebre, cefaleas, anorexia, fatiga y vómitos, y en un 50 %-80 % de los casos parestesias en el sitio de la mordida o en zonas cercanas a este. A medida que progresa la enfermedad, pueden presentarse otros síntomas como confusión, depresión, somnolencia, agitación o parálisis de la cara, la garganta y el cuello. En muchos pacientes se da tanto hidrofobia como fotofobia y, más raramente, aerofobia (fobia a las corrientes de aire). La parálisis progresiva suele producir la muerte.

La tasa de mortalidad una vez manifestada la enfermedad es de un 100 %, a pesar de todas las medidas de tratamiento. En 2004, una paciente de 15 años a la que se aplicó por primera vez un protocolo de coma inducido (protocolo Milwaukee), que incluía la administración de ketamina, midazolam, ribavirina y amantadina, logró sobrevivir a la enfermedad sin apenas secuelas neurológicas. Desde entonces, han sido 40 los pacientes tratados con este protocolo, habiendo sobrevivido al menos 5 de estos. La mayoría de los supervivientes eran jóvenes que desarrollaron una respuesta inmunitaria potente frente al virus, con producción de un alto título de anticuerpos neutralizantes en los estadios tempranos de la enfermedad. Actualmente, el protocolo Milwaukee se considera no efectivo.

Diagnóstico de laboratorio

- Serología IgM e IgG en suero y LCR.
- Detección de antígeno en biopsias por inmunofluorescencia en biopsias de piel de la nuca (mínimo de 5-6 mm de diámetro, conteniendo al menos10 folículos pilosos).
- Detección de antígenos en biopsias o muestras de necropsia cerebral.
- Observación de corpúsculos de Negri (poco sensible).
- RT-PCR en sangre/suero, LCR, saliva, biopsia de piel y cerebral.

3.1.6 Vacunación

Inmunización activa pre-exposición

Actualmente, el protocolo de inmunización pre-exposición consensuado por la OMS se base en el siguiente esquema:

Tabla 2

Resumen de las principales pautas de vacunación antirrábica preexposición

N° de dosis	Vía de administración	Dosificación	Inmunoglobulina antirrábica	Días de administración
4	Intradérmica bilateral	0,1 UI	No	0 y 7
2	Intramuscular unilateral	Vial completo	No	0 y 7

Inmunización activa post-exposición

Si una persona sufre una mordedura de un carnívoro doméstico o salvaje, el médico deberá establecer de inmediato una profilaxis posexposición que incluye el lavado local de la herida a base de agua y jabón, y posterior aplicación de antisépticos (alcohol 70°, soluciones yodadas, amonio cuaternario 1 %); además, nunca se debe suturar la herida. Finalmente, debe administrarse suero antirrábico (20 UI/kg origen humano; 40 UI/kg origen equino), junto a la primera dosis de vacuna, haciendo igualmente cobertura antibiótica de amplio espectro. Las pautas de profilaxis e inmunización posexposición recomendadas por la OMS son las siguientes.

Tabla 3

Profilaxis posexposición recomendada por la OMS

Tipo de contacto con un animal rabioso	Medidas profilácticas posexposición
Tipo I: tocar o alimentar animales, lamido sobre piel intacta	Ninguna
Tipo II: mordisco en piel expuesta, arañazo o erosiones leves, sin sangrado	Vacunación y tratamiento local de la herida, de inmediato
Tipo III: mordedura o arañazos transdérmicos (uno o más), lamido en piel lesionada, contaminación de mucososas con saliva por lamido, contacto con murcíelagos	Rápida vacunación y administración de inmunoglobulina antirrábica, tratamiento local de la herida

Tabla 4

Resumen de las principales pautas de vacunación antirrábica preexposición

Vacunación	Nº de dosis	Vía de administración	Dosificación	Inmunoglobína antirrábica	Días de administración
Sí (preexposición o posexposición) pauta acelerada	2	Intradérmica unilateral	0,1 UI 0 y 3	No	0 y 3
	2	Intramuscular unilateral	Vial completo	No	0 y 3
	4	Intradérmica cuatro lados (deltoides, muslos o áreas supraescapulares)	0,1 UI	No	0
No, pauta completa	6	Intradérmica bilateral	0,1 UI	Solo en exposiciones de categoría III	0, 3 y 7
	4	Intramuscular unilateral	Vial completo		0, 3, 7 y entre 14 y 28
	4	Intradérmica bilateral dos primeras dosis y unilateral las dos siguientes	0,1 UI		0, 7 y 21

Las personas que están en contacto con animales por su profesión, como los veterinarios y los encargados del control y contacto/seguimiento de la fauna silvestre, deben aplicar medidas de prevención para evitar cualquier contaminación por la saliva, las glándulas salivales, el tejido nervioso de animales infectados y entre ellas, protegerse mediante la vacunación.

Bibliografía

- Greene, C. 2012. Infectious Diseases of Dog and Cat. Fourth Edition. Elsevier. ISBN: 978-1-4160-6130-4.

- Jackson, A. 2013. Rabies: Scientific Basis of the Disease and Its Management 3rd edition. Academic Press. ISBN-13: 978-0123965479.

- Mandell, Douglas y Bennett's Principles and Practice of Infectious Diseases. 2015. 8th edition. Elsevier-Saunders. ISBN: 978-1-4557-4801-3.

- Plotkin's Vaccines. 2018. 7th edition. Elsevier. ISBN-9780323357616.

- Richman, DD., Whitley, RJ., Hayden, FG. 2016. Clinical Virology. 4th Edition. ASM Press. ISBN-13: 978-1555819422.

CAPÍTULO 3.2

ENCEFALITIS TRANSMITIDA POR GARRAPATAS

Ignacio García Bocanegra, Daniel Vázquez Calero

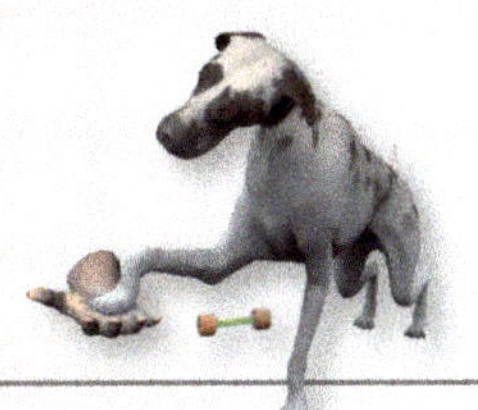

3.2.1 Etiología

- Enfermedad infecciosa causada por un Flavivirus que afecta a diferentes especies, incluida el hombre. El virus se transmite principalmente por la picadura de garrapatas de la familia *Ixodidae*, causando síntomas gripales, nerviosos y en ocasiones la muerte.

- Virus de la encefalitis transmitida por garrapatas (Familia *Flaviviridae*. Género Flavivirus). Se han descrito 3 subtipos del virus de la encefalitis transmitida por garrapatas (ETG):

    - Subtipo Europa Occidental (Este y Centro Europa).

    - Subtipo Siberiano (Este de Europa, Rusia y Norte de Asia).

    - Subtipo del Lejano Oriente (Asia Oriental).

- Virus ARN de cadena simple y polaridad positiva.

3.2.2 Epidemiología

El virus se aisló por primera vez en 1937. Actualmente, la enfermedad es endémica en diferentes países de Europa y Asia con presencia de las especies de garrapatas implicadas en la transmisión (*Ixodes ricinus* e *I. persulcatus*).

En España, no se han confirmado casos en animales ni humanos, pero se han detectado anticuerpos específicos frente al virus de la ETG en perros en Andalucía y Extremadura.

Reservorios: los principales reservorios son los pequeños mamíferos, principalmente roedores (ratones, ratas y hámsteres). Algunas especies de rumiantes domésticos y silvestres también actúan como reservorios, si bien, la viremia es más corta. Las aves no tienen un papel importante como reservorios, pero pueden contribuir a la diseminación del virus entre regiones geográficas.

- El ser humano se considera un hospedador incidental, es capaz de infectarse, pero no transmite la enfermedad.

- Se ha demostrado, experimental y naturalmente, la infección clínica en diferentes especies de carnívoros incluidos perros, lobos y zorros.

- Modo de transmisión: el virus se transmite a mamíferos, aves, reptiles y anfibios mediante la picadura de garrapatas duras, principalmente de la familia *Ixodidae*, las cuales actúan como vectores y como reservorios del virus. La transmisión puede ser transovárica (de las hembras a los huevos) y transestadial (de larva a ninfa y de ninfa a adulto). Las garrapatas permanecen infectivas toda su vida, pudiendo transmitir el virus en estadios de ninfa y adulto. En Europa, la principal especie implicada en la transmisión de la ETG es *Ixodes ricinus* (género *Ixodes*).

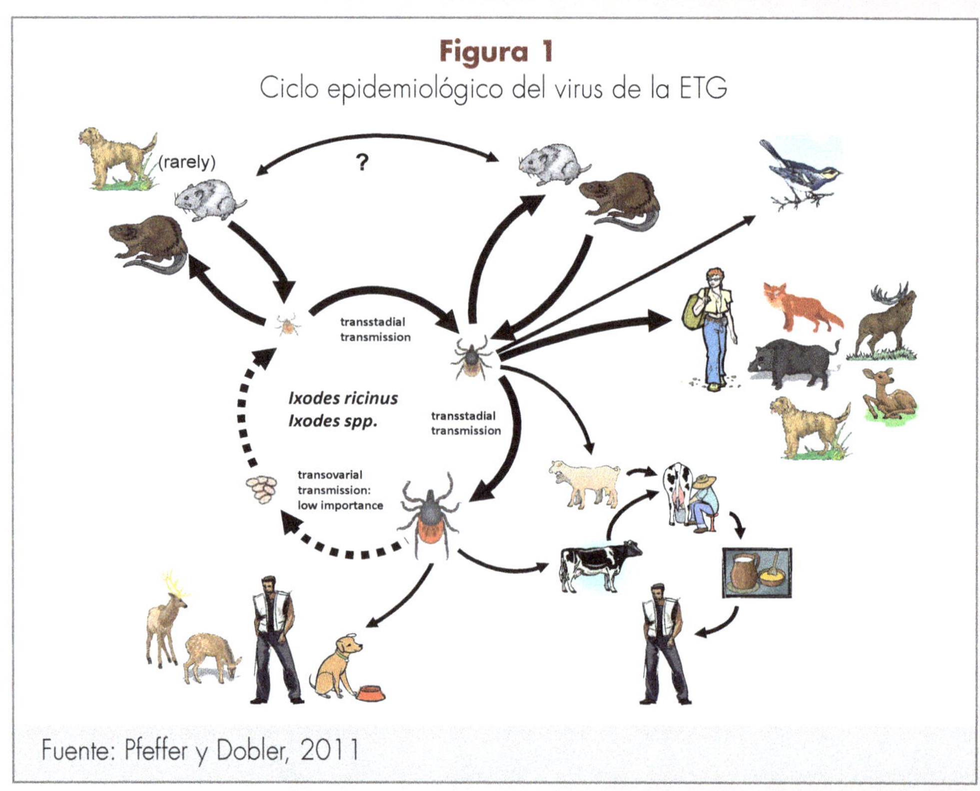

Figura 1
Ciclo epidemiológico del virus de la ETG

Fuente: Pfeffer y Dobler, 2011

3.2.3 Signos clínicos

La mayoría de las infecciones son subclínicas. La infección en perros se caracteriza por una menor tasa de morbilidad, pero mayor tasa de mortalidad, en comparación con la infección en el ser humano.

Período de incubación: 7-14 días (puede oscilar entre 2 y 28 días).

Los síntomas clínicos en el perro incluyen:

- Signos generales: fiebre (41,4 °C), anorexia y dolor difuso.

- Cambios de comportamiento: anorexia, apatía, decaimiento, aumento de agresividad y nerviosismo.

- Alteraciones motoras: propiocepción retardada, hiporeflexia en patas delanteras y/o traseras.

- Alteraciones neurológicas: paresia, ataxia generalizada y tetraplejía, síndrome vestibular (estrabismo), hiperalgesia cervical, parálisis del nervio facial, nisocoria, nistagmo, miosis, pérdida del reflejo ocular del párpado y neuritis óptica.

3.2.4 Diagnóstico laboratorial

- Hematología: leucocitosis con incremento de células mononucleares.

- Inmunohistoquímica: a partir de muestras de cerebro.

- Pruebas moleculares: RT-PCR o RT-PCR a tiempo real (muestras de sangre durante la fase de viremia).

- Pruebas serológicas: detección de IgM o IgG mediante ELISA (existe test comercial), inmunofluorescencia indirecta o seroneutralización a partir de suero o líquido cefalorraquídeo. Se recomienda analizar sueros pareados con un intervalo de dos semanas para evaluar cambios de títulos.

3.2.5 Tratamiento y prevención

Tratamiento

No existe tratamiento específico.

Evaluar la aplicación de anticonvulsivos, sedantes (en caso de aumento de la agresividad), glucocorticoides y antibióticos (para prevenir neumonías secundarias).

Profilaxis médica

No existen vacunas comerciales frente al virus de la ETG para perros.

Profilaxis sanitaria

La principal herramienta para el control de la enfermedad se basa en prevenir la picadura de garrapatas (para más detalles, ver capítulo 2.6, enfermedad de Lyme).

3.2.6 Zoonosis

Es la enfermedad vírica transmitida por garrapatas más importante, con más de 10.000 casos en Rusia y 3.000 casos en Europa anuales. Aunque en Europa, la mayoría de los brotes se detectan en países del Este y Central, también se han confirmado casos en otros países próximos a España, como Francia e Italia.

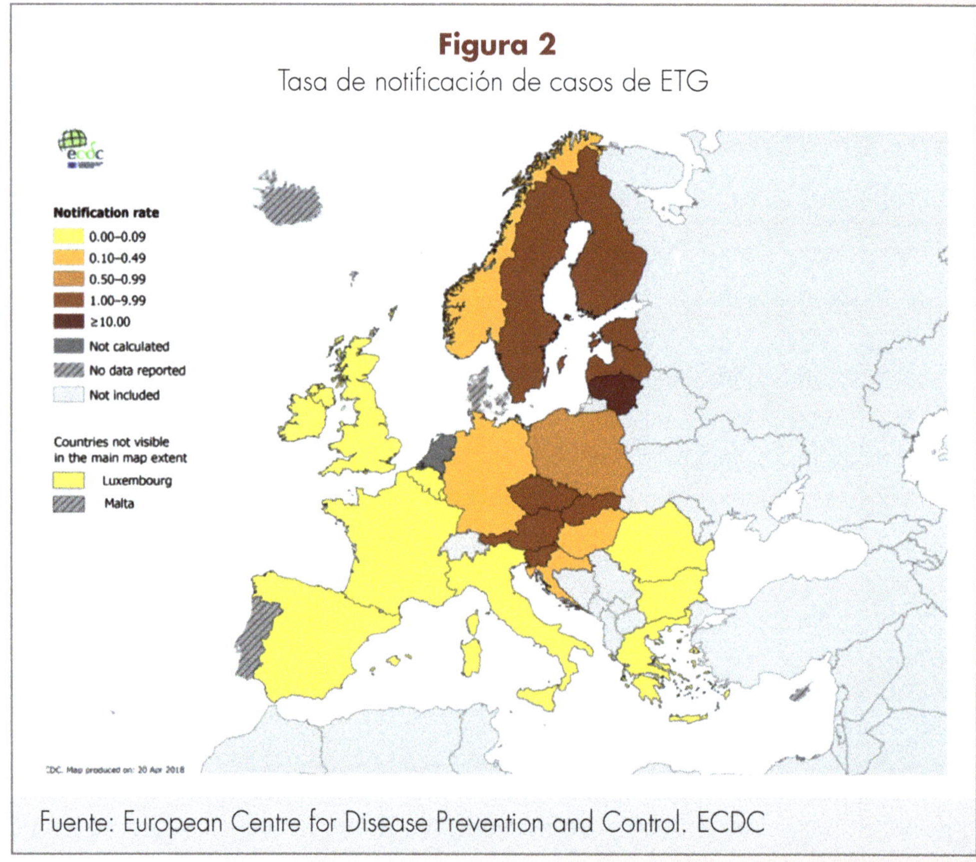

Figura 2
Tasa de notificación de casos de ETG

Fuente: European Centre for Disease Prevention and Control. ECDC

El número de casos se ha incrementado en los últimos años debido a factores como:

- Mayor declaración de casos.

- Factores antropogénicos: incremento de actividades al aire libre, de ocio o laborales, en zonas endémicas.

- Factores climáticos que favorecen una mayor abundancia y distribución del vector.

En España no se han detectado casos, pero existen vectores competentes para su transmisión. Es una enfermedad de declaración obligatoria (EDO).

La transmisión se produce fundamentalmente mediante la picadura de garrapatas infectadas. También se ha descrito la transmisión a partir del consumo de leche de rumiantes (vaca, oveja y cabra) infectados.

No se ha descrito transmisión persona-persona, con excepción de transmisión vertical (de la madre al feto). No se descarta que el virus pueda transmitirse mediante transfusiones sanguíneas o trasplante de órganos.

Presenta un patrón estacional asociado a la presencia del vector, con la mayoría de los casos detectados durante los meses de principio de verano hasta principios de otoño.

Aproximadamente, el 40 % de las infecciones son asintomáticas.

Periodo de incubación: entre 1 y 4 semanas.

Clínicamente se diferencian dos fases:

Tras una primera fase de viremia (1-2 semanas), la infección clínica comienza con un proceso gripal que persiste 2-4 días y que consta de:

- Fiebre elevada.
- Malestar general.
- Cefalea.
- Mialgia.
- Nauseas.
- Vómitos.

Tras una fase de remisión de los síntomas (1 semana), en torno a un tercio de los casos desarrollan una segunda fase clínica con afección del sistema nervioso central con síntomas de:

- Meningitis: fiebre, dolor de cabeza y rigidez cervical.

- Encefalitis: somnolencia, sopor, confusión, parálisis, alteraciones sensoriales, inquietud, convulsiones, vértigo, trastorno del habla, coma.

- Meningoencefalitis: parálisis flácida de extremidades, paraparesia, tetraparesia, parálisis de músculos respiratorios y síndrome bulbar.

Entre un 20 y un 60 % de personas se recuperan de esta segunda fase clínica, ocasionando secuelas de tipo nervioso. La tasa de letalidad es baja, entre el 1 y el 2 %, oscilando entre el 5 y el 20 % cuando el virus de ETG implicado pertenece al subtipo del Lejano Oriente. Las personas infectadas desarrollan anticuerpos específicos frente al virus que persistirán durante toda su vida.

Inicialmente, se detecta leucopenia, trombocitopenia y aumento de enzimas hepáticas. Tras la aparición de síntomas nerviosos (segunda fase de la enfermedad) se produce un incremento de células blancas. En la primera fase de la enfermedad, el virus puede detectarse en sangre mediante técnicas moleculares (RT-PCR). En la segunda fase, el diagnóstico se basa en la detección de IgM o IgG a partir de muestras de suero o líquido cefalorraquídeo.

No existe un tratamiento específico, una vez comienzan los síntomas, el tratamiento es sintomático. En ocasiones específicas se administran hiperinmunoglobulinas y terapia de apoyo (antinflamatorios, corticoides o ventilación asistida).

La vacunación es la medida más eficaz para prevenir la ETG en áreas endémicas. Actualmente existen dos vacunas comercializadas en Europa (FSME-IMMUN® and Encepur®), ambas son vacunas inactivadas y se aplican por vía intramuscular. Existe una vacuna inactivada comercializada (no autorizada en España) cuya pauta implica la vacunación, una primera revacunación tras 1-3 meses y una segunda a los 5-12 meses de la segunda. La inmunidad se mantiene mediante dosis de recuerdo a los 3 años. Se recomienda aplicar programas de vacunación a residentes y viajeros de zonas endémicas.

Como en otras enfermedades transmitidas por garrapatas, las medidas de profilaxis sanitaria se basan en evitar la exposición de garrapatas mediante el uso de repelentes insecticidas y ropa adecuada (para más detalles, ver capítulo 2.6, enfermedad de Lyme).

Bibliografía

- Centre for Disease Control and Prevention. https://www.cdc.gov/vhf/tbe/index.html

- European Centre for Disease Control and Prevention. https://ecdc.europa.eu/en/tick-borne-encephalitis

- García-Bocanegra, I., Jurado-Tarifa, E., Cano-Terriza, D., Martínez, R., Pérez-Marín, J.E., Lecollinet, S. 2018. Exposure to West Nile virus and tick-borne encephalitis virus in dogs in Spain. Transboundary and Emerging Diseases. 65 (3); 765-72.

- Pfeffer, M., Dobler, G. 2011. Tick-borne encephalitis virus in dogs-is this an issue?. Parasites and Vectors. 4:59; 1-8.

CAPÍTULO 4

ZOONOSIS FÚNGICAS

CAPÍTULO 4.1

ASPERGILOSIS

Carmen Tarradas Iglesias

4.1.1 Etiología

División: *Ascomycota*.
Familia: *Trichocomaceae*.
Género: *Aspergillus*.

- Aspergilosis local o diseminada: *Aspergillus terreus* y *A. deflectus*.
- Aspergilosis de senos nasales y paranasales: *A. fumigatus*.
- Descripción: hongo oportunista.
- Colonias de crecimiento rápido pigmentadas en el anverso.
- Cultivo: 37 °C durante 2-5 días, medio Sabouraud Dextrosa.

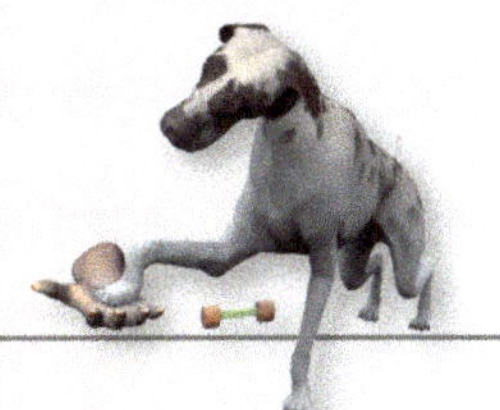

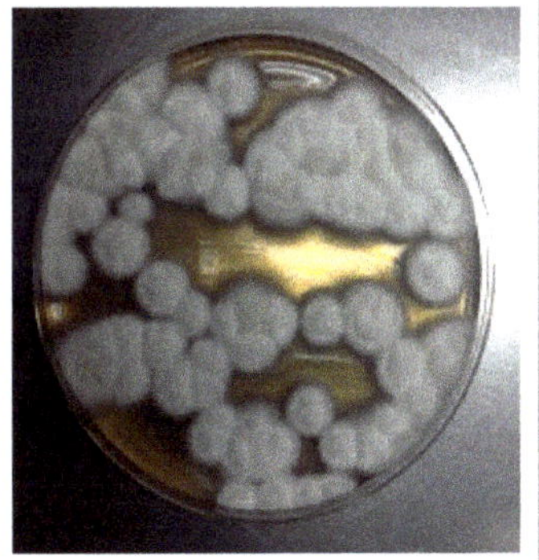

Figura 1
Aspergillus terreus
(agar Sabouraud dextrosa)

4.1.2 Epidemiología

- Infecciones fúngicas ampliamente distribuidas en el medioambiente; se encuentran de forma natural en el agua, suelo y materia orgánica en descomposición.
- Modo de transmisión: inhalación de esporas, ingestión de agua y alimento.
- Vía de entrada: respiratoria con lesión local y/o posterior distribución sistémica. Digestiva con posterior generalización.
- Los animales afectados con cuadros de aspergilosis pueden ser la fuente de infección para el hombre, principalmente individuos inmunocomprometidos, niños, ancianos o bien el personal relacionado con animales de experimentación.

4.1.3 Diagnóstico clínico

La aspergilosis nasal es relativamente frecuente en perros, se caracteriza por la aparición de exudado sanguino-purulento profuso que puede alternar con periodos de epistaxis con dolor o molestias en la región nasal. La forma sistémica o generalizada se presenta de forma crónica y a veces los animales acuden a la clínica en la fase terminal.

Signos generales:

- Pérdida de peso y fiebre.

Signos específicos:

- Dolor vertebral.

- Alteraciones neurológicas.

- Dificultad en la locomoción.

- Paraplejia y cojeras.

- Disconpodilitis y osteomielitis.

- Enfermedades oculares.

  Radiografía: zonas de lisis en huesos largos y columna vertebral.

  Endoscopia: rinoscopia con destrucción de tejido en cavidad nasal y bolsas guturales.

4.1.4 Diagnóstico laboratorial

- Crecimiento de colonias coloreadas en agar Sabouraud. El color del anverso sirve para la clasificación de especies.

- Observación MO: hifas tabicadas en azul de lactofenol.

- Biopsia: invasión de tejidos por las hifas.

- Identificación directa: aspecto de conidióforos (color, tamaño, ramificación), pruebas moleculares (PCR).

- Serológico: inmunodifusión en gel de agar (IDGA), contrainmunoelectroforesis. (CIE) y ELISA (componente pared celular Beta-1,3-c-glucano).

Tabla 1

Valoración diagnóstica de aspergilosis canina

Técnica de diagnóstico	Criterios valoración
Radiología	Destrucción de cornetes
Rinoscopia	Observación de placas micóticas en mucosa nasal y sinusal
Micología	Cultivos y/o observación en cortes de tejidos
Serología	IDGA, CIE o ELISA positivo
IGDA= Inmunodifusión en Gel de Agar CIE= Contrainmunoelectroforesis	

4.1.5 Diagnóstico diferencial

Neoplasia nasal: las principales diferencias se observan con el examen radiológico y posterior biopsia. Normalmente en la aspergilosis se observa aumento de la radiotransparencia tan característica de las rinitis micóticas.

4.1.6 Tratamiento y prevención

Tratamiento local

Administración de clotrimazol o itraconazol directamente en senos frontales y cámaras nasales (tubos implantados quirúrgicamente).

Tratamiento sistémico

Fluconazol (2,5 mg/kg, PO, dos veces al día) e itraconazol (5 mg/kg, PO, dos veces al día), ambos como mínimo con una duración de 8-10 semanas. En este tratamiento es necesario vigilar las enzimas hepáticas.

Anfotericina B: dosis de 0,25 a 1 mg/kg. Se han detectado resistencias en *A. terreus*.

4.1.7 Zoonosis

La aspergilosis en el hombre normalmente está producida por *A. fumigatus* y ocasionalmente por *A. terreus*, *A. flavus* y *A. niger*. Es una enfermedad poco frecuente si bien su incidencia está en aumento debido al desarrollo de resistencias antimicrobianas. El principal reservorio es el suelo a partir de donde se contagian los animales y el hombre, siendo los conidios los elementos fundamentales de contagio.

La aspergilosis se desarrolla en individuos debilitados e inmunocomprometidos además de presentarse cada vez como mayor frecuencia en individuos sometidos a largos tratamientos de antibióticos. Se distinguen dos formas clínicas de la enfermedad, *aspergilosis localizada* e *invasiva*. En la primera, la localización primaria está relacionada normalmente con el aparato respiratorio y los pacientes presentan fiebre alta, dificultad respiratoria y cavitación pulmonar. Entre las formas clínicas pulmonares cabe destacar: aspergilosis pulmonar invasiva (API), aspergilosis crónica y aspergiloma; se puede describir también una aspergilosis broncopulmonar alérgica en pacientes con asma donde se observa eosinofilia y obstrucción bronquial intermitente. La forma pulmonar invasiva (API) es la más grave con una mortalidad cercana al 50 %. Se produce por proliferación masiva de *Aspergillus*, con invasión tisular y elevado tropismo vascular que favorece fenómenos de isquemia y diseminación; cursa con fiebre, tos, expectoración, hemoptisis, disnea y dolor pleural. El aspergiloma es una masa fúngica compuesta por hifas, fibrina, moco y detritus celulares, desarrollada en el interior de una cavidad pulmonar normalmente secundaria a otros procesos como tuberculosis, neoplasia, etc. Otra forma de aspergilosis localizada es la otomicosis, cuando el hongo invade los senos paranasales dando lugar a rinitis y trastornos respiratorios superiores. Para controlar la aspergilosis localizada se pueden utilizar técnicas quirúrgicas además de eliminar el tratamiento con inmunosupresores.

La forma sistémica o generalizada suele ser bastante grave debido a la invasión de las hifas fúngicas en el torrente sanguíneo, si bien esta forma solamente aparece en enfermos con neutropenia. Debido a la gran ubicuidad del hongo no se pueden establecer sistemas específicos de control, debe limitarse el tratamiento prolongado con antibióticos y/o corticoides y es muy importante impedir el contacto de animales afectados con individuos inmunodeprimidos. Es importante resaltar que los individuos con lentes de contacto (clínicos y propietarios) deben tener una precaución especial debido a que algunas especies de *Aspergillus* pueden provocar una enfermedad ocular grave.

Bibliografía

- Acha, P.N., and Szyfrys, R. 2003. Zoonosis y enfermedades transmisibles comunes al hombre y a los animales. 3ª ed. Washington, D.C.: OPS, © 2003. 3 vol. (Publicación Científica y Técnica Nº. 580).

- Curbelo, J., Galván, J. M., Aspa, J. 2015. Actualización sobre Aspergilosis, Pneumocystis y otras micosis pulmonares oportunistas. *Arch Bronconeumol.* 51 (12): 647-653.

- Dworecka-Kaszak, B. 2008. Animals as a potential source of human fungal infections. *Wiad Parazytol.* 54 (2): 101-8.

- García, M. Gil, E. Varela, JM. Alonso, R. Barrera, P. Ruiz. 2017. Aspergilosis generalizada en el perro. *Revista Argos.* Vol 185. P 86.

- Quinn, P. J., Markey, B.K., Leonard F. C., Fitz Patrick, E.S., Fanning, S., Hartigan, F.J. 2018. Sección IV Micología, *En*: Microbiología y enfermedades infecciosas veterinarias. Editorial Acribia. ISBN 978-84-200-1178-3. Pp 449-546.

- Perfect J.R. 2012. The impact of the host on fungal infections. *Am J Med.* 125: 39–51.

- Sharp, Nick J.H. 2000. Aspergilosis-penicilosis nasal canina. *En*: Enfermedades Infecciosas en perros y gatos. Craig E. Greene, MacGraw Hill Interamericana editores. ISBN:970-10-2680-2.

BLASTOMICOSIS (ENFERMEDAD DE GILCHRIST O ENFERMEDAD DE CHICAGO)

Carmen Tarradas Iglesias

4.2.1 Etiología

- *Blastomyces dermatitidis*. Phylum *Ascomycota*. Familia *Onygenaceae*.

- Hongos dimórficos: aquellos que presentan dos formas diferentes, una forma filamentosa y otra, levaduriforme.

- Descripción: es un hongo dimórfico que produce blastomicosis en perro y en el hombre. *Blastomyces* en la naturaleza crece de forma filamentosa y se reproduce por conidios ovales o piriformes originados en conidióforos o directamente sobre hifas septadas.

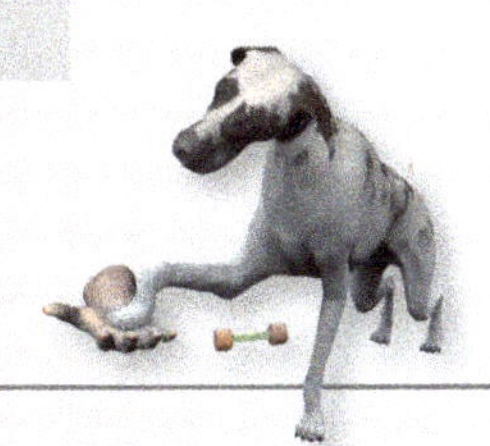

Figura 1

Blastomyces dermatitidis

Su transformación a levadura depende de la temperatura y los nutrientes, a temperatura corporal se transforma en levadura dentro de los tejidos, este cambio morfológico está controlado por un gen (*bys-1*). Su teleomorfo se denomina *Ajellomyces dermatitidis* y se reproduce sexualmente por ascosporas.

- Cultivo: la forma filamentosa crece a 25 °C en agar Sabouraud dextrosa, donde desarrolla colonias blancas algodonosas, la forma levaduriforme necesita 37 °C y presenta colonias redondeadas con tonalidad beis y aspecto arrugado.

- Enfermedad en animales: común en perros de Norteamérica y poco frecuente en gatos.

4.2.2 Epidemiología

- Distribución: se distribuye más frecuentemente por Norteamérica. También presente en la India, África y Oriente Medio. Es un microorganismo saprofito, se encuentra en suelos ácidos y húmedos con materia orgánica abundante.

- Contagio: inhalación de esporas que penetran por vía respiratoria y producen una lesión primaria en los pulmones.

- Modo de transmisión: vía respiratoria.

- Factores de riesgo: perros machos mayores de 4 años y tratamientos prolongados con antibióticos.

4.2.3 Diagnóstico clínico

La virulencia en gran medida se debe a un factor de adhesión denominado BAD1 (blastomyces adhesión) y a los componentes alfa y betaglucanos de la pared celular. Las esporas fúngicas penetran vía respiratoria y se transportan por sangre o por linfa, con la temperatura corporal se transforman en la fase de levadura.

En el perro, la forma más frecuente es la blastomicosis pulmonar con un cuadro debilitante crónico, la extensión del proceso puede quedar limitada a los pulmones y nódulos linfáticos o bien desarrollar una forma sistémica dependiendo de la respuesta inmunitaria del hospedador.

Signos generales:

- Anorexia, pérdida de peso, tos, disnea y, en ocasiones, artritis.

Signos específicos:

- Linfadenopatía periférica.

- Taquipnea.

- Aumento de ruidos pulmonares.

- Abscesos subcutáneos.

- Lesiones supurativas en la piel o mucosa oral.

- Conjuntivitis, queratitis, descarga ocular, uveítis y fotofobia.

- Endoftalmitis.

- Signos nerviosos.

4.2.4 Diagnóstico laboratorial

- Citología: a partir de aspirado traqueobronquial o lesiones cutáneas se observan levaduras redondeadas u ovales de 10-20 micrómetros, con interior basófilo y doble pared. Estos exudados o aspirados deben teñirse con azul de metileno o bien con la tinción de GIEMSA.

- Análisis sanguíneo: se observa anemia normocítica, leucocitosis moderada, hiperglobulinemia e hipoalbuminemia. A veces, se observa hipercalcemia.

- Histopatología: se observa lesión inflamatoria piogranulomatosa utilizando tinciones especiales como PAS o plata metenamina. Las levaduras se encuentran mezcladas con neutrófilos, macrófagos y células gigantes.

- Cultivos fúngicos: incubación en agar Sabouraud dextrosa 25-30 °C, aparecen colonias blancas y algodonosas que se vuelven a color marrón con el tiempo. A 37 °C en agar Infusión Cerebro Corazón con cisteína y sangre al 5 % se desarrollan colonias de levaduras de color beis y con aspecto arrugado.

- Identificación: tras la observación de ascosporas, micelio y características de las colonias, se puede identificar el hongo con una PCR a partir de cultivos o bien directamente sobre las muestras clínicas.

- Diagnóstico serológico: se puede utilizar ELISA o bien contrainmunoelectroforesis para detectar el aumento de anticuerpos en perros afectados.

4.2.5 Diagnóstico diferencial

Tabla 1
Hongos dimórficos asociados con perros, gatos y el hombre

	Blastomyces dermatitidis	*Coccidioides immitis*	*Histoplasma capsulatum*	*Sporothrix schenckii*
Enfermedad	Blastomicosis	Coccidioidomicosis	Histoplasmosis	Esporotricosis
Distribución	Regiones orientales de América del Norte La India, Oriente Medio	Regiones semiáridas del suroeste de EEUU, México, América Central y del Sur	Endémico en los valles de los ríos Missisipi y Ohio	Mundial, más frecuente en regiones tropicales o subtropicales
Hábitat	Suelos ácidos con abundante materia orgánica	Suelos desérticos en latitudes bajas	Suelos con heces de aves o murciélagos	Vegetación muerta, espinas de rosas, madera dañada
Hospedadores principales	Perro y hombre	Perro, caballo, gato y hombre	Perro, gato y hombre	Caballo, gato, perro y hombre
Localización lesiones	Pulmones Metástasis en piel y otros órganos			Piel y vasos linfáticos

Fuente: Quinn et al., 2018 modificada

4.2.6 Tratamiento

El tipo de tratamiento depende del tejido u órgano comprometido en el proceso. El tratamiento en perros y gatos es a base de itraconazol, combinado si es necesario con anfotericina B en las infecciones más graves o bien en perros que no pueden absorber medicamentos orales. Es necesario tener precauciones severas en el uso de la anfotericina debido a su nefrotoxicidad.

Itraconazol: 5 mg/kg, vía oral, intervalo de 24 horas durante 60 semanas.

4.2.7 Zoonosis

Enfermedad descrita por primera vez en el hombre a partir de lesiones cutáneas de un paciente de Filadelfia (EEUU), posteriormente se han descritos formas sistémicas casi siempre con afección pulmonar. Se presenta normalmente en varones adultos siendo hasta la fecha desconocida en niños. Si bien, la mayoría de los casos son asintomáticos se describen dos formas clínicas: pulmonar y extrapulmonar, la primera mucho más frecuente y normalmente asociada a la diseminación sistémica.

- *Blastomicosis pulmonar primaria.* Periodo de incubación medio de 45-50 días, los signos clínicos pueden ser muy variables, principalmente se observa pérdida de peso, tos, dolor costal, fiebre, lesiones cutáneas y hemoptisis. Como en otras micosis, la evolución depende de las características del individuo, de ahí que el curso sea muy variable. Puede evolucionar a tres formas distintas: (i) diseminación a otros órganos, (ii) curación completa sin evidencia residual en otros órganos y (iii) enfermedad pulmonar severa que puede presentar lesiones en la piel con fístulas y abscesos. El pronóstico puede ser favorable con curación espontánea o bien desarrollar focos en pulmón de tipo crónico. En individuos inmunocomprometidos o con factores externos desfavorables aparecen infecciones recidivantes e incluso la muerte.

- *Blastomicosis extrapulmonar.* i) Cutánea, consecuencia de una lesión primaria en la piel asociada a cualquier tipo de trabajo (veterinarios), pápulas que pueden evolucionar a pústulas. Pueden aparecer formas crónicas muy similares morfológicamente al carcinoma de piel. ii) Ósea, afectando principalmente a vértebras y costillas.

Bibliografía

- Acha, P.N., and Szyfrys, R. 2003. Zoonosis y enfermedades transmisibles comunes al hombre y a los animales. 3ª ed. Washington, D.C.: OPS, © 2003. 3 vol. (Publicación Científica y Técnica Nº. 580).

- Bentley R. T., Taylor, A.R., Thomovsky, S.A. 2018. Fungal Infections of the Central Nervous System in Small Animals Clinical Features, Diagnosis, and Management. *Vet Clin Small Anim*. 48: 63-83. http://dx.doi.org/10.1016/j.cvsm.2017.08.010.

- Bialek, R., Cirera, A.C., Hermann, T., Aepinus, C., Shearn-Bochsler, V.I., Legendre, A.M. 2003. Nested PCR assays for detection of Blastomyces dermatitidis DNA in paraffin-embedded canine tissue. *J Clin Microbiol*. 41 (1): 205-208.

- Brömel, C., and Jane, E. Sykes. 2005. Epidemiology, Diagnosis, and Treatment of Blastomycosis in Dogs and Cats. *Clin Tech Small Anim Pract*. 20: 233-239. doi: 10.1053/j.ctsap. 2005.07.004.

- Greene, C.E. 2012. Mycobacterial infections (Chapter 48), *In*: Infectious Diseases of Dog and Cat. Fourth Edition. Elsevier. ISBN: 978-1-4160-6130-4. PP: 495-520.

- Quinn, P.J., Markey, B.K., Leonard, F.C., FitzPatrick, E.S., Fanning, S. 2018. Capítulo 46. Hongos Dimórficos. *En*: Microbiología y enfermedades infecciosas veterinarias, 2ª ed. Editorial Acribia, S.A. ISBN.: 978- 84-200-1178-3. Pp: 479-486.

- Rubén López-Martínez and Luis Javier Méndez-Tovar. 2012. Blastomycosis. *Clinics in Dermatology*. 30: 565–572.

- Seitz, A.E., Younes, N., Steiner, C., Prevots, R. 2014. Incidence and Trends of Blastomycosis-Associated Hospitalizations in the United States. PLoS One. 9 (8): e105466. doi: [10.1371/journal.pone.0105466].

CAPÍTULO 4.3

CRIPTOCOCOSIS

Carmen Tarradas Iglesias

4.3.1 Etiología

Cryptococcus neoformans.

División: *Basidiomycota.*
Orden: *Tremellomycetes.*
Familia: *Tremellaceae.*

- Variedades: *Cryptococcus neoformans* var. *neoformans.*

- *Cryptococcus neoformans* var. *grubii.*

- *Cryptococcus gattii* (emergente).

- Descripción: levaduras redondeadas con diámetro de 3,5-8,0 micrómetros.

- Antígenos capsulares A, B, C, D y un híbrido AD.

- Cultivo: aerobiosis, Tª 30 °C, agar Sabouraud dextrosa + cloranfenicol (2 semanas).

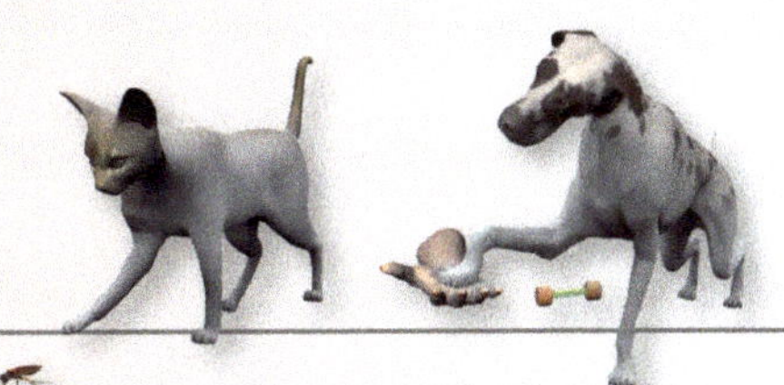

Figura 1

Cryptococcus neoformans

4.3.2 Epidemiología

- Tiene distribución mundial, infecta al hombre y a varios mamíferos incluyendo el perro y el gato; la prevalencia de la criptococosis en gatos, a diferencia con otras micosis sistémicas, es bastante superior.

- Importante la emergencia de *C. gatti.*

- Se han descrito algunos casos en caballos y ganado vacuno.

- Las variedades *grubii y neoformans* se aíslan de excrementos de palomas y otras aves y de suelo contaminado por deyecciones de donde el hongo aprovecha la creatinina. Las palomas excretan durante meses estos microorganismos sin padecer ninguna enfermedad. También se ha aislado a partir de árboles relacionados con la industria maderera.

- La cápsula le confiere su gran virulencia y resistencia a la desecación. A diferencia de otros hongos dimorfos, siempre se detecta la fase de levadura, la forma sexual solo se ha reproducido en infección experimental.

- Hospedadores naturales: palomas y otras aves.

- Modo de transmisión: inhalación de células de *C. neoformans* presentes en el polvo.

- Factores de riesgo: perros y gatos que conviven con palomas o sus excrementos. Existe cierta predisposición en las razas Dóberman, Pinscher, Pastor Alemán, Cocker Spaniel Americano, Gran Danés y Labrador. Para algunos autores, los Pastores Alemanes tienen predisposición genética que los hace más susceptibles a la criptococosis y a otras micosis sistémicas. En los gatos existe cierta predisposición en los machos jóvenes de raza siamesa.

- Las partículas más peligrosas para el contagio son las basidiospora.

4.3.3 Criptococosis canina

Signos inespecíficos

- Fiebre, pérdida de peso y letargo.

- Afección de las vías respiratorias altas de forma subclínica.

- Sintomatología respiratoria que pasa desapercibida.

Signos específicos: afecta a SNC y ojos

- Inclinación de la cabeza y nistagmo.

- Parálisis facial, paresia o paraplejía.

- Ataxia, movimientos circulares, convulsiones.

- Coriorretinitis granulomatosa, hemorragia retiniana.

- Pupilas dilatadas, neuritis óptica y ceguera.

- Lesiones cutáneas (20 %).

Pronóstico: los animales que sobreviven las dos primeras semanas de tratamiento suelen recuperase sin mostrar secuelas.

4.3.4 Criptococosis felina

Micosis sistémica más frecuente.

Factores predisponentes: infección con el virus de la leucemia felina (FeLV) o por el virus de la inmunodeficiencia felina (FIV).

Vía de entrada: esporas por inhalación.

Signos específicos

- Rinitis, descarga nasal abundante (uni/bilateral).

- Desarrollo de granulomas nasales.

- Puede pasar al SNC con depresión, ataxia e incoordinación.

- Ceguera periférica y alteraciones en la retina.

- Lesiones cutáneas.

4.3.5 Diagnóstico laboratorial

- Muestras: exudados, fluido cerobroespinal o biopsia.

- Tinciones de exudados nasales y cutáneos con azul de metileno o GRAM.

- Histología: capsula gruesa teñida con tinción de mucicarmín.

- Pruebas serológicas: aglutinación en látex/ELISA tres semanas post-infección.

- Aislamiento: Sabouraud a 25 y 37 °C, colonias blancas cremosas.

- PCR para diagnóstico de *C. neoformans*.

Tratamiento y prevención

Antimicóticos

Flucitosina (50-75 mg/kg/oral, 8 horas, 1-9 meses).

Anfotericina B (0,25-0,50 mg/kg/iv, 3/semana, hasta dosis acumulativa de 4-10 mg/kg).

Ketoconazol (5-15 mg/kg/oral, 12 horas, 6-10 meses).

Tratamiento quirúrgico

Extirpación de granulomas en cavidad nasal.

Control medioambiental

Evitar el contacto con heces de palomas.

Limpieza de palomares con cal hidratada e hidróxido sódico.

4.3.6 Zoonosis

Es una zoonosis poco frecuente y en la mayoría de las ocasiones los animales de compañía no son la fuente de infección para el hombre. Este se infecta al igual que perros y gatos por inhalación de esporas a partir de las deyecciones de palomas. Se puede afirmar que los animales de compañía no suponen ningún riesgo en el contagio de la enfermedad, aunque se hayan presentado casos aislados. Se ha demostrado mediante análisis de campo pulsado un caso de contagio al hombre a partir de aves de compañía e, igualmente, se ha descrito un caso esporádico de criptococosis producida por *C. gatti*, donde estaban implicados perros y gatos en una isla de Canadá (Vancouver).

Los cuadros clínicos coinciden normalmente con meningitis o meningoencefalitis precedida o no de una afección pulmonar. La infección pulmonar inicial puede curar espontáneamente, dar lugar una masa granulomatosa (criptococoma) o bien diseminarse por vía hemática. La meningitis criptocococica suele ser mortal si no se trata de forma adecuada. En Estados Unidos es una enfermedad relativamente frecuente en los pacientes con VIH y también puede aparecer en pacientes debilitados por otras enfermedades como tratamientos oncogénicos o por corticoides.

No hay una forma específica de prevenir la enfermedad, y el control se basa en evitar la exposición del hombre a deyecciones de palomas, eliminar bien los excrementos o, en su defecto, anular con agua o productos químicos la posible erupción de aerosoles. Es importante impedir el contacto de individuos inmunodeprimidos con palomas, perros o gatos que pueden ser portadores de estas levaduras.

Bibliografía

- Castellá G., M. L. Abarca, F. J. Cabañes. 2008. Criptococosis y animales de compañía. *Rev Iberoam Micol.* 25: S19-S24.

- Curbelo, J., J. M. Galván, J. Aspa. 2015. Actualización sobre Aspergillus, Pneumocystis y otras micosis pulmonares oportunistas. *Arch. Broncouneumol.* (51) 12: 647-653

- Greene, C.E. 2012. *In*: Infectious Diseases of Dog and Cat. Fourth Edition. Elsevier. ISBN: 978-1-4160-6130-4.

- Lester S. J., R. Malik, K. H. Bartlett, C. G. Duncan. 2011. Cryptococcosis: update and emergence of Cryptococcus gattii. *Vet Clin Pathol.* 40/1: 4-17. American Society for Veterinary Clinical Pathology.

- Quinn, P.J., Markey, B.K., Leonard, F.C., FitzPatrick, E.S., Fanning, S. 2018. Capítulo 45. Levaduras y especies asociadas, *En*: Microbiología y enfermedades infecciosas veterinarias, 2ª ed. Editorial Acribia, S.A. ISBN.: 978- 84-200-1178-3. Pp: 469-478.

- Singer L. M. Wieland M., C. Firacative, G. R. Thompson III, E, Samitz, J. E. Sykes. 2014. Antifungal Drug Susceptibility and Phylogenetic Diversity among *Cryptococcus* Isolates from Dogs and Cats in North Americ. *Clinical Microbiology*, Volume 52 Number 6, p. 2061–2070.

- Sykes, J.E., B.K. Sturges, M.S. Cannon, B. Gericota, R.J. Higgins, S.R. Trivedi, P.J. Dickinson, K.M. Vernau, W. Meyer, and E.R. Wisner. 2010. Clinical Signs, Imaging Features, Neuropathology, and Outcome in Cats and Dogs with Central Nervous System Cryptococcosis from California. *J Vet Intern Med.* 24:1427-1438.

CAPÍTULO 4.4

COCCIDIOIDOMICOSIS

Carmen Tarradas Iglesias

4.4.1 Etiología

División: *Ascomycota.*
Orden: *Onygenales.*
Familia: *Onygenaceae.*

- *Coccidioides immitis. Coccidioides posadasii.*

- Descripción: hongo bifásico, en tejidos desarrolla esférulas y en cultivos y suelo presenta forma filamentosa.

- Cultivo: tubos de agar Sabouraud dextrosa a 25 °C y 37 °C (colonias grises brillantes).

4.4.2 Epidemiología

- Cultivo muy peligroso, se debe utilizar cabina de seguridad biológica.

- Agente potencial de bioterrorismo.

- El primer caso se registró en Argentina en 1892 y actualmente destaca como la micosis endémica más importante de Norteamérica.

- La especie *C. immitis* es frecuente en zonas áridas o semiáridas. Endémica en Suroeste de EEUU y zonas de Centro y Sudamérica.

- Especie doméstica afectada perro y ocasionalmente équidos.

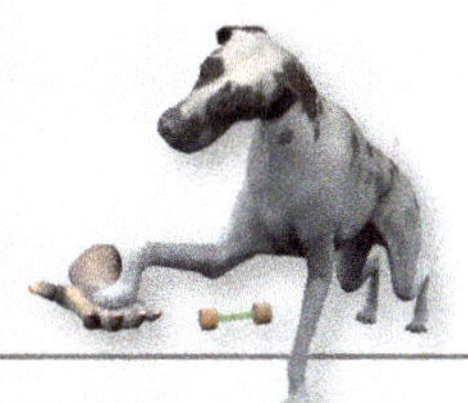

Figura 1

4.4.3 Diagnóstico clínico

- La historia clínica está unida a la zona endémica.

- Radiografía de tórax o de extremidades.

- Número elevado de animales asintomáticos.

- Animales con lesiones pulmonares.

- Otros signos:

  - Fiebre, tos persistente, debilidad, depresión y pérdida de peso.

  - Osteomielitis, cojeras y destrucción ósea.

  - Distribución generalizada (afección de piel).

4.4.4 Diagnóstico laboratorial

- Aislamiento: en agar Sabouraud dextrosa a 25 °C y 37 °C, colonias brillantes de color gris, con el tiempo se vuelven blancas y algodonosas.

- Identificación: visualización artroconidios (esférulas) forma de barril (KOH al 10 %).

- Confirmación:

  - Inmunodifusión de extractos acuosos con sueros específicos.

  - Sondas comerciales de ácido nucleico (PCR).

  - Región ITS de ADN ribosómico diferencia *C. immitis* y *C. posadasii*.

- Detección de anticuerpos: Fijación de complemento, ELISA, aglutinación látex.

- Prueba dérmica: demuestra exposición al hongo (coccidioidina).

4.4.5 Tratamiento

Tratamientos prolongados con antifúngicos, algunas veces dudosos al no poder predecir el éxito. El coste es muy elevado y pueden aparecer fenómenos de toxicidad. La decisión de prolongar el tratamiento depende del diagnóstico radiológico, títulos serológicos y avance de la enfermedad.

Antifúngicos

- Ketoconazol (5-15 mg/kg/oral, 12 horas, 8-12 meses).

- Itraconazol (5 mg/kg/oral, 12 horas, 8-12 meses).

- Fluconazol (5 mg/kg/oral, 12 horas, 8-12 meses).

- Anfotericina B (0,4-0,50 mg/kg/iv, 48-72 horas, 8-12 meses).

4.4.6 Inmunización

No se dispone de vacuna para prevenir la infección; se realizan estudios con antígenos purificados (prevalencia en zonas endémicas); los inmunomoduladores se utilizarán en el futuro.

4.4.7 Zoonosis

La coccidioidomicosis, también conocida como fiebre del Valle de San Joaquín o enfermedad de Posada, es una micosis profunda endémica de los desiertos de América, ocasionada por el hongo ascomiceto *Coccidioides*. La primera descripción se realizó en un soldado en Argentina (1892). El número de casos registrados ha ido incrementándose en las zonas endémicas considerablemente, de forma que en el año 2000 en Estados Unidos la enfermedad afectaba anualmente a más de 100.000 personas. Los *Coccidioides* spp. normalmente no se transmiten entre persona o animales, no obstante, existen informes aislados de casos transmitidos por mordida de animal o después del contacto con tejidos durante una necropsia, hay que respetar por tanto las medidas estándar de seguridad. Actualmente, se sugiere que los animales (por ejemplo, perro) actúan como diseminadores del agente y perpetúan su permanencia en el ambiente.

Se presenta a cualquier edad, en niños y ancianos el pronóstico es más desfavorable, los hombres son más susceptibles a la enfermedad que las mujeres (4:1). Es uno de los hongos más virulentos para la especie humana, la infección se produce por inhalación de polvo donde van suspendidas las artroconidias que una vez en el tejido pulmonar se transforman en esférulas con respuesta inflamatoria del tejido.

Se ha descrito una coccidioidomicosis primaria que puede ser pulmonar o cutánea. La forma pulmonar es la más frecuente y en ocasiones es totalmente asintomática pero positiva a la intradermorreacción. Cuando se presentan síntomas al inicio son muy parecidos a la gripe, fiebre moderada, escalofríos, apatía, tos y dolor costal. En el estado agudo, las imágenes radiológicas son muy similares a la tuberculosis y neumonía bacteriana. La forma cutánea primaria es muy poco frecuente y aparece después de un contagio a través de lesiones o heridas en la piel.

La coccidioidomicosis denominada progresiva es secundaria a un foco pulmonar primario y se presenta como forma pulmonar persistente, meníngea o cutánea y suele tener un pronóstico muy grave con muerte de la mayoría de los individuos. Existe una forma generalizada o diseminada que puede aparecer meses o años después de una infección primaria y solo se presenta en personas inmunodeprimidas (VIH, tratamientos corticoides, diabéticos o personas con cáncer).

El diagnóstico de esta enfermedad está directamente asociado a las zonas endémicas. Se deben realizar pruebas micológicas (cultivo en tubo), serológicas (precipitación, aglutinación, FC y ELISA) y pruebas de intradermorreacción con la coccidioidina aplicando vía intradérmica 1 cc y lectura a las 48-72 horas.

Se puede tratar con anfotericina B a dosis de 0,25 a 0,75 mg/kg/día y azoles como el ketoconazol e itraconazol (200 a 400 mg/día vía oral). El fluconazol es otro de los derivados triazólicos, particularmente muy útil en pacientes muy sintomáticos. La dosis eficaz diaria es de 800 mg/día. Actualmente, se han empezado a utilizar dos triazoles de segunda generación: voriconazol y posaconazol.

Bibliografía

- Baptista Rosas R.C y Meritxell Riquelme. 2007. Epidemiología de la coccidioidomicosis en México. *Rev Iberoam Micol.* 24: 100-105

- Greene, C.E. 2012. *In*: Infectious Diseases of Dog and Cat. Fourth Edition. Elsevier. ISBN: 978-1-4160-6130-4.

- Quinn, P.J., Markey, B.K., Leonard, F.C., FitzPatrick, E.S., Fanning, S. 2018. Capítulo 46. Hongos dimórficos, *En*: Microbiología y enfermedades infecciosas veterinarias, 2ª ed. Editorial Acribia, S.A. ISBN.: 978- 84-200-1178-3. Pp: 479-486.

- Sánchez-Saldaña L., Cabanillas-Becerra J. J. 2010. Infecciones micóticas sistémicas o profundas: Coccidioidomicosis. *Dermatol Perú*. Vol 20 (1). Pp: 1-9.

- Sutton DA. 2007. Diagnosis of coccidioidomycosis by culture: safety considerations, traditional methods, and susceptibility testing. *Ann N Y Acad Sci.* 1111: 315-25.

- The Center for food Security and Public Health. 2010. Coccidioidomicosis. Iowa States University.Pp:1-10.

CAPÍTULO 4.5

DERMATOFITOSIS

Carmen Tarradas Iglesias

4.5.1 Etiología

División: *Ascomycota*.

Orden: *Onygenales*.

Familia: *Arthrodermataceae*.

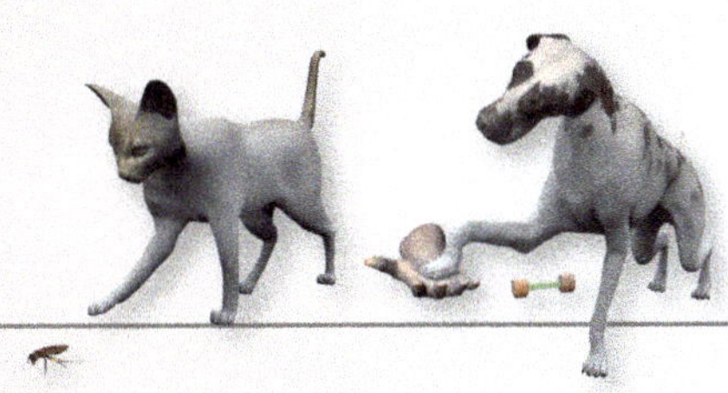

Figura 1

Microsporum spp.

- Los dermatofitos son un grupo de hongos septados, clasificados antiguamente como hongos imperfectos. Tienen dos estadios distintos, un estadio anamorfo asexual, que es la forma patógena para los animales, y un estadio teleomorfo con reproducción sexual incluido actualmente en el género *Arthoderma*. Los dermatofitos más conocidos en su estadio anamorfo son los géneros *Microsporum*, *Trichophyton* y *Epidermophyton*, este último principalmente patógeno para el hombre.

- Descripción: la dermatofitosis es una micosis superficial producida por hongos dermatofitos que afecta a los tejidos queratinizados: piel, estrato corneo y uñas. En la actualidad se puede considerar una zoonosis emergente y un problema sanitario de primer orden, debido al fácil contagio en el entorno familiar sobre todo en individuos inmunodeprimidos. En animales de compañía (perros y gatos), la enfermedad está causada por los géneros *Microsporum* y *Trichophyton*. Los dermatofitos se clasifican atendiendo a su hábitat natural en tres grandes grupos:

- **Antropofílicos:** afectan principalmente al hombre, pero son capaces de infectar también a animales, *Microsporum audouinii* y *Epidermophyton* spp. principalmente.

- **Zoofílicos:** son patógenos de especies animales, aunque ocasionalmente afectan al hombre, los más frecuentes *Microsporum canis*, *Trichophyton mentagrophytes*, *T. verrucosum* y *T. equinum*. Los animales portadores de hongos zoofílicos son la principal fuente de infección para el hombre.

- **Geofílicos:** viven en el suelo y solo ocasionalmente infectan al hombre y a otras especies animales como *Microsporum gypseum*.

- Características morfológicas y culturales: se utiliza morfología y color de la colonia además de la forma y tamaño de los macroconidios (Tabla 1).

Tabla 1
Aspecto de las colonias y características de cultivo

Dermatofito	Aspecto de la colonia en agar Sabouraud	Morfología de macroconidios y clamidosporas	observaciones
Microsporum canis	Anverso: blanco o beis con halo naranja brillante. Reverso: anaranjado amarillento o marrón amarillento.	Macroconidio fusiforme, rugoso de pared gruesa, hasta con 15 septos.	Tamaño colonias hasta 50 mm (10 días).
M. gypseum	Anverso: beis o canela con borde blanquecino y polvoriento. Reverso: beis a marrón rojizo.	Macroconidio forma de barca, rugoso, de pared delgada, hasta con 6 septos.	Tamaño colonias hasta 50 mm (10 días) Olor a ratón.
Trichophyton mentagrophytes	Anverso: crema o beis pulverulento. Reverso: de beis tostado a marrón oscuro.	Macroconidios en forma de cigarro puro, lisos de pared delgada, hasta con 7 septos.	Colonias hasta 30 mm. Ureasa positivo. Crece bien a 37 °C.
T. verrucosum	Anverso: blanco aterciopelado. Reverso: blanco o beis pálido.	Clamidosporas en cadena, macroconidos muy escasos.	Crecimiento lento, colonia max de 10 mm (20 días). Necesita Tiamina e Inositol.

(Fuente: Quinn et al., 2018 modificada)

4.5.2 Epidemiología

- Distribución mundial.

- Los dermatofitos crecen mejor en un ambiente cálido y húmedo. Más comunes en regiones tropicales y subtropicales.

- Modo de transmisión y contagio: el contagio puede ser directo por contacto con la piel infectada o bien por contacto indirecto mediante fómites contaminados capaces de vehicular las artrosporas.

- Los animales adultos pueden funcionar como portadores subclínicos.

- Factores de riesgo: la presentación de la enfermedad está condicionada a ciertas características medioambientales como calor, humedad y una piel dañada y/o higiene deficiente. Por otro lado, la mayoría de los autores afirma que los brotes clínicos son más frecuentes en animales jóvenes e inmunodeprimidos.

- Los gatos de raza persa parecen tener una predisposición genética a presentar micetomas en las infecciones por dermatofitos.

4.5.3 Diagnóstico clínico

Debido a su frecuencia e importancia en Salud Pública, se deben incluir en el diagnóstico diferencial de las dermatitis en animales de compañía (perros y gatos). La presentación de prurito es muy variable, totalmente ausente o con bastante intensidad.

Perro

Se presentan con gran variedad de lesiones en la piel, de ahí que esté incluida en la mayoría de diagnósticos diferenciales de las enfermedades dermatológicas. Dentro de las especies asociadas a la dermatofitosis en perros, *M. canis* es el responsable de más del 90 por ciento de las dermatofitosis diagnosticadas. Las prevalencias encontradas son muy variables y en muchas ocasiones tienen un carácter autolimitante. Una vez en la piel, las esporas pueden desprenderse de forma mecánica o bien permanecer sin producir síntomas (portadores asintomáticos), si existen condiciones idóneas germinan adheridas a los queratinocitos y penetran en el estrato córneo invadiendo los folículos pilosos.

Signos generales

- Existencia o no de prurito.

- Morfología y distribución de las lesiones, faciales, en extremidades o bien generalizadas.

- Áreas anulares de alopecia focal o multifocal, son lesiones características con componente inflamatorio variable, la piel puede aparecer eritematosa o hiperpigmentada, con pápulas o pústulas foliculares, descamación variable o formación de costras. Se denomina querion dermatofítico a una respuesta inflamatoria, anular, granulomatosa, prominente y alopécica que se presenta normalmente en cara y extremidades.

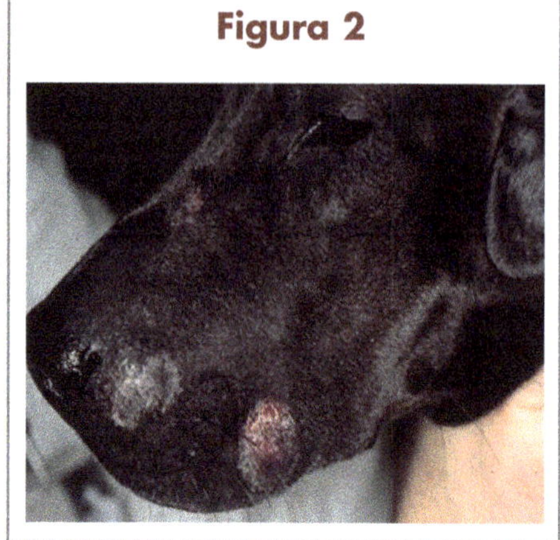

- La foliculitis/forunculosis más frecuente en puente nasal y/o extremidades es otra presentación poco frecuente en perro y muy similar a la pioderma estafilocócica.

- Las formas generalizadas aparecen como extensas zonas de alopecia difusa y descamativa, asociada a procesos severos de inmunosupresión.

Gato

La mayoría de las infecciones en gatos están producidas por *M. canis*. Se presenta normalmente como una alopecia diseminada de tipo irregular, también se pueden observar lesiones anulares con alopecia y descamaciones. Es frecuente que en los gatos afectados se observe onicomicosis y dermatitis granulomatosa. La dermatitis miliar y los pseudomicetomas son lesiones características de *M. canis* en la dermatofitosis felina. Las prácticas de aseo diario propio de los gatos pueden favorecer la diseminación por toda la superficie corporal.

4.5.4 Diagnóstico laboratorial

Al no existir prueba considerada como *gold standard*, se utilizan técnicas de diagnóstico complementarias. Es importante realizar una buena anamnesis recogiendo datos epidemiológicos como edad del animal, procedencia, lesiones en personas o animales que conviven y antecedentes. Para la toma de muestras se realiza un raspado de la lesión o bien se toman pelos sueltos después de un cepillado profundo.

- **Examen con lámpara de Wood** (lámpara de luz ultravioleta): se considera de utilidad para realizar un examen rápido, aunque presenta muchas limitaciones. El diagnóstico positivo consiste en la aparición de una fluorescencia verdosa al examinar el pelo de un animal sospechoso, se basa en la detección de metabolitos fluorescentes producidos por algunas cepas de *Microsporum canis*. Aunque no todas las infecciones producen fluorescencia (50-70 %).

- **Examen directo del pelo:** este diagnóstico está basado en la observación de las hifas y las esporas extotricas. Se realiza un lavado con hidróxico potásico al 10-20 % para observar las formas micelares y tipo de esporas, esta visualización en fresco necesita personal experimentado. Los conidios se visualizan muy bien tiñendo la preparación en fresco con lactofenol.

- **Histopatología:** se puede realizar una biopsia cutánea en cultivos dudosos y en lesiones atípicas como pseudomicetomas, querion y cuadros muy ulcerativos. Los cortes histológicos se pueden teñir con PAS o con la tinción de plata metenamina.

- El **crecimiento en cultivo** de los dermatofitos complementa las técnicas anteriores, se puede utilizar distintos medios de cultivo, agar glucosado Sabouraud con antimicrobianos (cloranfenicol, gentamicina, tobramicina) o antifúngicos (cicloheximida) para inhibir el crecimiento de bacterias y otros hongos contaminantes. También se utiliza el DTM (*Dermatophyte Test Medium*) con rojo fenol como indicador de pH cuando crece el dermatofito. Se puede utilizar también el agar Trichophyton, adicionando distintos factores de crecimiento (tiamina, inositol o ácido nicotínico) para diferenciar entre las principales especies del género. La temperatura de incubación 22/37 °C también puede ser un factor diferenciador. Las placas se examinan 2 veces a la semana durante al menos 5 semanas.

- **Identificación:** se utilizan distintas pruebas químicas para la identificación de dermatofitos, la prueba de la ureasa sirve para diferenciar *Trichophyton mentagrophytes* (ureasa positiva) y *Trichophyton rubrum* (ureasa negativa). La detección del ADN mediante técnicas de PCR puede ayudar a conseguir un diagnóstico certero, pero una muestra PCR+ no necesariamente indica infección activa, una dermatofitosis tratada con éxito puede dar posteriormente resultado positivo con esta técnica.

4.5.5 Tratamiento

Tratamiento local o tópico

Se recomienda la aplicación dos veces a la semana de azufre de cal, enilconazol o un champú de miconazol/clorhexidina. Se recomienda el rasurado del pelo, especialmente si las lesiones son extensas. También se puede aplicar con precaución productos con peróxido de hidrógeno o bien champús con climbazol y terbinafina, sometidos actualmente a estudios de investigación para conocer su eficacia.

Tratamiento generalizado

Es muy frecuente que los animales afectados tengan procesos autolimitantes. Los tratamientos con itraconazol (no compuesto) y terbinafina son los más eficaces y seguros para tratar la dermatofitosis en perros. La griseofulvina es eficaz, pero tiene efectos secundarios bastante tóxicos. Una vez iniciado el tratamiento, se deben realizar cultivos de control una vez al mes, se suspende el tratamiento tras dos cultivos negativos consecutivos. Cuando no se pueden realizar controles, el tratamiento se debe ampliar hasta 10 semanas.

Tabla 2
Productos utilizados en la dermatofitosis de perros y gatos

Antifúngico	Grupo	Dosis y posología	Uso	Efectos secundarios
Itraconazol	Imidazol	5 mg/kg/24 h	Perros y gatos. Semanas alternas.	No en gestación.
Ketoconazol	Imidazol	5 mg/kg/12 h	No registrado en gatos (algunos países). Administrar con alimento.	No en gestación. Síntomas secundarios (vómitos, diarrea, anorexia). Hepatotóxica.
Griseofulvina	Polieno	25 mg/kg/12 h micronizada. 5 mg/kg/12 h ultramicronizada.	No utilizada en varios países de Europa. Alimento rico en grasas.	No en gestación, alteraciones gastrointestinales.

Control ambiental

Se recomienda realizar una limpieza profunda con hipoclorito sódico al 0,5 % de todo el material que ha estado en contacto con el animal afectado, así como aspirar los pelos y trozos de piel que queden por el suelo. Las camas contaminadas deben quemarse y eliminar cualquier resto de pelo o piel que quede en el habitáculo. Separación absoluta entre animales infectados y animales sanos para evitar nuevas infecciones.

En la actualidad se están desarrollando vacunas frente a dermatofitos aprobadas en algunos países europeos; son vacunas vivas multiespecíficas sin resultados concluyentes. Las vacunas antifúngicas no protegen contra la exposición, pero se pueden considerar una terapia complementaria bastante útil.

Se debe realizar un *plan de prevención* a largo plazo que incluya fundamentalmente un procedimiento de cribado a la entrada de la colonia con inspección clínica profunda, vacunación frente a las principales patologías y tratamiento parasitario. Posteriormente, se realiza un examen con la lámpara de Wood y cultivo micológico y se mantienen los animales aislados hasta tener resultados negativos de las pruebas diagnósticas. El recuento de las colonias de dermatofitos en los cultivos indicará el carácter de portador o de animal infectado, este último se tratará durante varios días y cuando coinciden dos resultados negativos se puede introducir el animal en la colonia

4.5.5 Zoonosis

En el hombre, las dermatofitosis se conocen como "tiña" y su nombre hace referencia a la región corporal involucrada. Tienen distribución mundial y son bastante comunes, pero la verdadera prevalencia de cada especie no se conoce con exactitud al ser una enfermedad no notificable.

Figura 3

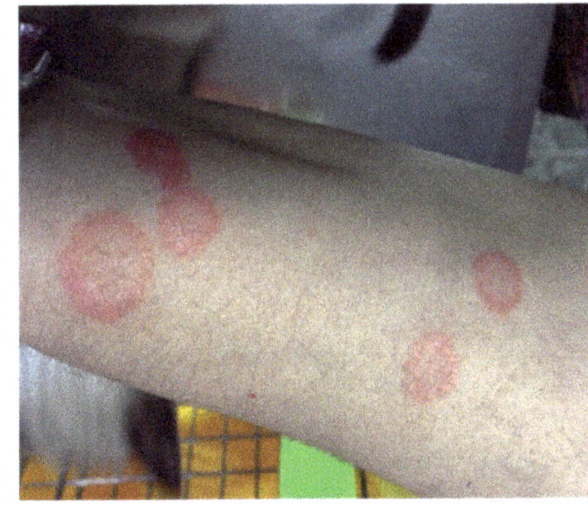
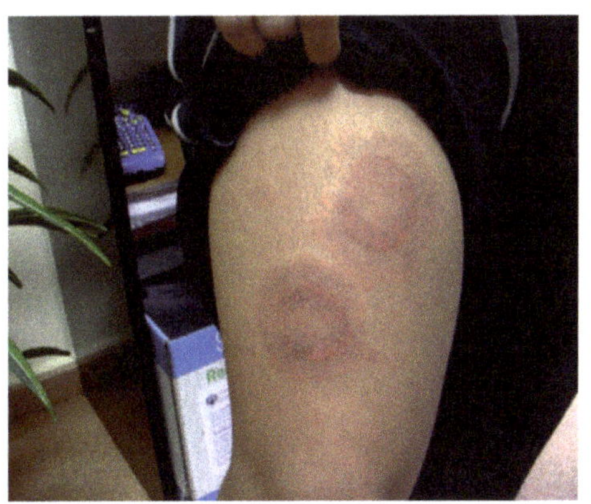

El contagio se produce por el contacto con pelos infectados. Los casos están asociados a mala higiene y en general es más frecuente en individuos más jóvenes. Los dermatofitos crecen solo en tejidos queratinizados como el cabello, las uñas, la capa externa de la piel; el hongo comúnmente detiene su propagación cuando entra en contacto con células vivas o áreas de inflamación. Las membranas mucosas no se ven afectadas.

Los signos clínicos en el hombre van a variar dependiendo de la región afectada, el prurito es el síntoma más frecuente. Las lesiones de la piel, en general, se caracterizan por una inflamación que es más grave en los bordes, con eritema, descamación y, ocasionalmente, la formación de ampollas. Algunas veces se observa un centro más claro que ocasiona la formación de la clásica lesión de la "tiña", redondeada con bordes gruesos y depilación en el centro de la lesión. Puede originarse pérdida del cabello en cuero cabelludo y rostro. La tiña capitis es más frecuente en niños varones, la enfermedad se inicia con una pápula, los cabellos se vuelven quebradizos y la infección avanza de forma periférica dejando placas escamosas de calvicie, cuando interviene *M. canis* en individuos sanos la enfermedad normalmente cura sin dejar ningún tipo de secuelas. La tiña supurativa de la piel normalmente está producida por *T. mentagrophytes*, produce lesiones con forma anular con bordes levantados que aparecen normalmente en la cara, muñecas y pies. En pacientes inmunodeprimidos (sida), ambos dermatofitos producen lesiones de tipo generalizado difíciles de curar. Se recomienda tratamiento con azoles durante al menos 3-4 semanas.

Debería informarse a los propietarios sobre los riesgos de la infección por dermatofitos, no solamente sobre el riesgo para ellos sino para todas aquellas personas que estén en contacto con sus animales. Para conseguirlo, se podrían facilitar folletos informativos en las clínicas veterinarias, en tiendas de mascotas y editar pósteres o páginas web. La tenencia responsable de gatos y perros podría eliminar problemas de salud pública como estos.

Bibliografía

- Acha, P.N., and Szyfrys, R. 2003. Zoonosis y enfermedades transmisibles comunes al hombre y a los animales. 3ª ed. Washington, D.C.: OPS, © 2003. 3 vol. (Publicación Científica y Técnica Nº. 580).

- Bond Ross. 2010. Superficial veterinary mycoses. *Clinics in Dermatology*. 28: 226-236.

- Cabañes Sáez, Javier. 2001. Identificación de hongos dermatofitos. Capítulo 12. Revista iberoamericana de micología. ISBN: 84-607-3050-6.

- Greene, C.E. 2012. Enfermedades Micóticas (Chapter 56), In: Infectious Diseases of Dog and Cat. Fourth Edition. Elsevier. ISBN: 978-1-4160-6130-4. PP. 495-520.

- Guía Consejo Europeo para el Control de las Parasitosis de los Animales de Compañía (ESCCAP) Nº 2. Control de las micosis superficiales en perros y gatos. The News Studio, Portland Road Malvern, Worcestershire, WR14 2TA, Gran Bretaña.

- López, María Florencia, Diego Grilli, Stella Degarbo, Graciela Arenas y Adriana Telechea. 2012. Frecuencia de dermatofitos en una muestra de felinos del área urbana del Gran Mendoza, Argentina. *Revista Americana de Micología*. 29(4): 238–240.

- Mattei A.S., M. A. Beber and I. M. Madrid. 2014. Dermatophytosis in Small Animals. SOJ *Microbiol Infect Dis* 2(3): 1-6. DOI: http://dx.doi.org/10.15226/sojmid/2/3/00124.

- Moriello, K. A., K. Coyner, S. Paterson and B. Mignon. 2017. Diagnosis and treatment of dermatophytosis in dogs and cats. Veterinary Dermatology published by JohnWiley & Sons Ltd on behalf of the ESVD and ACVD, 28: 266-e68. DOI: 10.1111/vde.12440.

- Ocaña C, Zurutuza I, Valdivielso P. Dermatofitosis en animales de compañía: riesgo zoonótico. *Europolis Veterinaria* 2010; 10-22.

- Quinn, P.J., Markey, B.K., Leonard, F.C., FitzPatrick, E.S., Fanning, S. 2018. Capítulo 43. Dermatofitos. En: Microbiología y enfermedades infecciosas veterinarias, 2ª ed. Editorial Acribia, S.A. ISBN.: 978- 84-200-1178-3. Pp: 456-468.

CAPÍTULO 4.6

ESPOROTRICOSIS
(ENFERMEDAD DE LOS CULTIVADORES DE ROSAS)

Carmen Tarradas Iglesias

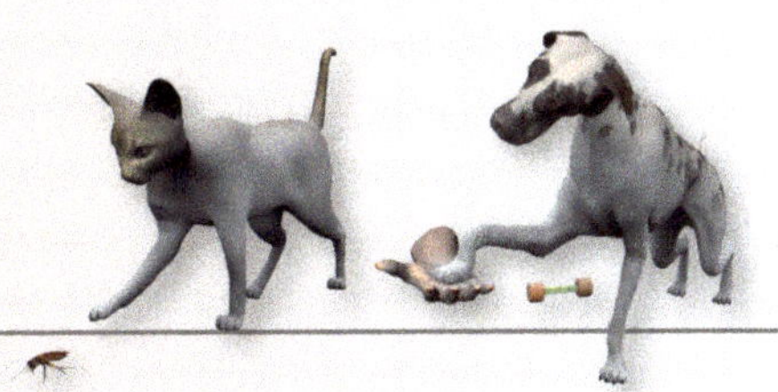

4.6.1 Etiología

Complejo *Sporothrix schenckii*:
S. albicans, S. brasiliensis, S. mexicana, S. globosa, S. luriei, S. schenckii sensu stricto y *S. chilensis.*

División: *Ascomycota.*
Clase: *Sordariomycetes.*
Familia: *Ophiostomataceae.*

- Descripción: hongo dimórfico, micelio crece a 28 °C y levadura a 37 °C.

- Cultivos:

  - Hongo: Sabouraud + Cloranfenicol/Cicloheximida produce colonias pequeñas sin micelio algodonoso aéreo. El color es variable dependiendo de la especie (desde blanco a gris o negro).

  - Levadura: agar infusión cerebro corazón (BHI), atmósfera de CO_2, con 5 % de sangre durante 7-10 días. Desarrolla colonias levaduriformes de tonalidad blanca o beis.

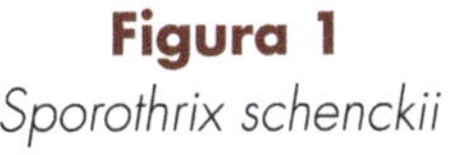

Figura 1
Sporothrix schenckii

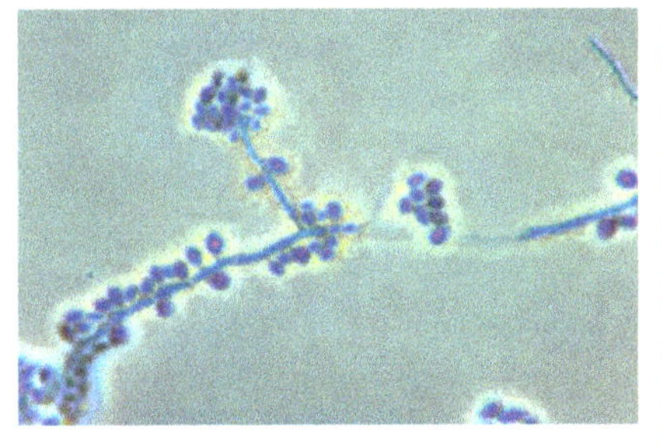

4.6.2 Epidemiología

- El primer caso de esporotricosis fue comunicado por Benjamin Schenck en el Hospital John Hopkins de Baltimore, en 1898.

- La enfermedad es cosmopolita y se desarrolla comúnmente en los climas cálidos de todos los continentes.

- Especies afectadas: caballos, gatos, perros y hombre.

- Saprofito de la vegetación en descomposición, madera y paja.

- Contagio: inoculación o introducción a través de la piel, erosiones o heridas.

Figura 2

Factores de patogenicidad de *S. schenckii* *(Barros et al., 2011)*

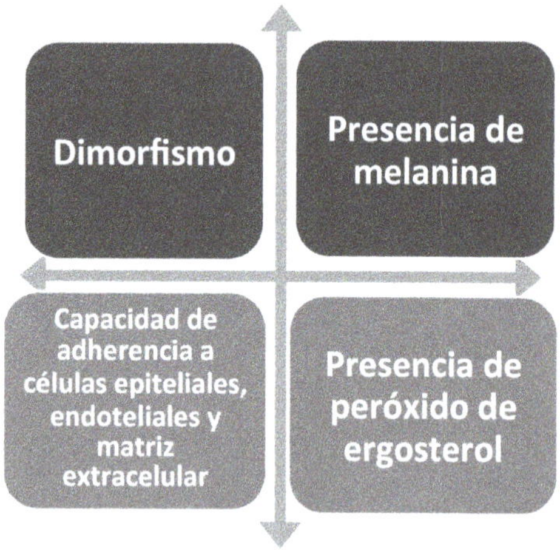

4.6.3 Diagnóstico clínico

Perros

La esporotricosis es una enfermedad crónica cutánea o linfocutánea.

Normalmente aparece localmente después de un trauma o lesión:

- Inicialmente una pápula en punto de inoculación.

- Progreso a lo largo de cadena ganglionar.

- Diseminación muy poco frecuente.

Lesiones cutáneas múltiples

- Lesiones nodulares en tronco o cabeza.

- Los nódulos pueden estar ulcerados.

- Alopecia, exudado purulento y costras.

- La forma cutáneo-linfática desarrolla nódulos en zonas distales.

- Muy rara la generalización.

Gatos

Es mucho más frecuente que en los perros.

Contagio a partir de peleas, traumas de diversa índole o iatrogénica.

Signos más frecuentes

- Lesiones en la nuca, cuello o extremidades.

- Exudado purulento con ulceras y costras.

- Áreas extensas de necrosis en las orejas.

- Diseminación sistémica en inmunodeprimidos (VIF, VLeF).

- Forma cutánea diseminada.

4.6.4 Diagnóstico laboratorial

- Muestras: lesión supurativa.

- Es muy frecuente las infecciones bacterianas (*Staphylococcus intermedius*).

- Visualización de levaduras en lesión con forma de cigarro en azul de metileno.

- Cultivos: Sabouraud y BHI.

- Histología: muestras coloreadas con HE/PAS.

- Pruebas serológicas: aglutinación látex, IDGA y ELISA.

- Pruebas moleculares: PCR, Nested-PCR, RFLP-PCR y T3B *fingerprinting*.

4.6.5 Diagnóstico diferencial

Se debe sospechar de una esporotricosis cuando hay lesiones compatibles y con tratamientos antibióticos no remiten las lesiones. La demostración micológica mediante cultivo continúa siendo el *patrón de oro* para el diagnóstico de esta enfermedad.

Diferenciar leishmaniosis, criptococosis, micobacteriosis, coccidioidomicosis, blastomicosis y neoplasias.

4.6.6 Tratamiento y prevención

Antimicóticos

- Ketoconazol e itraconazol (5 mg/kg/oral, 12 horas, 4-8 semanas).

- Esporotricosis linfocutánea: itraconazol (100-200 mg/día, 6 meses).

- Fluconazol (400 mg/día, 6 meses).

- Ketoconazol (15 mg/kg, 12 horas, 1 mes).

- En forma diseminada Anfotericina B + inhibidores de la melanina.

Resistencias

Se han encontrado resistencias del complejo *Sporothrix schenckii* a los antifúngicos de primea elección (Anfotericina B y al grupo de los azoles). Se prueban actualmente la utilización de otros productos orgánicos como el farnesol.

4.6.7 Zoonosis

La esporotricosis se considera una enfermedad ocupacional, se presenta con más frecuencia en campesinos, agricultores y jardineros, ya que el hongo se encuentra en la tierra y en material vegetal fresco o seco. El contagio de animales a personas es bastante difícil, se produce por contacto con las heridas o exudados de animales infectados. Como la esporotricosis felina es mucho más frecuente que la canina, los gatos se consideran los animales que pueden transmitir la enfermedad al hombre. El período de incubación puede variar de 3 semanas a 3 meses.

La forma clínica más común es la linfocutánea (70 %), se caracteriza por lesiones nodulares eritematosas violáceas, que en ocasiones se pueden ulcerar drenando un material purulento, posteriormente, se

Figura 3

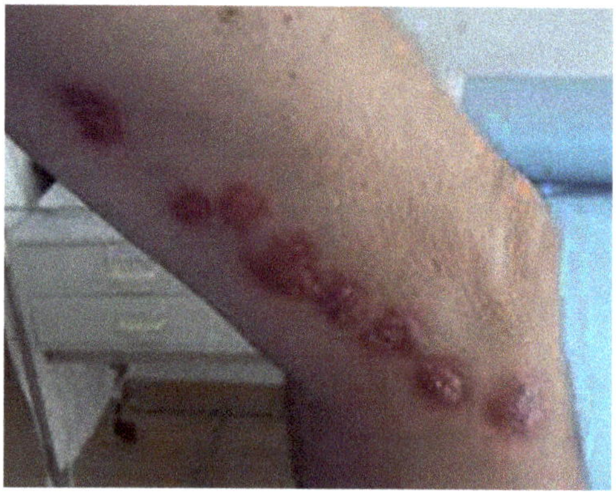

Fuente: http://www.infectologia.edu.uy/images/

desarrollan lesiones nodulares con patrón de distribución lineal a lo largo de los vasos linfáticos, pudiendo llegar a comprometer los nódulos linfáticos regionales. Comúnmente, el estado general del paciente no se ve afectado. Las formas diseminadas, que son raras, pueden dar lugar a localizaciones en diferentes órganos, sobre todo, en huesos y articulaciones (80 % de las formas extracutáneas), como también en la boca, nariz, riñones y el tejido subcutáneo.

Es poco frecuente la transmisión por la inhalación del hongo a través del tracto respiratorio superior, desarrollando neumonitis granulomatosa y diseminación hematógena. La mayoría de estas infecciones responden a itraconazol y terbinafina, pero se necesitan ensayos clínicos adicionales para definir el tratamiento óptimo.

Bibliografía

- Gaviria-Giraldo CM, Cardona-Castro N. 2017. Esporotricosis y cromoblastomicosis: revisión de literatura. *Rev CES Med.* 31(1): 77-91. DOI: http://dx.doi.org/10.21615/ cesmedicina.31.1.8. ISSN 0120-8705 e-ISSN 2215-9177.

- Greene, C.E. 2012. *In*: Infectious Diseases of Dog and Cat. Fourth Edition. Elsevier. ISBN: 978-1-4160-6130-4.

- Martínez Cepeda GE. 2016. Esporotricosis en caninos y felinos: hallazgos clínicos, métodos de diagnóstico y tratamiento. *Analecta Vet.* 36 (1): 30-39. Impresa ISSN 0365514-8 Electrónica ISSN 1514-2590.

- Quinn, P.J., Markey, B.K., Leonard, F.C., FitzPatrick, E.S., Fanning, S. 2018. Capítulo 46. Hongos dimórficos, *En*: Microbiología y enfermedades infecciosas veterinarias, 2ª ed. Editorial Acribia, S.A. ISBN.: 978- 84-200-1178-3. Pp: 479-486.

CAPÍTULO 4.7

HISTOPLASMOSIS (ENFERMEDAD DE DARLING)

Carmen Tarradas Iglesias

4.7.1 Etiología

División: *Ascomycota*.

Clase: *Euascomycetes*.

Familia: *Onygenaceae*.

- *Histoplasma capsulatum* estado ana-morfo.

- Tres variedades: *Hc* var. *capsulatum*, var. *duboisii* y var. *farciminosum*.

- Descripción: hongo dimórfico, micelio crece a 25-30 °C y levadura a 37 °C.

- Cultivo:

  - Hongo: Sabouraud dextrosa produce colonias pequeñas con micelio algodonoso aéreo. Colonias de color blanquecino a beis. Macroconidios con forma de girasol.

  - Levadura: agar infusión cerebro corazón (BHI), con cisteína y 5 % de sangre. Desarrolla colonias levaduriformes de color crema, redondeadas y mucosas.

- La fase micelial pasa *a levadura en el torrente circulatorio*.

- Descrita por primera vez por Samuel Darling (1905).

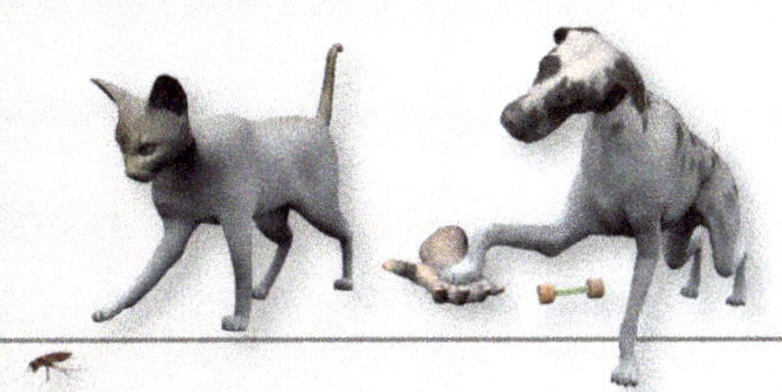

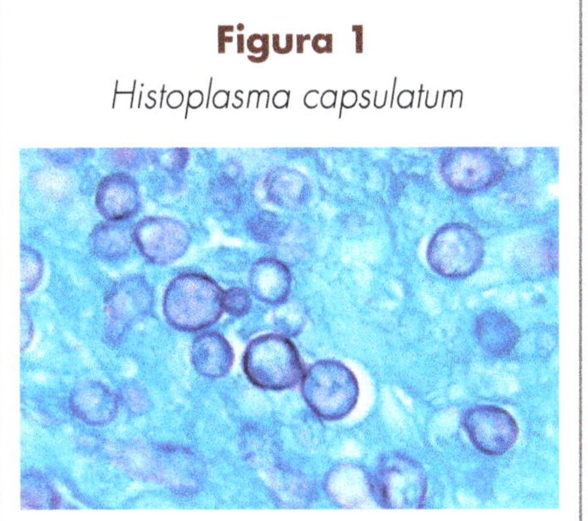

Figura 1

Histoplasma capsulatum

4.7.2 Epidemiología

- Distribución mundial y endémica en zonas tropicales, subtropicales y templadas de América y África.

- Nicho ecológico: materia orgánica en descomposición.

- Animales sensibles: perros y gatos < 4 años.

- Vía de contagio: inhalación de conidios en el ambiente.

4.7.3 Diagnóstico clínico

Aunque la diseminación del agente puede afectar a cualquier sistema, los órganos más afectados en perros son: pulmones, tracto gastrointestinal, nódulos linfáticos, hígado, bazo, médula ósea, ojos y glándulas adrenales.

Muchos casos resultan asintomáticos.

Signos clínicos

- Periodo incubación 15-16 días.

- Inapetencia, pérdida de peso y fiebre.

- Fase primaria reacción pulmonar o cutánea:

    - Tos, disnea y ruidos pulmonares.

    - Lesiones nodulares o ulcerosas en piel (raro).

- Fase progresiva con diseminación generalizada con afección gastrointestinal:

    - Diarreas con tenesmo, moco y sangre fresca en heces.

    - Hepatomegalia, esplenomegalia, ictericia y ascitis.

4.7.4 Diagnóstico laboratorial

- Muestras: aspirados y exudados.

- Tinción: levaduras teñidas con GIEMSA en el interior de macrófagos.

- Cultivo: Sabouraud glucosa + antibiótico (15-21 días/28 °C), micelio algodonoso blanco. Agar Infusión Cerebro Corazón (37 °C-48-72 horas) colonias de levaduras color blanco-rosado. Rigurosas medidas de bioseguridad, no en práctica clínica.

- Histología: PAS, fúngica de Gridley y metenaminargéntica de Gomori. Focos piogranulamatosos con formas levaduriformes/detección ADN fúngico en cortes histológicos.

- Pruebas dérmicas: inoculación de histoplasmina, comprueba exposición al hongo.

- Pruebas serológicas: inmunodifusión en gel de agar.

- Pruebas moleculares: PCR anidada, RT-PCR.

4.7.5 Tratamiento y prevención

Antimicóticos

- Ketoconazol (5-15 mg/kg/oral, 12-24 horas, 4-6 meses).

- Itraconazol (5-15 mg/kg/oral, 12-24 horas, 4-6 meses).

- Anfotericina B, (vi), en solución glucosada al 5 %, 0,5 mg/kg/día, 4-6 horas, 6 semanas.

Prevención

No existe inmunización eficaz.

Evitar la exposición al suelo en áreas endémicas (excrementos de aves y murciélagos).

4.7.6 Zoonosis

La histoplasmosis es una infección micótica granulomatosa sistémica, causada por un hongo dimorfo denominado *Histoplasma capsulatum* y que se adquiere por inhalación de las microconidias que se encuentra en el suelo. La mayor parte de los casos se presentan en personas que por motivos de trabajo, estudio o turismo visitan cuevas, minas abandonadas y túneles donde se acumula guano o excrementos de murciélagos.

La gran mayoría de los casos de infección transcurren en forma asintomática. El desarrollo de la enfermedad depende de la cantidad de conidios inhalados y de la inmunidad celular del individuo. La edad, la intensidad de la exposición infectante y el estado inmunológico del huésped son los factores que determinan la forma clínica y el pronóstico de la enfermedad. Existen dos variedades patógenas de *Histoplasma* para humanos, *Histoplasma capsulatum* var. *capsulatum*, que produce la forma clásica de histoplasmosis e *Histoplasma capsulatum* var. *duboisii* que solo se presenta en África.

Se distinguen esencialmente tres formas clínicas de la enfermedad: pulmonar aguda, pulmonar cavitaria crónica y diseminada. La forma pulmonar aguda es la más frecuente y se parece a un síndrome gripal con síntomas febriles que pueden durar horas o semanas. En una alta proporción de los pacientes se presenta también tos y dolor torácico. En la gran mayoría de los pacientes, la radiografía de tórax no muestra alteraciones, pero en otros casos se pueden visualizar pequeños infiltrados y un aumento de los nódulos linfáticos de la zona. La forma crónica se observa sobre todo en hombres mayores, su forma clínica es similar a la de la tuberculosis pulmonar, con formación de cavidades, está asociada a problemas previos como enfisema pulmonar. La forma diseminada es la más grave y se observa, sobre todo, en individuos inmunodeprimidos (VIH, tratamientos oncogénicos). En la histoplasmosis africana, debida a la var. *duboisii*, las lesiones más frecuentes se observan en piel, el tejido subcutáneo y huesos.

Bibliografía

- Acha, P.N., and Szyfrys, R. 2003. Zoonosis y enfermedades transmisibles comunes al hombre y a los animales. 3ª ed. Washington, D.C.: OPS, © 2003. 3 vol. (Publicación Científica y Técnica Nº. 580).

- Greene, C.E. 2012. *In*: Infectious Diseases of Dog and Cat. Fourth Edition. Elsevier. ISBN: 978-1-4160-6130-4.

- Martínez Cepeda G.E. 2017. Histoplasmosis en caninos y felinos: signos clínicos, métodos de diagnóstico y tratamiento. *Analecta Vet.* 37 (1): 45-58. Impresa ISSN 0365514-8 Electrónica ISSN 1514-2590.

- Quinn, P.J., Markey, B.K., Leonard, F.C., FitzPatrick, E.S., Fanning, S. 2018. Capítulo 46. Hongos dimórficos, *En*: Microbiología y enfermedades infecciosas veterinarias, 2ª ed. Editorial Acribia, S.A. ISBN.: 978- 84-200-1178-3. Pp: 479-486.

CAPÍTULO 4.8

INFECCIÓN POR *MALASSEZIA PACHYDERMATIS*

Carmen Tarradas Iglesias

4.8.1 Etiología

Phylum: *Basidiomycota.*

Clase: *Exobasidiomycetes.*

Orden: Malasseziales.

Familia: Malasseziaceae.

- *Malassezia pachydermatis.*

- Cultivo: agar Sabouraud dextrosa (sin adicionar lipidos), agar Dixon modificado.

- Tinción: azul de metileno (levaduras forma de botella o zapatilla).

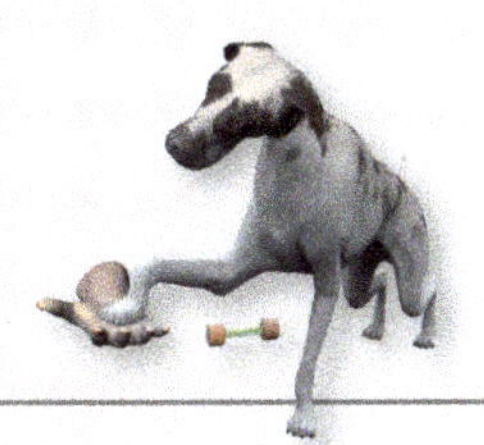

Figura 1

Malassezia pachydermatis

- Reproducción: gemación monoplar de base ancha (típica de la especie).

- Cultivo: agar Sabouraud dextrosa con cloranfenicol, aerobiosis, 37 °C, 3-4 días.

- Única especie de su género no lípido dependiente.

- Identificación: colonias lisas, color crema y sin brillo.

4.8.2 Epidemiología

- Hábitat: se encuentra en la piel de mamíferos y aves.

- Levadura zoofílica aislada por primera vez en 1925.

- Frecuente en zonas con número elevado de glándulas sebáceas, región anal, oído externo, labios y piel interdigital de los perros.

- Factores de riesgo: otras infecciones, dermatitis atópica, alergias, raza (Basset Hounds, Cocker Spaniels, West Highland White Terriers y Caniches), conformación oreja, hiperqueratosis.

- Factores ambientales: traumatismos, calor y humedad.

- Factores externos dermatitis: presencia de pliegues, aumento de pH en piel, terapias prolongadas y presencia de estafilococos comensales.

4.8.3 Diagnóstico clínico

- Las infecciones por *Malassezia* producen dos formas clínicas bien diferenciadas que a veces pueden convivir: dermatitis seborreica canina y otitis externas.

- Dermatitis seborreica canina:

  - Más frecuente en los pliegues cutáneos.

  - Hiperlasia de glándulas sebáceas y prolifreación células epiteliales.

  - Prurito, eritema, exudado grasiento con mal olor.

- Otitis externa canina:

  - Descarga oscura por canal auditivo.

  - Prurito intenso con sacudidas de cabeza, rascado y frotación.

  - Mucosa del canal auditivo dolorida e inflamada.

  - Frecuentes infecciones mixtas con bacterias.

4.8.4 Diagnóstico laboratorial

- Más útil diagnóstico citológico (importante número de levaduras en frotis).

- Muestras: muestras de lesiones cutáneas, raspado o torunda de oído.

- Tinción: Wright o GRAM.

- Cultivos: crecimiento sin suplemento de lípidos (diferenciar resto de especies).

- La cantidad de levaduras no es proporcional con los signos clínicos.

- Histología: valorar respuesta inflamatoria.

- Pruebas moleculares: RT-PCR diferenciar especies de *Malassezia*.

4.8.5 Diagnóstico diferencial

- Dermatitis atópica, intolerancia alimentaria.

- Picadura de pulgas.

- Comprobar presencia de *Otodectes cymotis*.

4.8.6 Tratamiento y prevención

Dermatitis

Terapia tópica

- Productos con 2 ingredientes activos son más eficaces.

- Lavados con champús a base de Miconazol al 2 % y Clorhexidina al 2 %.

- Toallitas o almohadillas antimicóticas medicadas: Clorhexidina 0,3 %, Climbazol 0,5 % y solución Tris-EDTA.

- Dermatitis generalizada dos baños semanales con productos anteriores.

Terapia sistémica

- Ketoconazol (10 mg/kg/oral, 24 horas, 3 semanas).

- Itraconazol (5 mg/kg/oral, 24 horas, 3 semanas).

Otitis externa

Terapia tópica

- Limpieza del pabellón auricular.

- Aplicación tópica de productos con nistatina y tiabendazol.

- Casos más graves, lociones de miconazol o clotrimazol al 1 %.

- Combinación de ácido bórico y acético (2 %), cada 24 horas, 7 semanas.

Terapia sistémica: antifúngicos de elección

- Ketoconazol (5 mg/kg/oral, 12 h, 4-6 semanas).

- Itraconazol (5 mg/kg/oral, 24 h, 4-6 semanas).

4.8.7 Zoonosis

Aunque no es muy frecuente aislar *Malassezia pachydermatis* de humanos, se han descrito varios casos de infecciones fúngicas de origen nosocomial en neonatos en las unidades de cuidados intensivos, así como en adultos con enfermedades graves. Es necesario informar a la población del riesgo zoonósico potencial de estas levaduras, cada vez se describen más casos humanos debido, posiblemente, al desarrollo de técnicas moleculares específicas. El énfasis renovado en los hospitales sobre la higiene de las manos a raíz de los casos de infecciones por bacterias multirresistentes debería también ayudar a prevenir la infección fúngica por *Malassezia*. Algunos estudios sugieren que su presencia en la piel humana está causada por la transferencia de *M. pachydermatis* a partir de piel de los animales, de ahí su carácter zoonósico.

En humanos, se han descrito como agentes causales comunes de *pitiriasis versicolor* y *dermatitis seborreica*. La *pitiriasis versicolor* es una infección micótica del estrato córneo de la piel, caracterizada por lesiones discrómicas, que pueden manifestarse como manchas hipercrómicas o hipocrómicas irregulares. Las lesiones generalmente son asintomáticas y pueden confluir formando manchas extensas. Se localiza con mayor frecuencia en el tronco, cuello y los brazos, aunque se pueden observar en otras regiones corporales según los factores predisponentes de cada paciente. La infección se presenta a partir de la adolescencia y es raro encontrarla en personas de edad avanzada. Pueden intervenir otras especies del género, principalmente *M. globosa*, *M. sympodialis* o *M. furfur*.

Bibliografía

- Bajwa Jangi. 2017. Diagnostic Dermatology: Canine *Malassezia* dermatitis. CVJ / VOL 58. Pp: 1119-1121.

- Berger DJ, Lewis TP, Schick AE, Stone RT. 2012. Comparison of oncedaily versus twice-weekly terbinafine administration for the treatment of canine *Malassezia* dermatitis—A pilot study. *Vet Dermatol.* 23:418–e79.

- Bond Ross. 2010. Superficial veterinary mycoses. *Clinics in Dermatology* 28, 226–236.

- García, M.E. y Blanco, J.L. 2000. Principales enfermedades fúngicas que afectan a los animales domésticos. *Rev Iberoam Micol.* 17: S2-S7.

- Greene, C.E. 2012. *In*: Infectious Diseases of Dog and Cat. Fourth Edition. Elsevier. ISBN: 978-1-4160-6130-4.

- GUÍA Consejo Europeo para el Control de las Parasitosis de los Animales de Compañía (ESCCAP) Nº 2. Control de las micosis superficiales en perros y gatos. The Mews Studio, Portland Road Malvern, Worcestershire, WR14 2TA, Gran Bretaña.

- Ilahi, Amin., Inès Hadrich, Sourour Neji, Houaida Trabelsi, Fattouma Makni, Ali Ayadi. 2017. Real-Time PCR Identification of Six *Malassezia* Species. *Curr Microbiol.* 74: 671–677. DOI 10.1007/s00284-017-1237-7.

- Quinn, P.J., Markey, B.K., Leonard, F.C., FitzPatrick, E.S., Fanning, S. 2018. Capítulo 45. Levaduras y enfermedades asociadas. *En*: Microbiología y enfermedades infecciosas veterinarias, 2ª ed. Editorial Acribia, S.A. ISBN.: 978-84-200-1178-3. Pp: 469-479.

CAPÍTULO 4.9

PNEUMOCISTOSIS

Carmen Tarradas Iglesias

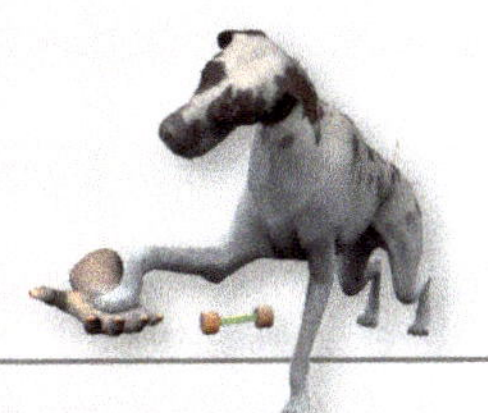

4.9.1 Etiología

Phylum: *Ascomycota.*

Clase: *Pneumocystidomycetes.*

Familia: *Pneumocystidaceae.*

- *Pneumocystis carinii* (en humanos *Pneumocystis jirovecii*).

- Descripción: hongo unicelular atípico, ciclo biológico completo desconocido.

- Tinción: GIEMSA/Papanicolaou.

- Cultivo: difícil cultivo *in vitro*.

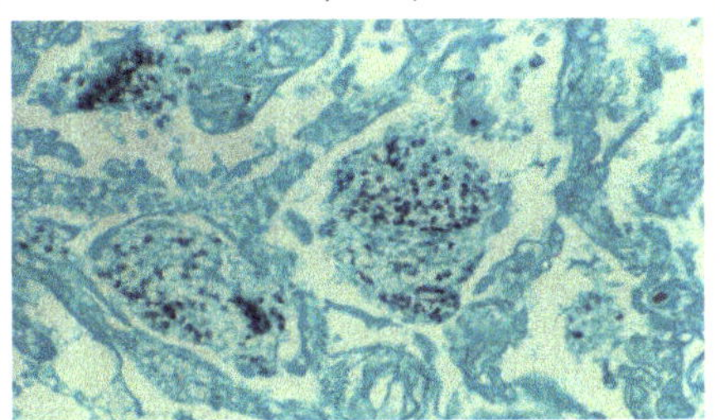

Figura 1
Pneumocystis jirovecii

Tinción de metenamina de plata (Grocott) en tejido pulmonar. Fuente. CDC

4.9.2 Epidemiología

- *P. carinii* fue descrito en 1909 en pulmones de cobayos por Carlos Chagas y confirmado un año después (1910) por Antonio Carini.

- Distribución mundial (excepto Antártida).

- Reservorio natural: desconocido (posiblemente mamíferos jóvenes).

- Transmisión: aérea (más probable).

- Factores: inmunodeficiencia hereditaria (raza Dachshund miniatura).

- Gran importancia en medicina humana.

- Para algunos autores, cada mamífero tiene su especie y no se considera una zoonosis.

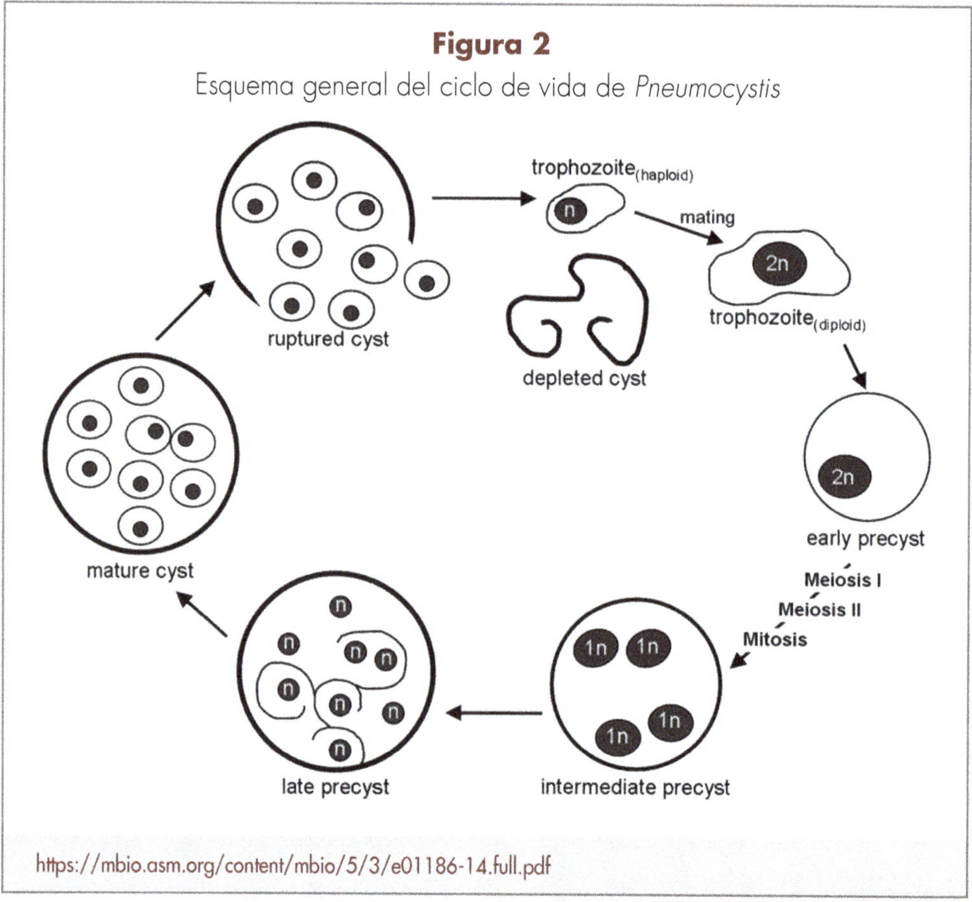

4.9.3 Diagnóstico clínico

Más frecuente en animales inmunocromprometidos.

Signos clínicos

- Periodo de incubación entre 1-4 semanas.

- Signos inespecíficos: pérdida de peso y dificultad en los movimientos de rutina, ausencia de fiebre (febrícula).

- Dificultad respiratoria progresiva.

- Tos no constante, ruidos al ejercicio.

- Diarrea y vómitos (adelgazamiento progresivo).

- Frecuentes complicaciones con *Bordetella bronchiseptica*.

Diagnóstico laboratorial

- Muestras: biopsia pulmonar, fluido lavados bronquiales, exudado traqueobronquial.

- Histología: detección por inmunohistoquímica en cortes tisulares.

- Pruebas serológicas: no tienen valor diagnóstico.

- Aislamiento: muy difícil aislar en el laboratorio.

- Pruebas moleculares: qPCR.

Tratamiento y prevención

- Oxigenoterapia mediante jaula, mascarilla o intubación.

- Nebulización de aerosoles con mucolíticos.

- Retirar tratamientos con inmunosupresores.

- Inmunoestimulantes inespecíficos, cimetidina y levamisol (Dachshund miniatura).

Terapéutica

Isetionado de Pentamidina (4 mg/kg/iv, im, 24horas, 3 semanas).

Trimetoprim-sulfametoxazol (15-20mg/kg/vo, 8 horas, 3 semanas).

4.9.4 Zoonosis

La neumonía por *Pneumocystis* o PCP es una enfermedad mortal de los pulmones causada *Pneumocystis jirovecii*, que se presenta en pacientes con afectación
de la inmunidad celular como inmunodeficiencias congénitas, niños malnutridos,
adultos sometidos a tratamiento inmunosupresor, pacientes transplantados, entre
otros. Es la infección oportunista más común entre los pacientes infectados con
virus de inmunodeficiencia humana (VIH) en el mundo occidental. La frecuencia
es variable según países y oscila entre 30-43 % de todas las infecciones oportunistas. En los últimos años y debido a los estudios genéticos, se duda de su
carácter zoonósico. Cada mamífero tiene su *Pneumocytis* patógeno: *P. carinii*
para el perro y los casos de PCP en el hombre están en su mayoría producidos
por *P. jirovecii*.

Los síntomas respiratorios de la PCP incluyen tos seca, presión en el pecho y dificultad para respirar. Las personas con esta infección pueden padecer fiebre, fatiga y pérdida de peso por semanas, o incluso meses, antes de presentar síntomas respiratorios. Los quistes pueden permanecer en los pulmones durante semanas o incluso meses. El diagnóstico de PCP se basa en la visualización microscópica del hongo en muestras de biopsia pulmonar, lavado bronquioalveolar, esputo inducido, esputo espontáneo y lavado oral. Los métodos de biología molecular (PCR) han incrementado la sensibilidad en muestras de esputo inducido con un número reducido de organismos.

El tratamiento de primera línea es trimetroprim-sulfametoxazol (TMP-SMZ), tanto por vía oral como intravenosa durante 21 días, también se puede utilizar cotrimazol durante 3 semanas. Dada la frecuencia y gravedad de la PCP se debe hacer tratamiento profiláctico en los pacientes infectados por el VIH con riesgo de padecerla. La profilaxis se iniciará (y se mantendrá de por vida) en los adultos con recuento de células CD4+ < 200 µl y en los que tengan fiebre inexplicable o candidiasis oral (profilaxis primaria), así como en los que hayan padecido de NPC previa (profilaxis secundaria).

Debido al alto riesgo y severidad de la PCP durante el primer año de vida y a las dificultades en el diagnóstico precoz de la infección por el VIH en niños, se recomienda la profilaxis en hijos de madres VIH+, entre 1 y 12 meses, con síntomas (encefalopatía, retraso ponderal, hepatoesplenomegalia, candidiasis oral) y/o CD4 < 1.500 mm^3, aunque se desconozca su situación frente al VIH.

Bibliografía

- Casanova K.P, Alejandro Sáez R, Trina Navas B, Vera Reviakina, Mercedes Panizo, Doris Chiriboga. 2006. Epidemiología de la neumocistosis. *Med Interna (Caracas)*; 22 (3): 207-226.

- Curbelo, J., J. M. Galván, J. Aspa. 2015. Actualización sobre Aspergillus, Pneumocystis y otras micosis pulmonares oportunistas. *Arch. Broncouneumol.* (51) 12: 647-653.

- García, M.E., y Blanco, J.L. 2000. Principales enfermedades fúngicas que afectan a los animales domésticos. *Rev Iberoam Micol.* 17: S2-S7.

- Gigliotti F., T. W. Wright. 2012. Pneumocystis: Where Does It Live?. *PLOS Pathogens* \www.plospathogens.org. Volume 8: Issue 11, e100302.

- Greene, C.E. 2012. In: Infectious Diseases of Dog and Cat. Fourth Edition. Elsevier. ISBN: 978-1-4160-6130-4.

- Hauser PM, Nahimana A, Taffe P, Weber R, Francioli P, Bille J, Rabodonirina M. 2010. Interhuman transmission as a potential key parameter for geographical variation in the prevalence of Pneumocystis jirovecii dihydropteroate synthase mutations. Clin. Infect. Dis. 51: e28 – e33. http://dx.doi.org/10.1086/655145.

- Ortona E, Margutti P, Tamburrini E, Mencarini P, Visconti E, Zolfo M, Siracusano A. 1997. Detection of in respiratory specimens by PCR-solution hybridization enzyme-linked inmunoassay. J Clin Microbiol. 35: 1589-1591.

- Quinn, P.J., Markey, B.K., Leonard, F.C., Fitz-Patrick, E.S., Fanning, S. 2018. Capítulo 49. Pneumocystis carinii, En: Microbiología y enfermedades infecciosas veterinarias, 2ª ed. Editorial Acribia, S.A. ISBN.: 978- 84-200-1178-3. Pp: 499-501.

- Ralph E., G. Reppas, C. Halliday, M. Krockenberger and R. Malik. 2015. Pneumocystis canis pneumonia in dogs. Microbiology Australia. MAY 2015 10.1071/MA15026.Pp 79-82.

CAPÍTULO 5

ZOONOSIS PARASITARIAS

CAPÍTULO 5.1

ANCILOSTOMATIDOSIS

F. Javier Martínez Moreno, Rafael Zafra Leva

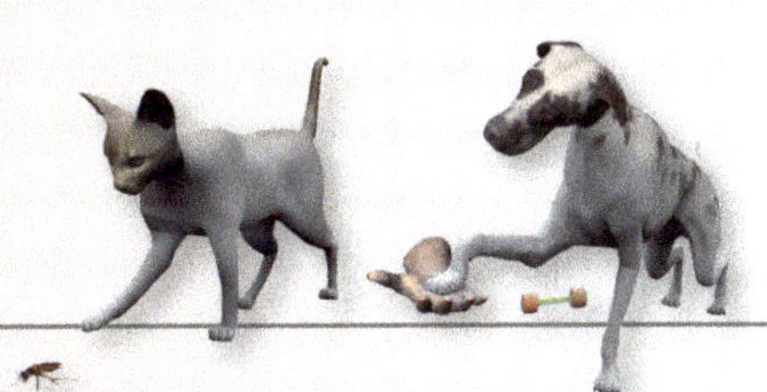

5.1.1 Etiología

- Producido por parásitos de los géneros *Ancylostoma* (*A. caninum* en perro, *A. tubaeforme* en gatos) y *Uncinaria*.

- Pertenecen al grupo de los nematodos, orden *Strongylida*, familia *Ancylostomatoidea*.

- Se localizan en intestino delgado, con un ciclo directo y una gran fecundidad (**Figura 1**). Son nematodos alargados (5-20 mm), presentan en el extremo anterior una gran cápsula bucal con dientes o láminas cortantes (**Figura 2**).

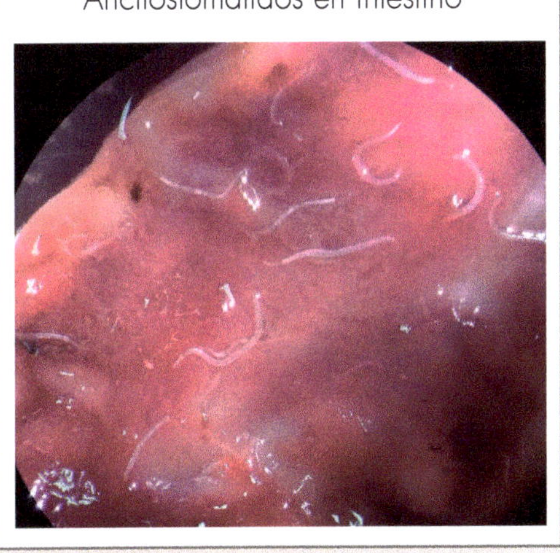

Figura 1
Ancilostomátidos en intestino

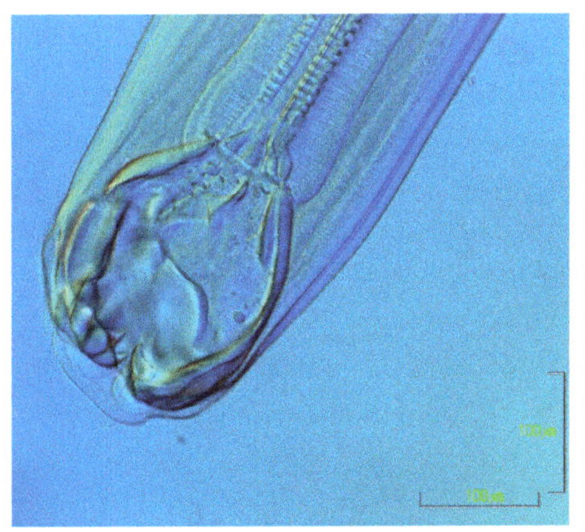

Figura 2
Cápsula bucal de *Ancylostoma caninum*

- Las hembras eliminan al medio huevos no embrionados, en los que se forma la larva 1 (rhabditiforme), que eclosiona y muda hasta la forma infectante, Larva 3 (filariforme). Esta es ingerida por el hospedador, o en el caso de *Ancylostoma* puede penetrar activamente a través de la piel. Por vía sanguínea o linfática, realiza una migración por corazón y pulmón para ser digerida posteriormente y localizarse en intestino delgado, donde muda a adulto y completa el ciclo. Durante la migración, en las hembras, algunas larvas pueden enquistarse en distintos tejidos con un comportamiento similar al de *Toxocara*, reactivando su actividad durante la gestación y transmitiéndose a los cachorros.

5.1.2 Epidemiología

- La fuente de parásitos son perros y gatos parasitados, así como L3 en el suelo.

- Los huevos eliminados necesitan cierta humedad y temperaturas superiores a 15 °C para su evolución y eclosión, lo que se produce en 7 días en condiciones óptimas (22 °C). La formación de la L3 se produce en 1-2 semanas en terrenos arenosos o con hierba, siendo más difícil en terrenos encharcados o con barro. Estas L3 pueden permanecer viables 3-4 meses.

- Si las L3 son ingeridas por pequeños mamíferos pueden actuar como hospedadores paraténicos al enquistarse el parásito en sus tejidos.

5.1.3 Signos clínicos

- Son más frecuentes en cachorros y animales menores de un año.

- Los parásitos de este grupo son hematófagos, se fijan a la mucosa intestinal por su gran cápsula bucal, ocasionando trastornos digestivos, fundamentalmente diarreas, que pueden presentar restos hemorrágicos en su contenido. Parasitaciones masivas pueden ocasionar diarreas hemorrágicas profusas, así como anemia, sobre todo, en animales jóvenes.

- La penetración de *Ancylostoma* por vía percutánea puede ocasionar eritemas e inflamación en la zona de penetración, especialmente en el espacio interdigital.

- Ocasionalmente, se pueden presentar signos respiratorios, bien por la fase migratoria, bien como efecto de la anemia.

5.1.4 Diagnóstico laboratorial

El diagnóstico habitual es por la observación de los huevos presentes en las heces por distintas técnicas coprológicas y su posterior identificación.

5.1.5 Tratamiento y prevención

- La mayoría de los antihelmínticos son eficaces contra estos nematodos, tales como pyrantel, benzimidazoles, emodepside, eprinomectina, milbemicina, moxidectina y selamectina, que actúan frente a formas larvarias y adultos. Sin embargo, en ocasiones, las larvas enquistadas pueden resistir el tratamiento, por lo que hay que tratar cuando maduren. Si la enfermedad es grave se debe acompañar de un tratamiento sintomático con hierro, vitamina B12 y dietas proteicas.

- Las hembras preñadas se deben tratar unos 15 días antes del parto.

- Para el control, es necesario un programa de desparasitaciones periódicas en cachorros y adultos, acompañado de medidas higiénicas, retirada de las heces, espacios limpios y secos, desinfección periódica con agua caliente y desinfectantes habituales.

5.1.6 Zoonosis

La ancilostomatidosis puede ocasionar un proceso de *larva migrans* cutánea en humanos, ya que las larvas de estos nematodos pueden penetrar a través de la piel, al igual que ocurre en animales. En este caso, el parásito no suele completar su ciclo, desarrollando un proceso dermatológico, con reacción inflamatoria, zonas eritematosas, dolor y prurito. Generalmente, es una infección autolimitante, que dura entre 2 y 8 semanas, que suele dejar una cicatriz en la zona afectada.

Es relativamente frecuente en áreas cálidas y húmedas, en zonas tropicales y subtropicales, y afecta sobre todo a niños que andan descalzos. Por lo tanto, la zoonosis más frecuente se caracteriza por procesos cutáneos, serpiginosos, unilaterales, de tipo eritematoso y pruriginoso, en los pies, tobillos y manos.

En casos de parasitaciones masivas se han descrito casos de enteritis eosinofílica y de procesos respiratorios ocasionados por larvas de ancilostomátidos. En la enteritis se observa dolor abdominal, distensión abdominal, diarrea, pérdida de peso y sangre en las heces. La afección pulmonar se produce por la acumulación de eosinófilos en los pulmones, que puede ser debida a la invasión directa de los pulmones o a procesos inmunológicos derivados de la presencia del parásito.

Bibliografía

- Bowman, D.D., S. P. Montgomery, A. M. Zajac, M. L. Eberhard, K. R. Kazacos. 2010. Hookworms of dogs and cats as agents of cutaneous larva migrans. *Trends in Parasitology.* 26: 162-167.

- Macpherson, N.L., F.X. Meslin, A. I. Wandeler. 2012. Dogs, zoonoses and public health. CABI Org. ed. London.

- Robertson, D., R.C. Thompson. 2002. Enteric parasitic zoonoses of domesticated dogs and cats. *Microbes and Infection.* 4: 867–873.

- Traversa, D. 2012. Pet roundworms and hookworms: A continuing need for global worming. *Parasites and Vectors.* 5: 91-109.

CAPÍTULO 5.2

CRIPTOSPORIDIOSIS

Rafael Zafra Leva, Álvaro Martínez Moreno

5.2.1 Etiología

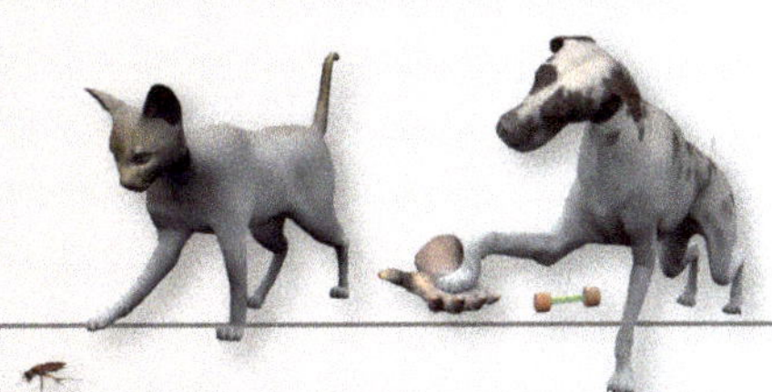

- El género *Cryptosporidium* se encuandra dentro de los protozoos parásitos pertenecientes al *Phylum apicomplexa*. Subclase *Coccidia*. Familia: *Cryptospodiidae*. Las especies que afectan tanto a perro como a gato son de localización intestinal (intestino delgado) y de localización intracelular-extracitoplasmática. El género cuenta con alrededor de 30 especies diferentes, aunque las que afectan a pequeños animales son fundamentalmente: *Cryptosporidium canis* (perro) y *Cryptosporidium felis* (gato). Además, ambos pueden verse afectados por otras especies que son comunes a mamíferos en general, como por ejemplo *Cryptosporidium parvum*.

- Ciclo biológico directo con fase en el medio y posibilidad de autoinfección. El contagio se produce al ingerir ooquistes esporulados. En las células del epitelio intestinal tienen lugar dos merogonias (reproducciones asexuales) y una gametogonia (reproducción sexual). Finalmente, tiene lugar la fecundación (zigoto), esporulación y formación del ooquiste maduro (con cuatro esporozoítos y sin esporocisto) que será vehiculado al exterior con las heces. El fenómeno de autoinfección ocurre cuando el ooquiste se rompe en la luz intestinal, liberando los esporozoítos e infectando de nuevo las células intestinales. En cualquier caso, el periodo de prepatencia suele ser de entre 2-14 días (*C. canis*) y 3-8 días (*C. felis*).

- Los ooquistes son redondeados y muy pequeños (4-6 μm) lo que dificulta en ocasiones el diagnóstico (ver apartado de diagnóstico laboratorial).

5.2.2 Epidemiología

- Se trata de una enfermedad cosmopolita de distribución mundial y que tiene un amplio rango de hospedadores. En este sentido, se pueden observar especies del género cuyo rango de hospedadores es muy amplio, mientras que otros géneros son más específicos desde el punto de vista el hospedador: *C. canis* (perro y otros cánidos) y *C. felis* (gato y vacuno).

- Fuentes de parásitos (ooquistes):

    - Primaria: heces de animales enfermos o portadores inaparentes (incluyendo animales de vida libre).

    - Secundaria: presencia de ooquistes en el medioambiente, así como en agua y alimentos contaminados.

- Transmisión: la transmisión es de tipo directo a partir de las fuentes de parásitos antes comentadas y mediante vía oral. Un aspecto importante en la transmisión es el hecho de que se trata de ooquistes que se eliminan esporulados, por tanto, ya tienen capacidad infectiva. Este hecho explica que pequeñas cantidades de ooquistes puedan desencadenar la enfermedad en los animales.

- Relación directa entre el estado inmunológico del animal y la presencia de la enfermedad. Se trata de una enfermedad que se observa con mayor frecuencia en animales jóvenes (cachorros de perro y gato) e inmunodeprimidos.

- Bionomía del ooquiste:

    - Son resistentes en el medio a temperaturas medias (15-20 °C) y bajas (4 °C) pudiendo persistir hasta 6 meses. También suelen ser resistentes a los detergentes que se utilizan habitualmente.

    - Por otro lado, son muy sensibles a las temperaturas extremas (-18 °C –4 horas–; 65 °C –30 minutos–). Son sensibles a agentes químicos como el hidróxido amónico, formaldehido e hipoclorito sódico y a agentes físicos como el ozono y las radiones UV.

5.2.3 Signos clínicos

- Generalmente, las infecciones por *Cryptosporidium* pasan desapercibidas ya que se suele tratar de procesos subclínicos y de naturaleza autolimitante, cuando el hospedador tiene un buen estado inmunitario. Sin embargo, como se ha comentado anteriormente, existe una fuerte correlación entre el estado inmunológico del hospedador y la aparición de la enfermedad. Por lo tanto, en animales jóvenes (donde su sistema inmunitario no está completamente desarrollado) o animales inmunodeprimidos por diversas causas (incluidas otras enfermedades que puedan causar inmunodepresión) es donde suelen observarse los síntomas.

- Los primeros síntomas observables son la aparición de diarrea acuosa con presencia de moco y deshidratación. Estos síntomas suelen venir acompañados de apatía, anorexia, pérdida de peso y, en ocasiones, náuseas. En casos en los que exista una inmunodepresión severa, esta sintomatología puede llegar a ser mortal para el hospedador.

5.2.4 Diagnóstico laboratorial

- El diagnóstico coprológico pasa por la observación de los ooquistes en muestras fecales. Esta observación puede realizarse de dos formas:

  - Examen directo de las heces: se basa en realizar frotis de las heces de animales afectados. El pequeño tamaño de los ooquistes mencionado anteriormente hace que sea necesario recurrir a técnicas especiales de tinción (Zielh-Neelsen, Kinyoun, GIEMSA) o de exclusión (Heine), así como microscopía de fluorescencia (Auramina) (Figura 1B).

  - Utilización de soluciones que permitan la concentración de los ooquistes (Flotación en ClNa, sacarosa; sedimentación difásica en Etil acetato).

- Diagnóstico histopatológico: en cortes histológicos también pueden observarse los criptosporidios mediante tinción de Hematoxilina-Eosina (Figura 1A).

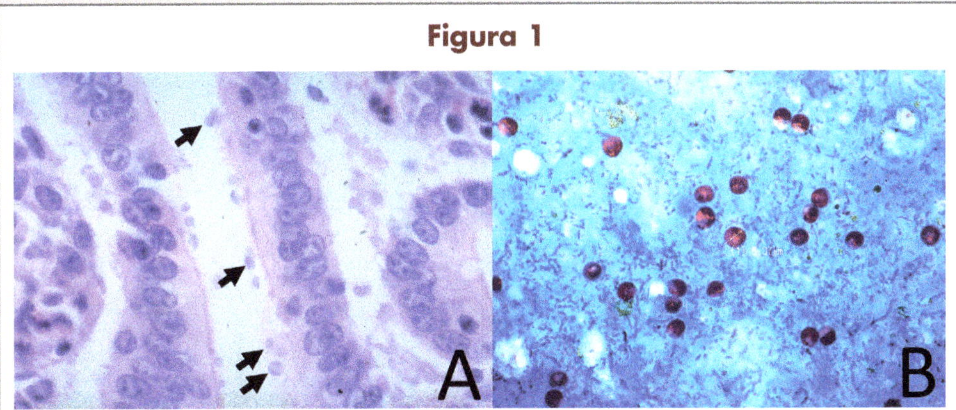

Figura 1

Figura 1A. Imagen microscópica donde puede observarse la localización (flechas) de ooquistes de *Crypstosporidium* en células del epitelio intestinal. Figura 1B. Técnica de tinción de Kinyoun realizada sobre frotis fecal. Se pueden observar los ooquistes de *Crypstosporidium* de coloración rojiza sobre un fondo azul

- Diagnóstico inmunológico: fundamentalmente se basa en la detección de la presencia de coproantígenos (mediante inmunofluorescencia o técnica de ELISA) en las muestras fecales analizadas. Existen kits comerciales disponibles en el mercado que permiten identificar los coproantígenos y realizar el diagnóstico en pocos minutos.

- La identificación a nivel de especie o genotipo suele requerir técnicas de biología molecular (PCR) que solo pueden ser llevadas a cabo en laboratorios especializados.

5.2.5 Tratamiento y prevención

- Actualmente, no existen fármacos totalmente eficaces frente a *Cryptosporidium* lo que hace que el tratamiento esté enfocado fundamentalmente a disminuir la eliminación de ooquistes y a paliar los síntomas (rehidratación, antiespasmódicos, suplementos vitamínicos, dieta apropiada).

- Respecto a disminuir la presencia de ooquistes, en pequeños animales han demostrado efectividad los siguientes antibióticos: Tilosina (10-15 mg/kg), Paramomicida (150 mg/kg) y Azitromicina (5-10 mg/kg).

- La prevención pasa por evitar las fuentes de parásitos, es decir, el aislamiento de animales enfermos; control del agua de bebida (incluyendo tratamientos al agua); evitar el contacto con aguas no potables, así como el acceso a alimentos que pudieran estar contaminados y medidas higiénicas adecuadas en las zonas donde estén ubicados los animales.

5.2.6 Zoonosis

Existen varias especies y genotipos de criptosporidios que pueden llegar a infectar a la especie humana, aunque por término general los seres humanos suelen encontrarse infectados por *C. hominis,* así como ciertos genotipos de *C. parvum* y, en menor medida, por *C. meleagridis* (que es propio de las aves), más que por las especies de cryptosporidios que afectan a caninos y felinos. En este sentido, estas últimas especies actuarían como agentes zoonóticos, pero de carácter oportunista ya que su presencia estaría ligada a estados de inmunosupresión del hospedador humano.

Un aspecto importante por destacar sería la transmisión zoonótica de esta enfermedad. De esta forma, podríamos hablar de dos tipos de transmisión zoonótica:

- Directa: el hecho de ser una enfermedad con un componente ocupacional muy importante (veterinarios, criadores, dependientes de tiendas de pequeños animales etc.).

- Indirecta: en este caso, los animales son la fuente de ooquistes mediante la contaminación del agua de bebida, así como de los alimentos.

En cualquier caso, sería una zoonosis muy relacionada con el estado inmunológico del hospedador humano, constituyendo el núcleo de la población en riesgo dos grupos poblacionales fundamentalmente:

- Personas imunodeficientes e inmunodeprimidas:

  - Deficiencia congénita.

  - Deficiencia adquirida (personas afectadas de sida).

  - Inmunosupresión inducida o terapéutica.

  - Malnutrición.

- Niños: Las edades más susceptibles son entre los 1 y 2 años.

Se trata de una enfermedad con un curso de incubación promedio de 3-8 días, cuya prevalencia se encuentra infraestimada ya que, como se ha comentado anteriormente, cursa de forma subclínica y autolimitante en aquellos hospedadores inmunocompetentes. Actualmente, la prevalencia se estima que está en valores menores del 3 % en población europea sana.

El cuadro clínico en humanos depende fundamentalmente del estado de defensas del hospedador:

- En personas inmunocompetentes puede cursar de forma asintomática o provocar un proceso gastroentérico agudo de carácter autolimitante que suele tener una duración media de 13 días y que en determinados casos requiere terapia para conseguir la rehidratación del paciente.

- En personas inmunodeprimidas suele provocar un cuadro sintomatológico general acompañado por apatía y anorexia, fiebre, calambres, deshidratación y pérdida de peso. Específicamente, suele acompañarse con sintomatología digestiva observándose una diarrea acuosa con presencia de moco, dolores abdominales, meteorismo y también náuseas y vómitos.

El diagnóstico es fundamentalmente el mismo que se ha comentado para los pequeños animales. Se trata de un diagnóstico basado en el examen en muestras coprológicas de los ooquistes (recurriendo a técnicas y soluciones especiales), donde tiene mucho peso específico el diagnóstico inmunológico mediante la detección de coproantígenos mediante técnicas de ELISA e inmunofluorescencia.

El control de la enfermedad en humanos se basaría en controlar fundamentalmente el acceso a fuentes de agua y alimentos con posibilidad de contaminación; un control sobre los alimentos que se consuman crudos o frescos mediante un lavado adecuado, así como unas correctas medidas higiénicas si se ha entrado en contacto con animales con posibilidad de estar afectados.

Al igual que en pequeños animales, no existe un fármaco eficaz y el tratamiento va encaminado a disminuir por un lado la sintomatología digestiva (antiespasmódicos, suplementos vitamínicos, etc.), así como la eliminación de ooquistes (fundamentalmente mediante el uso de antibióticos-sulfamidas, paramomicida y azitromicina). Como antiparasitario se permite en humanos el uso de nitazoxanida.

Bibliografía

- Deplazes P, Eckert J, Mathis A, von Samson-Himmelstjerna G, Zahner H. 2016. *Parasitology in Veterinary Medicine*. Wageningen Academic Publishers, Wageningen.

- Moreira ADS, Baptista CT, Brasil CL, Valente JSS, Bruhn FRP, Pereira DIB, 2018. Risk factors and infection due to Cryptosporidium spp. in dogs and cats in southern Rio Grande do Sul. Rev. *Bras Parasitol Vet.* 27 (1): 113-118.

- Palmer CS, Traub RJ, Robertson ID, Devlin G, Rees R, Thompson A. 2008. Determining the zoonotic significance of Giardia and Crypstosporidium in Australian dogs and cats. *Veterinary Parasitology*. 154: 142-147.

- Pumipuntu N, Piratae S. 2018. Cryptosporidiosis: A zoonotic disease concern. *Vet. World*. 11 (5): 681-686.

- Zintl A, Proctor AF, Read C, DeWall T, Shanaghy N, Fanning S, Mulcahy G. 2008. The prevalence of Cryptosporidium species and subtypes in human faecal samples in Ireland. *Epidemiol. Infect.* 137:270-277.

CAPÍTULO 5.3

DIROFILARIOSIS

José Alberto Montoya Alonso, Elena Carretón Gómez

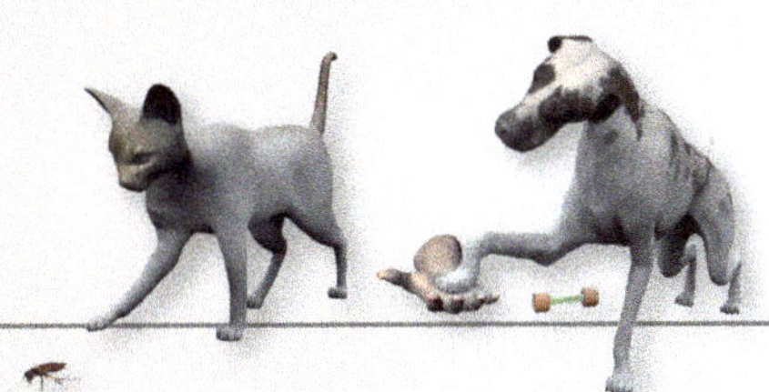

5.3.1 Etiología

Dirofilaria es un género de nematodos, o gusanos redondos. Algunas especies (*Dirofilaria immitis* y *Dirofilaria repens*) causan zoonosis parasitarias denominadas dirofilariosis cardiopulmonar o cutánea respectivamente.

Nombre científico: *Dirofilaria*.

Filo: *Nematoda*.

Clase: *Secernentea*.

Orden: *Spirurida*.

Familia: *Onchocercidae*.

Género: *Dirofilaria*.

Subgéneros: *Dirofilaria* y *Nochtiella*.

Especies: *Dirofilaria immitis, Dirofilaria (Nochtiella) repens*.

- *D. immitis* es un parásito alargado de aspecto blanquecino, los machos miden 12-20 cm de longitud y las hembras 15-30 cm de longitud. El extremo posterior del macho está enrollado en espiral. Las hembras son ovovivíparas y liberan huevos larvados que rápidamente eclosionan, liberando en sangre periférica a las microfilarias. En su forma adulta, se localiza principalmente en las arterias pulmonares y en el ventrículo derecho.

- *D. repens* es un gusano cuyos adultos se alojan en el tejido subcutáneo de perros, gatos y humanos. La localización ocular es también muy frecuente en el hombre. Las hembras adultas miden entre 10 y 17 cm y los machos entre 5 y 7 cm de longitud.

5.3.1 Ciclo biológico de *D. immitis*

- Es transmitida de forma indirecta a través de la picadura de mosquitos hospedadores intermediarios *Culex*, *Aedes*, *Anopheles*, *Culiseta* o *Coquillettidia*.

- Ingeridas por el mosquito, las microfilarias maduran hasta convertirse en larvas infectantes en aproximadamente dos semanas. Cuando el mosquito se vuelve a alimentar, durante la picadura deposita las larvas infectantes en el hospedador definitivo; estas van a ir mudando en diferentes fases mientras se van desplazando hasta alcanzar las arterias pulmonares aproximadamente a los 3 meses.

- Alcanzan la madurez sexual a los 5-6 meses, y a partir de los 7 meses post-infección se pueden ver las primeras microfilarias en sangre. Las microfilarias pueden sobrevivir hasta 2 años en el torrente circulatorio. Los parásitos adultos pueden vivir unos 5-7 años.

- El gato y otros carnívoros también pueden verse afectados. El ciclo biológico es similar que en el perro. Los gatos son más resistentes a la infección y, por ello, presentan baja carga parasitaria, siendo lo habitual encontrar 1 o 2 parásitos, ya que existe una elevada mortalidad de larvas pre-adultas cuando alcanzan el pulmón y pocos parásitos se desarrollan hasta alcanzar la edad adulta.

- La vida media del parásito adulto en los gatos es de 2-3 años. La presencia de microfilaremia es muy poco frecuente en los gatos infectados. En caso de estar presente, esta no es patente hasta los 7-8 meses post-infección y generalmente no persiste más de 1-2 meses. Al tratarse de un hospedador inadecuado, en el gato es relativamente frecuente la presencia de migraciones aberrantes.

5.3.2 Ciclo biológico de *D. repens*

- El ciclo biológico es similar a *Dirofilaria immitis* y requiere de un mosquito del género *Aedes*, *Anopheles*, *Culex*, *Armigeres* o *Mansonoides* como hospedador intermediario. El desarrollo en el mosquito dura un mínimo de 10 días y un máximo de 21 días a temperaturas entre 24 °C a 27 °C.

- Una vez depositada en el tejido subcutáneo del hospedador definitivo, la larva apenas realiza migraciones y alcanza la madurez entre las capas de tejido conectivo en cualquier parte del cuerpo del perro. Las microfilarias se pueden encontrar en sangre a partir del 6°–8° mes post-infección.

- Tanto *D. immitis* como *D. repens* albergan bacterias simbiotes del género *Wolbachia*, que contribuyen a la fisiopatología de la enfermedad.

 ZOONOSIS TRANSMITIDAS POR ANIMALES DE COMPAÑÍA

5.3.3 Signos clínicos

Dirofilariosis cardiopulmonar canina

- Inicialmente, el perro infectado no muestra ningún síntoma durante la migración y maduración de las larvas. La dirofilariosis clínica no suele ser evidente hasta pasados varios años desde la infección.

- Tos no productiva crónica, que se acentúa después del ejercicio.

- Disnea o taquipnea, por congestión venosa pulmonar o hipertensión pulmonar.

- Intolerancia al ejercicio y síncopes.

- Hemoptisis y/o epistaxis por arterias pulmonares lesionadas.

- Otros signos: letargia, apatía, pérdida de peso y pérdida de masa muscular y ascitis con efusión pleural.

Dirofilariosis cardiopulmonar felina

- Los gatos toleran la infestación sin mostrar signos clínicos o mostrando únicamente signos clínicos transitorios y ligeros.

- Síntomas de enfermedad respiratoria crónica frecuentes: disnea, taquipnea, tos intermitente.

- Anorexia, pérdida de peso y síntomas gastrointestinales como vómito persistente no relacionado con las comidas.

- Signos neurológicos: convulsiones, ataxia, ceguera o síndrome vestibular.

- Poco frecuentes: ascitis, soplo sistólico, hidrotórax o neumotórax, e insuficiencia cardiaca congestiva derecha o el síndrome de la vena cava.

- La muerte súbita puede ser el único síntoma que muestre un gato infectado.

Dirofilariosis cutánea

- Nódulos subcutáneos indoloros, donde residen los parásitos adultos.

- Signos dermatológicos: dermatitis generalizada, alopecia localizada, rascado y frotamiento, dermatitis nodular multifocal y pápulas pruriginosas.

- Lesiones histopatológicos y macroscópicos en bazo, hígado, riñones, pulmones, corazón y cerebro.

5.3.4 Diagnóstico laboratorial *D. immitis* en perros

Detección de antígenos

- Mediante tests serológicos de ELISA o inmunocromatografía, que detectan antígenos del tejido ovárico de hembras adultas o del tronco del parásito.

- La especificidad es muy elevada, los falsos positivos son muy poco frecuentes y suelen deberse a errores técnicos.

- La sensibilidad varía en función del fabricante, y es muy elevada. Los falsos negativos pueden suceder en infecciones con carga parasitaria muy ligera, en casos de filarias juveniles (menores de 6 meses de edad no serán detectados por el test), filarias muy viejas, infección solo por filarias macho o fallos técnicos.

Detección de microfilarias

- 30 % de los perros infectados son amicrofilarémicos.

- La observación directa es lo más sencillo. Hay métodos que permiten concentrar y teñir las microfilarias, como la filtración o el método de Knott.

- Mediante estudio histoquímico de la distribución somática de las zonas de actividad de fosfatasa ácida que estas microfilarias presentan.

Diagnostico laboratorial D. immitis en gatos

- Más complicado que en el perro debido al bajo número de parásitos adultos y que la sintomatología la inician las larvas inmaduras. Es necesario combinar varias técnicas diagnósticas como serología, radiología torácica y ecocardiografía.

Técnicas serológicas

- Es muy poco probable encontrar microfilarias en sangre de gatos infectados.

- Detección de antígenos: los gatos tienen pocos adultos y bajo nivel de antígenos. Un resultado negativo no descarta infección, pero un resultado positivo la confirma.

- Detección de anticuerpos: aparecen a partir de los 2-3 meses post-infección. Un resultado positivo indica exposición al parásito, pero no necesariamente infección.

Diagnóstico de dirofilariosis cutánea

- Detección e identificación de microfilarias mediante el test de Knott y estudio histoquímico.

- Examen ecográfico e histopatológico de nódulos subcutáneos.

Profilaxis de la dirofilariosis cardiopulmonar canina

- Los cachorros deben empezar antes de los 2 meses de edad.

- Lactonas macrocíclicas: ivermectina, moxidectina, selamectina y milbemicina. En comprimidos (ivermectina, milbemicina), *spot on* (moxidectina, selamectina) o inyección subcutánea anual (moxidectina).

- Las lactonas macrocíclicas interrumpen el desarrollo de las larvas en fase L3 y L4 que han sido transmitidas por mosquitos al perro durante los 30-60 días anteriores a su administración. Además de actuar sobre las larvas menores de 2 meses de edad, las lactonas macrocíclicas presentan cierta eficacia frente a estados parasitarios de 3-8 meses post-infección cuando se administran mensualmente de forma continuada.

Figura 1

Imagen macroscópica de parásitos adultos de *Dirofilaria immitis* presentes en cámaras cardiacas derechas de un perro con dirofilariosis clase III. Se puede apreciar que los gusanos se encuentran parcialmente enrollado alrededor de la válvula tricúspide, lo que impedía en correcto funcionamiento de la misma

Tratamiento de la dirofilariosis cardiopulmonar canina (protocolo de las Sociedades Europea y Americana de Dirofilariosis)

Eliminación de larvas migratorias y Wolbachia

- Eliminación de larvas migratorias L3 y L4 con administración mensual de lactonas macrocíclicas a dosis preventivas durante 2 meses, previo al tratamiento adulticida.

- La administración de doxiciclina a 10 mg/kg BID durante 4 semanas elimina el 90 % de *Wolbachia* del interior de los parásitos.

Eliminación de las microfilarias

- Lactonas macrocíclicas a dosis preventivas mensuales para la eliminación de las larvas migratorias también elimina las microfilarias.

- La muerte repentina de grandes cantidades de microfilarias puede producir efectos sistémicos entre las 4-8 horas tras la administración del fármaco.

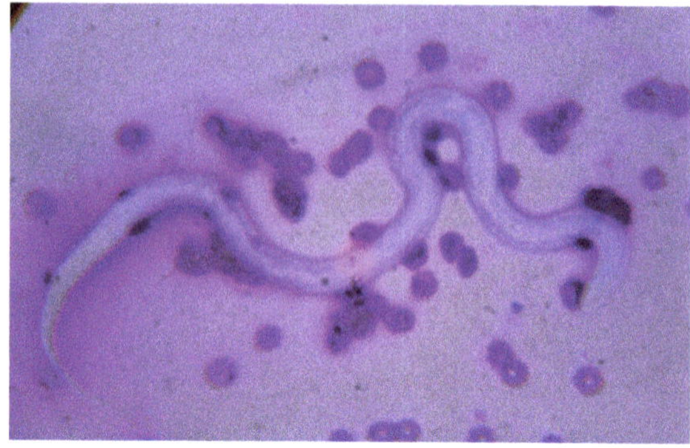

Microfilaria de *Dirofilaria immitis*. En la imagen se observa un frotis de sangre canina teñido mediante la técnica de hematoxilina-eosina, en la que se aprecia la presencia de una microfilaria rodeada de varios eritrocitos (x100)

Tratamiento adulticida

- Melarsomina diclorhidrato administrada mediante inyección intramuscular profunda en la musculatura lumbar.

- Protocolo: primera inyección de melarsomina (2.5 mg/kg), una segunda inyección al cabo de un mínimo de 30 días (2.5 mg/kg) y una tercera inyección pasadas 24 horas de la anterior (2.5 mg/kg).

- Elimina los adultos de forma escalonada, eliminando el 50 % de los adultos (90 % machos y 10 % hembras) en la primera inyección.

- Minimiza el riesgo de tromboembolismo producido por la muerte de los parásitos y las complicaciones pulmonares serán menos severas y frecuentes.

Restricción de ejercicio y tromboembolismo pulmonar

- Es importante realizar una restricción severa del ejercicio durante el tratamiento adulticida para minimizar las complicaciones pulmonares derivadas de la muerte de los parásitos.

Extracción quirúrgica de los parásitos

- En perros con altas cargas parasitarias o con síndrome de la vena cava, es recomendable la extracción de las filarias adultas empleando fórceps flexibles Alligator o un lazo quirúrgico intravascular.

- Tras la extracción, se debe realizar el tratamiento adulticida descrito.

Profilaxis y tratamiento de la dirofilariosis cardiopulmonar felina

- La profilaxis es similar que en perros, con la aplicación mensual de lactonas macrocíclicas.

- Iniciar en gatos a partir de las 6-8 semanas de edad, mediante administración mensual vía oral o *spot on*.

- En gatos no es recomendable el tratamiento adulticida debido a la alta tasa de mortalidad que se produce.

- Aproximadamente, el 80 % de los gatos asintomáticos se curan de forma espontánea.

- Si el gato muestra sintomatología respiratoria, se puede instaurar un tratamiento con prednisolona comenzando con 2 mg/kg cada 24 horas, descendiendo la dosis gradualmente hasta 0.5 mg/kg cada 48 horas durante 2 semanas. Posteriormente, continuar reduciendo la dosis hasta retirar el tratamiento al cabo de otras dos semanas.

- Los parásitos se pueden eliminar quirúrgicamente.

- El pronóstico para cualquier gato infectado siempre debe ser reservado, es importante recordar que la sola presencia de una única filaria puede ser fatal.

Dirofilariosis cutánea

- No existe ningún tratamiento adulticida eficaz para *Dirofilaria repens* salvo la extirpación quirúrgica de los nódulos cutáneos. Se está estudiando la validez de la moxidectina *spot on*.

- Tratamiento sintomático a los perros que muestren sintomatología (dermatitis, nódulos subcutáneos y prurito) mediante administración de esteroides y/o antibióticos.

- Las lactonas macrocíclicas (ivermectina, moxidectina, selamectina y moxidectina) parecen ser efectivas para prevenir la infección.

Dirofilariosis humana y zoonosis

- Donde hay dirofilariosis canina, existe siempre el riesgo de infecciones humanas.

- La dirofilariosis es una enfermedad cosmopolita y de distribución mundial; las prevalencias más elevadas se localizan en zonas que mantienen temperaturas y humedades elevadas que favorezcan el desarrollo y mantenimiento de poblaciones de mosquitos vectores.

- La dirofilariosis se está expandiendo hacia zonas donde previamente no se había descrito, por lo que se considera una zoonosis emergente, favorecido por: cambio climático y globalización, movilidad de animales infectados, introducción de nuevas especies de mosquitos transmisores y modificación por el hombre de hábitats que favorezcan la transmisión.

La dirofilariosis humana: el aspecto zoonósico de la infección

- *D. immitis* es responsable, en los humanos, de la dirofilariosis pulmonar, caracterizada por la aparición de un nódulo pulmonar como consecuencia del desarrollo de un embolismo causado por un verme inmaduro en una arteria pulmonar de pequeño calibre. Dicho embolismo atrapa al verme, que se destruye y causa una reacción inflamatoria alrededor de la zona afectada. En muchos casos, la histología microscópica permite observar gusanos en un estado variable de descomposición en la luz de las arterias rodeados de una intensa infiltración de células inflamatorias, y en otras ocasiones solo se observa la reacción celular porque los vermes ya han sido destruidos cuando se descubre el nódulo. Estos nódulos son benignos y generalmente asintomáticos, pero su descubrimiento fortuito causa la sospecha de un proceso maligno.

- En Europa, a diferencia de lo que ocurre con *D. repens*, las infecciones humanas por *D. immitis* son muy infrecuentes. No obstante, hay evidencias que indican que *D. immitis* tiene mayor capacidad que *D. repens* para estimular una respuesta

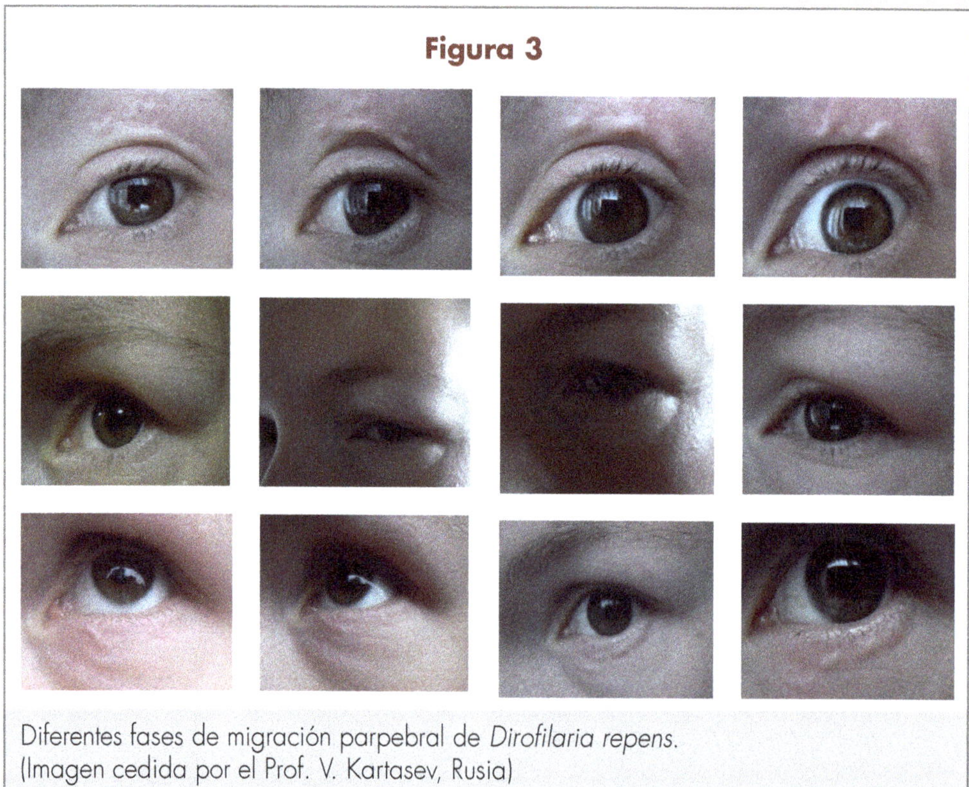

Figura 3

Diferentes fases de migración parpebral de *Dirofilaria repens*.
(Imagen cedida por el Prof. V. Kartasev, Rusia)

de anticuerpos en humanos y, por tanto, una menor capacidad para desarrollar dirofilariosis en el hombre.

- Infecciones por *D. immitis* pueden ser causa del desarrollo de alergias y atopias.

- Las interacciones entre las dos especies parecen impedir la propagación de *D. immitis* en áreas donde *D. repens* esté asentada en primer lugar, como en los países de Europa del Este.

- *D. repens* presenta diferentes localizaciones y forma nódulos cutáneos. En pacientes humanos, el ojo está afectado en el 37% de los casos produciendo lesiones parpebrales y oculares. Otras posibles localizaciones son cabeza, tronco, genitales masculinos, mamas, extremidades, pulmones y peritoneo.

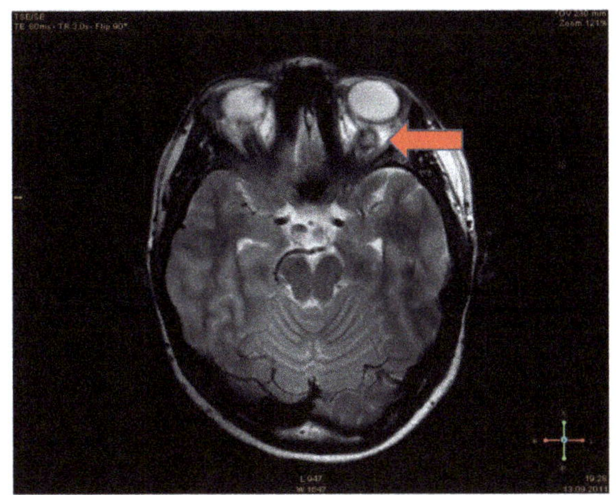

Resonancia magnética de localización retrocular de una dirofilaria *D. repens* en un hombre. (Imagen cedida por el Prof. V. Kartasev, Rusia)

- Los exámenes con ecografía y *eco doppler* en pacientes con *D. repens* han permitido avanzar en el diagnóstico preliminar. Se encuentran estructuras lineales encapsuladas hipoecogénicas sin vascularización interna y también se detecta el movimiento del parásito, permitiendo de esta manera excluir procesos malignos antes de la cirugía.

5.3.5 Diagnóstico laboratorial en humanos

- No existen test comerciales de diagnóstico.

- Las infecciones parasitarias en humanos desarrollan una fuerte respuesta de anticuerpos. Incluyen, entre otros, la regulación de la respuesta antiinflamatoria Th2, que promueve la regulación inhibitoria de la respuesta proinflamatoria Th1. *D. immitis* alberga una bacteria endosimbionte del género *Wolbachia*, que juega un importante papel en el estímulo de la respuesta inmune e inflamatoria durante la dirofilariosis animal y humana.

- En humanos con dirofilariosis pulmonar, se produce una respuesta principalmente con producción de anticuerpos IgG o IgM. Se han demostrado elevados niveles de anticuerpos IgE específicos frente a diferentes especies de filarias en individuos alérgicos con asma o eosinofilia pulmonar.

- En dirofilariosis pulmonar humana se utiliza enzimoinmunoensayo (ELISA) usando extractos antigénicos somáticos y excretores/secretores de vermes adultos.

- Se producen reacciones cruzadas entre las especies de *Dirofilaria* y *Toxocara canis* (causante de la larva visceral emigrante).

5.3.6 Conclusión

La prevención y el tratamiento de la infección en los perros es una medida sanitaria imprescindible de control de la zoonosis.

Bibliografía

- American Heartworm Society. Guidelines for the Diagnosis, Prevention, and Management of Heartworm (*Dirofilaria immitis*) Infection in Dogs and Cats. 2018. Disponible en: http://www.heartwormsociety.org

- Bowman DD, Atkins CE. Heartworm Biology, Treatment, and Control. *Vet Clin North Am Small Anim Pract* 2009; 39(6):1127-1158.

- European Society of Dirofilariosis and Angiostrongylosis. Guidelines for Clinical Management of Canine Heartworm Disease. 2017. Disponible en: https://www.esda.vet

- Kartashev V, Tverdokhlebova T, Korzan A, Vedenkov A, Simón L, González-Miguel J, Morchón R, Siles-Lucas M, Simón F. Human subcutaneous/ocular dirofilariasis in the Russian Federation and Belarus, 1997-2013. *Int J Infect Dis* 2015; 33:209-211.

- Lee AC, Atkins CE. Understanding Feline Heartworm Infection: Disease, Diagnosis, and Treatment. *Top Companion Anim Med* 2010; 25(4):224-30.

- Litster AL, Atwell RB. Feline heartworm disease: a clinical review. *J Feline Med Surg* 2008; 10(2):137-44.

- McCall JW, Genchi C, Kramer LH, Guerrero J, Venco L. Heartworm disease in animals and humans. *Adv Parasitol* 2008; 66:193-285.

- Montoya JA, Carretón E. Conclusiones II International Workshops of dirofilarias, Colegio Oficial de Veterinarios de Tenerife, España. 2016.

- Montoya JA, Carretón E. Dirofilariosis. Pautas de manejo clínico, Multimedia Ediciones Veterinarias, Barcelona, España. 2012.

- Simón F, Siles-Lucas M, Morchón R, González-Miguel J, Mellado I, Carretón E, et al. Human and animal dirofilariasis: the emergence of a zoonotic mosaic. *Clin Microbiol Rev* 2012; 25(3):507-44.

DIPILIDIOSIS Y OTRAS TENIASIS

Álvaro Martínez Moreno, Rafael Zafra Leva

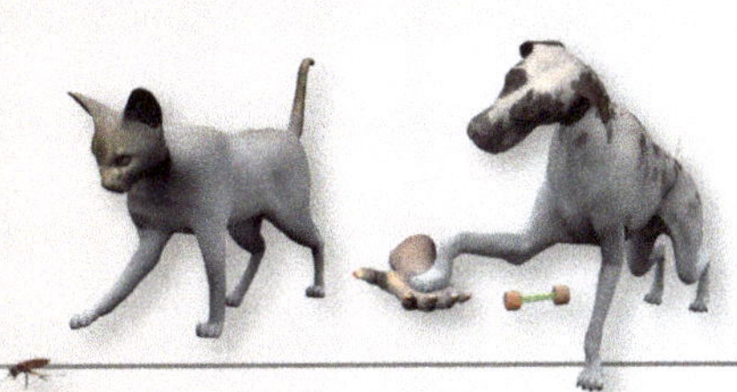

5.4.1 Etiología

- *Dipylidium caninum:* cestodo ciclofilideo de la familia *Dilepididae*, parásito de intestino delgado de cánidos y félidos.

- Cestodo de color blanco, de unos 15-60 cm de longitud y 2-4 mm de anchura, con segmentos en forma de grano de arroz (**Figura 1**).

- Ciclo indirecto, siendo las pulgas los hospedadores intermediarios más habituales. El perro se contagia al ingerir pulgas (*Ctenocephalides felis* y *C. canis*) y piojos (*Trichodectes canis*) que contienen la larva cisticercoide infectante. Una vez infectado, se desarrolla en su intestino el cestodo adulto, que elimina segmentos maduros (periodo de prepatencia de unas tres

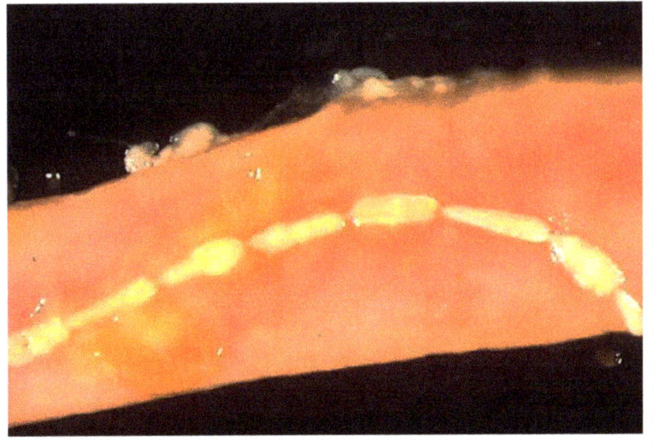

Figura 1

Segmentos de *D. caninum* en intestino de perro

semanas) que son elimina-
dos con las heces (a veces
salen activamente por el
ano), aisladamente o en
hileras de 5-10 segmentos.
Estos segmentos contienen
10-20 cápsulas ovígeras,
cada uno conteniendo 6-10
huevos (Figura 2).

Figura 2
Cápsula ovígera con huevos de *D. caninum*

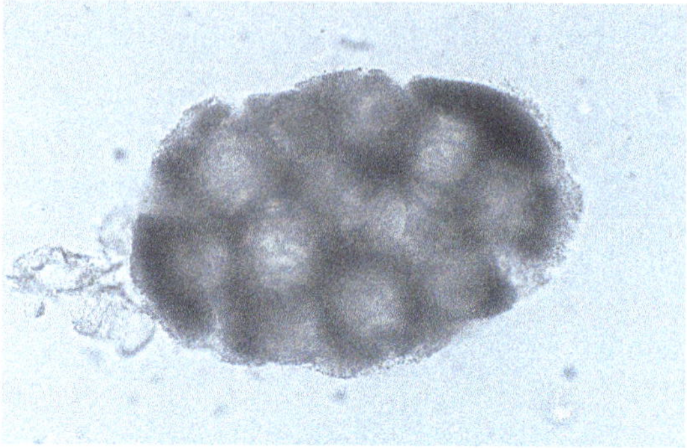

5.4.2 Epidemiología

- *Dipylidium* es el cestodo más frecuente en perros y gatos en todo el mundo, especialmente frecuente en animales callejeros o poco atendidos, con elevada presencia de ectoparásitos (pulgas y piojos).

- La presencia de ectoparásitos (pulgas y piojos) es el factor de riesgo más determinante para la existencia de dipilidiosis. Esta depende de las condiciones ambientales y de las condiciones de manejo e higiene de los animales posibles hospedadores.

- En los hospedadores intermediarios, la transmisión conlleva la maduración del cisticercoide hasta alcanzar capacidad infectante, lo que requiere un periodo de 30-60 días, según el hospedador (piojos o pulgas) y la climatología.

- En los hospedadores definitivos (perros y gatos) no se aprecia diferencia de susceptibilidad en función de edad o infecciones previas (no existe protección inmunitaria). Si es un factor epidemiológico el hábitat y modo de vida.

5.4.3 Signos clínicos

- La infección por *Dipylidium caninum* tiene escasa relevancia patológica. Solo en casos con parasitaciones masivas aparecen signos clínicos.

- En parasitaciones masivas puede apreciarse pérdida de peso o retraso en el crecimiento en animales jóvenes y signos neurológicos, ocasionados por la pérdida de vitaminas y oligoelementos que causan los parásitos.

- Los síntomas intestinales son irregulares y variados: pérdida de apetito, diarrea, constipación. En ocasiones puede aparecer también prurito en la región anal por la salida de segmentos maduros.

5.4.4 Diagnóstico laboratorial

- En ocasiones, se observan los segmentos maduros en la zona perianal o en las heces y en ellos pueden visualizarse las cápsulas ovígeras (características de *Dipylidium*); la identificación de estos segmentos maduros es relativamente fácil.

- Mediante técnicas de flotación pueden encontrarse cápsulas ovígeras o huevos. Los huevos de todos los cestodos ciclofilideos son morfológicamente muy similares y se reconocen por contener un embrión hexacanto con 6 ganchos.

- El mayor inconveniente es la limitada sensibilidad, ya que la eliminación de segmentos y huevos en heces es irregular.

5.4.5 Tratamiento y prevención

- El fármaco de elección para el tratamiento es el praziquantel, en dosis de 5 mg kg/pv., en formulaciones orales o inyectables. Es eficaz también contra cualquier otro cestodo.

- Pueden emplearse también epsiprantel, niclosamida o benzimidazoles (oxfendazol).

- El planteamiento básico para la prevención de la dipilidiosis en el control de ectoparásitos, empleando insecticidas tanto en los animales como en el ambiente.

5.4.6 Zoonosis

Aunque la dipilidiosis en perros y gatos está muy ampliamente extendida, la infección en humanos es poco frecuente. Se han descrito entre 350 y 400 casos, en diversas localizaciones geográficas. En la mayoría de las ocasiones, los afectados son niños menores de 2 años. Como en los animales, el contagio en humanos se produce por la ingestión accidental de pulgas o piojos conteniendo el cisticercoide infectante. En los niños son mayores las posibilidades de contagio por sus hábitos de conducta en relación con los animales domésticos.

Por lo general, las infecciones son asintomáticas, pero en ocasiones se observan signos clínicos como prurito anal, diarrea, dolor abdominal leve (generalmente epigástrico), disminución del apetito e indigestión. Más raramente, también se ha descrito urticaria, eosinofilia, pérdida de peso y obstrucción intestinal. Con mucha frecuencia, lo más llamativo es la presencia de segmentos maduros en la zona perianal.

El diagnóstico se realiza, al igual que en los animales, mediante análisis co-prológicos para evidenciar los segmentos, cápsulas ovígeras o huevos que son eliminados en las heces.

El praziquantel es también el fármaco de elección para el tratamiento de la dipilidiasis humana, considerándose como segunda opción la niclosamida.

La prevención de la infección humana se basa en el control de los hospedadores intermediarios, pulgas y piojos, en medidas generales de higiene y en el adecuado manejo de los animales de compañía: desparasitaciones regulares, higiene y vigilancia especial en el contacto con niños.

Bibliografía

- Deplazes, P., Eckert, J., Mathis, A., von Samson-Himmelstjerna, G., Zahner H. 2016. Parasitology in Veterinary Medicine. Wageningen Academic Publishers, Wageningen.

- Jiang, P., Zhang, X., Liu, R. D., Wang, Z. Q., & Cui, J. 2017. A Human Case of Zoonotic Dog Tapeworm, *Dipylidium caninum* (Eucestoda: Dilepidiidae), in China. *The Korean Journal of Parasitology*. 55 (1): 61-64.

- Macpherson C.N. and Torgeson, P. 2013. Dogs and Cestode Zoonoses. In Macpherson C.N., Meslin F.X., Wandeler A.I. Dogs, Zoonoses and Public Health. Oxfordshire; Boston, MA: CABI.

CAPÍTULO 5.5

EQUINOCOCOSIS

Rafael Zafra Leva, Álvaro Martínez Moreno

5.5.1 Etiología

- El género *Echinococcus* spp. se encuadra dentro de los cestodos del orden *Cyclophilidea* y la familia *Taenidae*. Se trata de un cestodo que en su estado adulto es de pequeño tamaño (3-6 mm de longitud), dotado en su extremo anterior de un escólex con cuatro ventosas y un rostelo armado con una doble corona de ganchos falciformes (25-50 ganchos). Debido a su pequeño tamaño, su estróbilo no suele tener muchos anillos, normalmente suelen tener 3-5 (inmaduro, maduro y grávido). En el anillo grávido se puede reconocer la presencia en el interior de un útero sacciforme con lobulaciones laterales lleno de huevos. Existen cuatro especies (*E. granulosus*; *E. multilocularis*; *E. vogeli* y *E. oligarthus*) cuya presencia está ligada a diferentes hospedadores definitivos (domésticos y silvestres) así como a diferentes localizaciones geográficas.

- Son parásitos de ciclo indirecto requiriendo la presencia de un hospedador intermediario. Las especies que afectan comúnmente a nuestros animales domésticos son:

  - *Echinococcus granulosus*. En nuestras latitudes es la especie más frecuente y más importante (ver apartado epidemiología).

  - *Echinococcus multilocularis*. En este caso, el hospedador definitivo sería el gato, aunque su presentación es más frecuente en las zonas del norte y centro de Europa y Asia, así como el norte de Estados Unidos.

- Se localizan en el intestino delgado del hospedador definitivo, concretamente en las criptas de Lieberkühn duodenales.

- En el hospedador intermediario, se localizan sus formas larvarias (quiste hidatídico). La presencia del quiste hidatídico suele localizarse preferentemente en hígado y pulmón, aunque también puede observarse de forma menos frecuente en otras localizaciones (riñón, bazo, musculatura, corazón, hueso…). Como hospedador intermediario pueden actuar los rumiantes (domésticos o silvestres). En nuestras latitudes, el hospedador intermediario más frecuente es la oveja. Cabe destacar que el ser humano puede actuar como hospedador intermediario accidental y además tiene la condición de "fondo de saco".

5.5.2 Epidemiología

- *Echinococcus granulosus* es un parásito de distribución mundial, con una alta prevalencia en Europa en los países del área mediterránea y especialmente en zonas rurales.

- Es un parásito de ciclo biológico indirecto donde el hospedador definitivo es el perro doméstico (ciclo doméstico) y otros cánidos (ciclo selvático). El perro elimina anillos grávidos que pueden ser vehiculados al exterior en las heces o de forma activa (anillos grávidos con motilidad); en estos anillos grávidos se encuentran los huevos conteniendo la oncosfera con el embrión hexacanto (recibe este nombre por estar dotado de tres pares de ganchos). El hospedador intemediario (en el caso de nuestras latitudes, suele tratarse de la oveja) ingiere estos huevos, liberándose en digestivo la oncosfera, penetrando en la mucosa intestinal y alcanzando el torrente circulatorio. A través de la circulación sanguínea, alcanza la localización definitiva (preferentemente hígado y pulmón) donde se desarrolla el metacestodo o forma larvaria, que recibe el nombre de hidátide o quiste hidatídico. Se trata de una vesícula globosa repleta de líquido, cuya pared se encuentra constituida por tres capas, dos elaboradas por la propia larva (laminar y germinal) y una tercera, la adventicia, producida por el hospedador. La capa laminar, de grosor variable, es elástica, acelular y pluriestratificada. La membrana germinal, la más interna, genera, por multiplicación asexual, las cápsulas prolígeras, pequeñas "yemas" que dan lugar a los protoescólices, escólices invaginados precursores de las tenias adultas (**Figura 1B**). Las cápsulas prolígeras y los protoescólices pueden desprenderse de la membrana germinativa y quedar libres en el líquido y el conjunto de protoescólices y restos de membranas libres en la vesícula, constituyen la denominada "arenilla hidatídica". Estos protoexcólices constituyen el elemento infectante. Cuando el hospedador definitivo ingiere vísceras con quistes hidatídicos, ingiere los protoexcólex, que en el digestivo alcanzarán las criptas de Lieberkühn del duodeno, donde terminará de desarrollarse el parásito adulto y cerrando

 ZOONOSIS TRANSMITIDAS POR ANIMALES DE COMPAÑÍA

el ciclo biológico del parásito. A las 4-6 semanas ya comienza de nuevo la eliminación de anillos grávidos con huevos.

- El tamaño de los quistes en las ovejas suele estar comprendido entre los 2-6 cm de diámetro (Figura 1A).

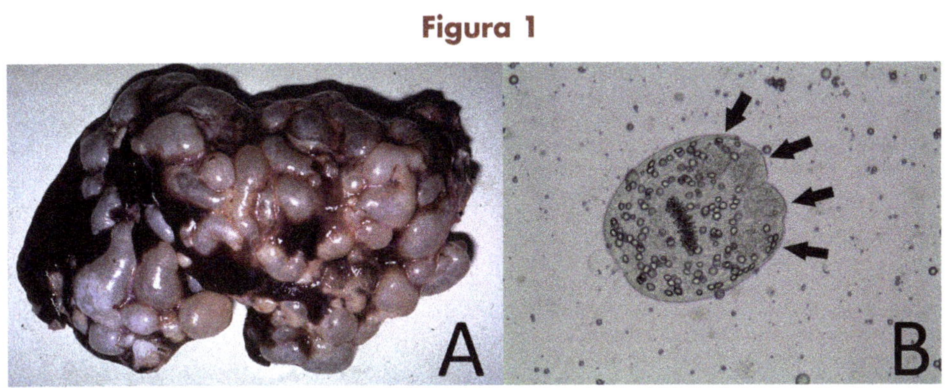

Figura 1A. Imagen macroscópica de un hígado de oveja con numerosos quistes hidatídicos de coloración blanquecina. Figura 1B. Imagen microscópica de un protoescólex presente en el líquido de uno de los quistes de la imagen anterior. Puede observarse la doble corona de ganchos en el centro y las ventosas (flechas)

- Los huevos son similares a los de otros ténidos, es decir, se trata de huevos de forma esférica de 30-50 µm x 22-44 µm, de cubierta gruesa con estriaciones radiales y conteniendo al embrión hexacanto en su interior. Se trata de huevos que pueden persistir mucho tiempo en el medio (hasta un año a temperaturas frías y con humedad); por el contrario, son muy sensibles a la desecación.

- *Echinococcus granulosus* se transmite fundamentalmente en el ciclo doméstico (cepa ovina) entre la oveja (HI) y el perro (HD). Las ovejas con más de 5 meses de edad son la principal fuente de contagio para los perros, ya que la edad tiene una fuerte correlación con el grado de parasitación, de manera que las tasas de prevalencia más altas están ligadas a áreas rurales donde se sacrifican animales más viejos.

- Respecto a la transmisión a los perros, las circunstancias dependientes del parásito estarían relacionadas con la eliminación de los elementos infectantes. En este sentido hay que tener en cuenta:

  - Cada 2 semanas se produce la eliminación de un anillo grávido.

  - Cada anillo grávido contiene entre 200-800 huevos.

- Otras circunstancias desde el punto de visto epidemiológico que posibilitan la transmisión de la enfermedad son las siguientes:

  - Acceso a visceras afectadas (carnivorismo).

  - Inadecuado tratamiento de decomisos.

  - Matanzas clandestinas.

  - Animales muertos por accidente o enfermedad.

5.5.3 Signos clínicos

- Las formas adultas de *Echinococcus granulosus* en su localización intestinal raramente producen sintomatología en los animales. Por otra parte, el quiste hidatídico puede llegar a causar serias alteraciones en los mamíferos que actúan como hospedador intermediario, entre ellos el hombre.

- En el hospedador definitivo podrían observarse adelgazamiento o daño del epitelio intestinal, infiltrado inflamatorio en la mucosa o incremento en la producción de mucus. Sin embargo, en la mayoría de los casos, las infecciones suelen cursar de forma asintomática, incluso cuando la carga parasitaria es alta.

- En el caso de los hospedadores intermediarios deberíamos diferenciar cuando el proceso ocurre en un hospedador intermediario "natural" como podría ser la oveja y un hospedador intermediario "accidental" como podría ser el hombre:

  - En el caso de la oveja, el proceso suele cursar también de forma subclínica e identificarse la presencia de quistes en matadero o durante la necropsia del animal. Sin embargo, en aquellos animales que muestren algún tipo de síntomas, tanto la sintomatología como la patogenia van a estar relacionadas con la localización del quiste hidatídico, el número de ellos, así como su tasa de crecimiento y el efecto que produzca el quiste con las estructuras adyacentes (sobre todo debido a la presión que el quiste puede ejercer sobre otras vísceras). También habría que considerar las posibles reacciones de tipo alérgico que pueden aparecer como consecuencia de la ruptura del quiste.

  - En el caso de los seres humanos, aproximadamente un 30 % de los casos se mantiene asintomático, sobre todo cuando los quistes son de pequeño tamaño o se encuentran calcificados. La sintomatología puede aparecer meses o años posteriormente al contagio y al igual que en la oveja varían dependiendo del efecto compresivo que el quiste realice sobre las estructuras adyacentes.

5.5.4 Diagnóstico laboratorial

- Al tratarse de un proceso que suele cursar de forma subclínica en pequeños animales, el diagnóstico en animales vivos no es muy usual.

- En animales (HD) sospechosos de estar parasitados puede recurrirse al diagnóstico a partir de muestras fecales:

  - Coprología mediante el uso de técnicas de flotación: tendríamos que tener en cuenta que los huevos de E. granulosus son prácticamente indistiguibles de los huevos de otros ténidos, por lo que este diagnóstico no sería certero.

  - Ver *in situ* la eliminación de anillos grávidos en las heces o la salida activa de los anillos grávidos a través del ano.

  - Detección de coproantígeno y copro-ADN. Estas técnicas muestran una sensibilidad de hasta el 80 % en el caso de coproantígeno y muy cercana al 100 % en el caso de la detección de ADN en muestras fecales mediante PCR.

- En el caso de HI (ovejas), al tratarse de un proceso que suele cursar también de forma subclínica, en la mayoría de los casos suele ser un hallazgo observado durante la necropsia del animal o en la sala de despiece en matadero. En animales que mostraran sintomatología, a veces, puede recurrirse a diagnóstico ecográfico, aunque la especificidad observada de las imágenes es baja.

5.5.5 Tratamiento y prevención

- El tratamiento en pequeños animales se basa en el uso de cestodicidas. En este sentido, ha demostrado eficacia el uso de praziquantel (5 mg/kg) y epsiprantel (5,5 mg/kg), ambos por vía oral.

- Debido a que en ovejas cursa de forma subclínica el tratamiento farmacológico, no está indicado debido a que los fármacos de elección no son muy eficaces ante las formas larvarias.

- En humanos, se recurre normalmente a una mezcla entre el tratamiento quirúrgico (resección del quiste) con la aplicación in situ mediante punción de fármacos de elección (normalmente mebendazol).

- Como medidas de control, además del tratamiento farmacológico hay que llevar a cabo medidas de manejo que impidan el contacto de perros y gatos con hospedadores intermediarios infectados. Cuando estas medidas son llevadas a cabo, el peligro de reinfección disminuye enormemente. Estas medidas incluyen:

- Evitar que los perros sean alimentados con despojos, a menos que hayan sido adecuadamente tratados, así como con animales muertos.

- Mejora de las medidas en los mataderos para impedir el acceso de los perros a las canales y los despojos.

- Cuando los sacrificios no se hagan en mataderos, impedir el acceso de los perros a los despojos, a no ser que sean tratados adecuadamente primero.

- Elaboración de censos caninos.

- Desparasitación de perros parasitados o sospechosos de tener acceso a despojos animales con praziquantel cada 4-6 semanas.

- Intentar descubrir los orígenes de la infección en aquellas zonas de parasitación persistente.

- Inspección post-mortem de la carne.

- Destrucción de los decomisos o realizar un tratamiento adecuado.

- Programas de Educación Sanitaria: sobre todo, en las zonas rurales donde es más frecuente que se lleven a cabo las matanzas domiciliarias y clandestinas, llevando a cabo campañas de difusión y concienciación, y además, a través de formación y asesoramiento (transmisión, contagio, higiene) a profesionales, pastores, ganaderos, propietarios de perros, matarifes e incluso en los colegios.

5.5.6 Zoonosis

- Los costes anuales asociados al tratamiento de los casos de hidatidosis humana y las pérdidas que genera en la industria ganadera (disminución de la producción y decomisos) se estiman en 3.000 millones de dólares.

- Las tasas de equinococosis quística en seres humanos oscilan entre <1/100.000 y >200/100.000 en las poblaciones en desarrollo que viven en contacto estrecho con perros domésticos. En algunas zonas de Argentina, Perú, África Oriental, Asia Central y China la prevalencia en humanos puede alcanzar el 5-10 %. Desde un punto de vista global, se estima que más de 1 millón de personas se encuentran afectadas por esta parasitosis.

- El Grupo de Referencia sobre Epidemiología de la Carga de Morbilidad de Transmisión Alimentaria de 2015 estimó que la equinococosis causa cada año

19.300 muertes y la pérdida de 871.000 años de vida ajustados en función de la discapacidad.

- La infección por *Echinococcus* es una enfermedad inscrita en la lista de la Organización Mundial de Sanidad Animal (OIE) y es obligada su notificación por los países y territorios miembros.

- Un reciente estudio ha concluido que el genotigo G1 (cepa ovina) de *Echinococcus granulosus* es el responsable del 88 % de los casos de hidatidosis humana y está relacionado con la transmisión donde la oveja actúa como hospedador intermediario y el perro como hospedador definitivo. El siguiente género en importancia es *Echinococcus multilocularis*.

- El hombre se infecta por la ingestión de huevos de *Echinococcus* presentes en alimentos frescos, frutas, legumbres, o en el agua de bebida. También puede contagiarse por contacto directo con perros parasitados que pueden presentar huevos adheridos al pelo, y transferirse estos a las manos y de ellas a la boca. Los humanos actúan como hospedadores intermediarios accidentales, es decir adquieren la infección del mismo modo que otros hospedadores intermediarios, pero no participan en su transmisión a los hospedadores definitivos, por lo que se dice que hombre actúa como "fondo de saco".

- En la hidatidosis humana, los sujetos infectados pueden cursar de manera asintomática durante meses o años. Las manifestaciones clínicas que se presentan son inespecíficas y guardan relación con el órgano afectado y el tamaño y número de quistes. Normalmente en humanos suelen verse afectados el hígado, pulmón, bazo, huesos y sistema nervioso. En el caso de *Echinococcus multilocularis*, el quiste, que se localiza preferentemente en hígado, adopta un patrón multilocular que dificulta muchísimo el tratamiento quirúrgico.

- En hidatidosis humana, las proteínas, lípidos e histamina que se encuentran en el interior del quiste, pueden producir en el organismo de manera ocasional prurito, urticarias, edema pulmonar, etc. En ocasiones, los quistes se rompen de forma espontánea, por traumatismo o en el curso de la intervención quirúrgica. Cuando esto ocurre pueden presentarse reacciones alérgicas de diversa magnitud, hasta un choque anafiláctico. Tras la rotura, los protoescólices liberados pueden diseminarse vía hemática y originar una hidatidosis secundaria.

- El diagnóstico se basa en el uso de técnicas de diagnóstico por imagen (radiografía, TAC, resonancia, ecografía…) de forma conjunta con la detección de anticuerpos específicos en suero.

- Como se ha comentado anteriormente, el tratamiento se basa en una conjunción de tratamiento quirúrgico que va encaminado a la resección del quiste junto con la aplicación de fármacos cestodicidas como el Mebendazol o Albendazol mediante punción, aspiración, inyección y reaspiración (tratamiento PAIR). Este tipo de tratamiento va asociado a un seguimiento del paciente cada 3-6 meses ya que es extremadamente difícil extraer el quiste en su totalidad, y en muchas ocasiones quedan restos de la membrana germinativa, con lo que esta sigue su proceso de división y es la responsable de la aparición de recidivas ya que acaban provocando la aparición de un nuevo quiste.

- El control de la enfermedad en humanos se basa en las mismas medidas comentadas anteriormente para el perro.

Bibliografía

- Deplazes, P., Ecker, J., Mathis, A., von Samson-Himmerstjerna, G., Zahner, H. 2016. *Parasitology in Veterinary Medicine*. Wageningen Academic Publishers, Wageningen.

- Organización Mundial de Sanidad Animal (OIE). 2018. Infección por *Echinococcus granulosus*. Código Sanitario para los Animales terrestres. Capitulo 8.5. OIE, París. Disponible en: http://www.oie.int/fileadmin/Home/esp/Health_standards/tahc/current/chapitre_echinococcus_granulosus.pdf (fecha de consulta: 12 de Noviembre de 2018).

- Romig, T., Deplazes, P., Jenkins, D., Giraudoux, P., Massolo, A., Craig, P. S., Wassermann, K., Takahashi, M. de la Rue, M. 2017. Chapter Five - Ecology and Life Cycle Patterns of Echinococcus Species. *In* R. C. A. Thompson, P. Deplazes, & A. J. Lymbery (Eds.), *Advances in Parasitology*, 95: 213-314: Academic Press.

- Thompson, R.C.A. 2017. Chapter two - Biology and Systematics of *Echinococcus*. *In* R.C.A. Thompson, P. Deplazes & A. J. Lymbery (Eds.), *Advances in Parasitology*, 95: 65-109. Academic Press.

CAPÍTULO 5.6

ENFERMEDADES PRODUCIDAS POR ÁCAROS

F. Javier Martínez Moreno, Rafael Zafra Leva

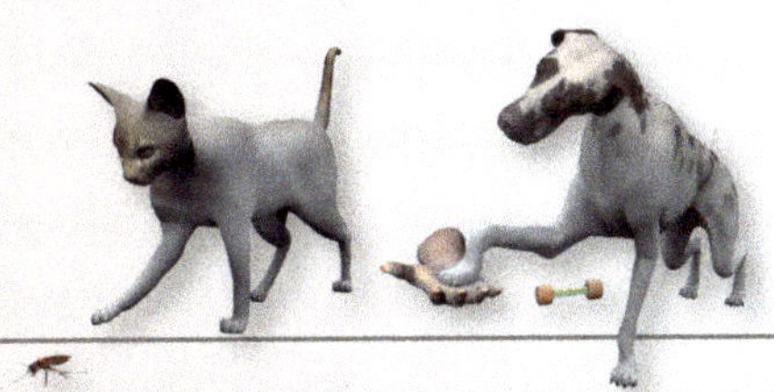

5.6.1 Etiología

- Producido por ácaros pertenecientes al orden *Acari*, encuadrados en tres familias taxonómicas diferentes: suborden *Astigmata*, familia *Sarcoptidae*: *Sarcoptes scabiei*; suborden *Astigmata*, familia *Psoroptidae*: *Otodectes cynotis*; suborden *Prostigmata*, familia *Cheyletidae*: *Cheyletiella* spp.

- Son parásitos obligatorios y permanentes, que desarrollan todo su ciclo sobre la piel del hospedador, localizándose a distinta profundidad del estrato dérmico en función de la especie. Tienen escasa capacidad de supervivencia fuera del mismo.

- *Sarcoptes scabiei* es un ácaro redondeado y globoso, de color blanquecino, que mide entre 250-500 μm (**Figura 1**). Muestra un par de patas en posición anterior, con ventosas, y un par de disposición posterior, que apenas sobresale del contorno del cuerpo. El proceso se suele iniciar en las zonas con menos densidad pilosa, como márgenes de las orejas, codos y pechos. Se suele considerar un ácaro productor de túneles o galerías en la piel.

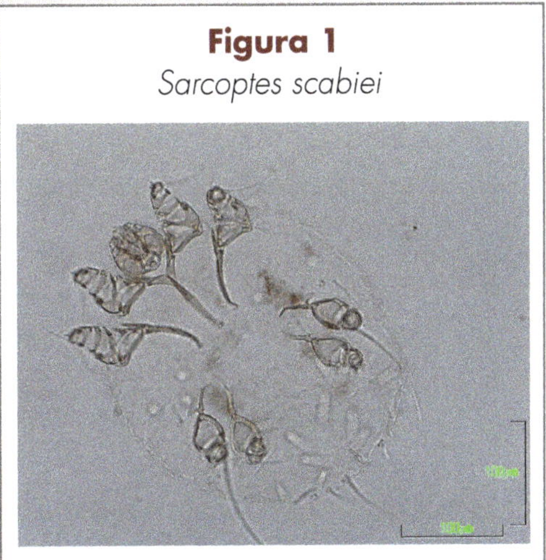

Figura 1
Sarcoptes scabiei

- El ciclo se desarrolla en 2-3 semanas, siempre sobre el hospedador (**Figura 2**). Las hembras fecundadas excavan galerías en la piel, avanzando alrededor de 2 mm al día y van depositando 2-3 huevos por día. Los huevos eclosionan en 2-3 días y las larvas excavan nuevas galerías, alimentándose de tejido. Después de 4-6 días, mudan a protoninfa, tritoninfa y adulto. Pueden vivir hasta 3 meses (hembras).

- *Otodectes cynotis* es un ácaro ovalado, grisáceo, que mide alrededor de 500 µm y dispone de un par de patas en la región anterior que sobresale notablemente del contorno del cuerpo, y un par de patas de localización posterior, que también se pueden observar sobrepasando el contorno corporal (**Figura 3**). Se localiza en el canal auricular, ocasionando una sarna característica denominada sarna auricular u otodéctica.

- El ciclo se desarrolla totalmente sobre el hospedador y se completa en alrededor de 3-4 semanas. Los huevos eclosionan en unos 4 días, mudan a larva, protoninfa y deutoninfa. Cada fase dura alrededor de 5 días. Los ácaros, que se localizan en el canal auditivo, se alimentan de secreciones y restos de piel. Se considera que este género puede sobrevivir un corto espacio de tiempo fuera del hospedador.

- *Cheyletiella* spp. son ácaros de unos 500 µm de longitud, ovalados o en forma de barril, con cuatro pares de patas de gran longitud que terminan en una especie de peines (**Figura 4**). Se caracterizan por tener un par de ganchos en la porción anterior, en la zona de las piezas bucales. Las especies más frecuentes son *C. yasguri* en perros y *C. blakei* en gatos. Son parásitos que viven en la superficie de la piel, sin excavar galerías, con gran capacidad de desplazamiento. A este proceso se le conoce como "caspa andante" por las descama-

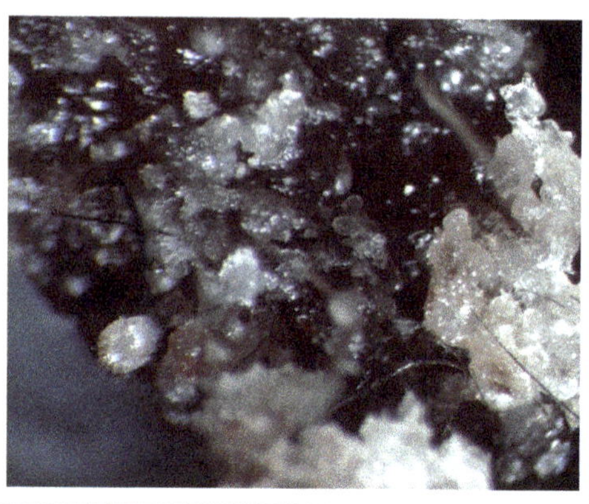

Figura 2
Sarcoptes scabiei sobre la piel

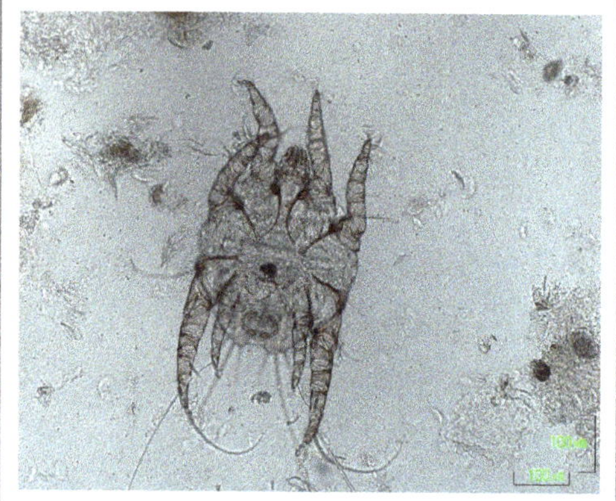

Figura 3
Otodectes cynotis

ciones que produce y la movilidad del parásito.

- El ciclo de vida se completa sobre un mismo hospedador, en 3-4 semanas. Los huevos se depositan sobre la piel y pueden quedar adheridos a los pelos por una especie de cemento, lo que aumenta la capacidad de contagio. Pasa por las fases de larva y protoninfa y deutoninfa. Fuera del hospedador, pueden sobrevivir un corto espacio de tiempo, lo que aumenta su capacidad de diseminación.

Figura 4
Cheyletiella yasguri

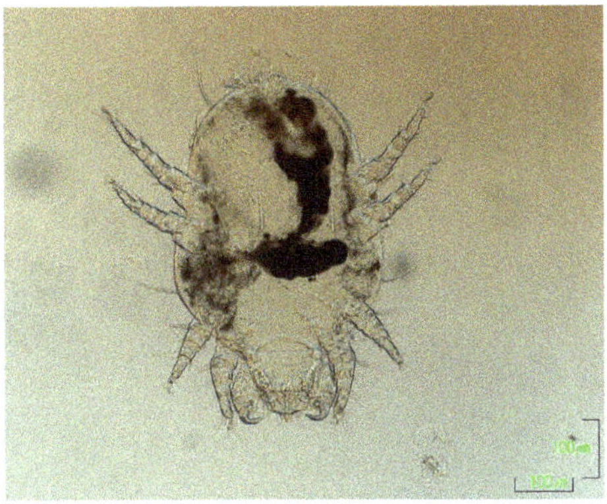

5.6.2 Epidemiología

- La transmisión en todos los casos es por contacto directo de animales parasitados, con ácaros activos en su piel a otros animales. Tienen escasa capacidad de supervivencia fuera del hospedador, aunque en ocasiones un contacto rápido con las zonas en las que han quedado los ácaros puede ocasionar su transmisión.

- La sarna sarcóptica es de distribución universal. Es no estacional y altamente contagiosa, por el paso directo de ácaros adultos entre animales. Afecta a animales de todas las razas y edades, aunque en animales jóvenes la incidencia suele ser mayor. La enfermedad es más frecuente en animales que viven en grupo y en perros asilvestrados y callejeros, que tienen mayor probabilidad de contacto con animales parasitados. Una posible fuente de contagio son los animales silvestres, ya que la especificidad de hospedador no es muy elevada.

Figura 5
Sarna sarcóptica en perro callejero

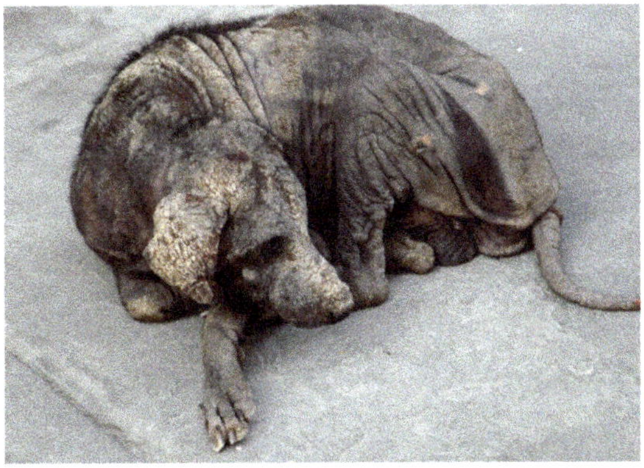

- *Otodectes* vive en la parte externa del canal auditivo, por lo que es fácil el contacto entre hospedadores. Es una enfermedad que ocasiona gran prurito y molestia al hospedador, que mueve continuamente la cabeza, facilitando el paso de un animal a otro. Es un ácaro muy contagioso que afecta fundamentalmente a animales jóvenes.

- *Cheyletiella* afecta a perros y gatos de ambos sexos, siendo los animales jóvenes particularmente susceptibles. Es más frecuente en perreras y criaderos de gatos. La enfermedad es altamente contagiosa, ya que los ácaros son muy móviles y pasan rápidamente a un nuevo hospedador. La localización de los huevos sobre los pelos puede ser una fuente de infestación.

5.6.3 Signos clínicos

Cada parásito ocasiona un proceso patológico diferente con unos signos clínicos propios.

- *Sarcoptes* (sarna sarcóptica). Se caracteriza por desarrollarse en zonas de poco pelo, como alrededor de hocico, borde de las orejas, codos, pecho, etc., aunque puede extenderse y dar un proceso generalizado que afecte a todo el animal. Los signos clínicos característicos son zonas de alopecia, eritematosas, con descamaciones, costras y un prurito que suele agravarse con el tiempo. Si el proceso se mantiene se pueden apreciar erosiones, hiperpigmentación, engrosamiento de la piel e hiperqueratosis.

- Una variante de esta sarna que se puede producir ocasionalmente en el perro y en el hombre es la 'sarna noruega', caracterizada por un enrojecimiento de la piel y una gran cantidad de costras que cubren casi toda la piel.

- *Otodectes* (sarna otodéctica o sarna auricular). Es más frecuente en gatos que en perros, y más habitual en animales jóvenes. Desarrollan una otitis externa, con aumento de la secreción y un prurito de intensidad variable, más relacionado con las infecciones secundarias que con la carga parasitaria. Es frecuente la aparición de una secreción parduzca, formada por cerumen, sangre y exudados semejante a posos de café. Se forman de esta manera costras, que acompañadas por el prurito ocasionan que el animal esté intranquilo, se rasque y mueva continua y bruscamente la cabeza. En infecciones masivas, el ácaro puede expandirse a otras partes del cuerpo.

- *Cheyletiella* (caspa andante). Afecta fundamentalmente a animales jóvenes. Se caracteriza por aparecer como una descamación excesiva sobre la línea media dorsal del lomo y un pelo ligeramente graso. Produce un prurito de intensidad variable, que en ocasiones no tiene relación directa con el número de parásitos, por lo que se puede pensar en procesos de hipersensibilidad. Los cachorros suelen presentar los primeros signos sobre la grupa y luego se extienden hacia la cabeza y la espalda. Se suele acompañar también de eritemas y costras. Los gatos suelen presentar las lesiones sobre el lomo.

5.6.4 Diagnóstico laboratorial

- Debido a las diferencias en su localización y en la profundidad de piel a que se hallan, el diagnóstico será diferente en cada parásito.

- *Sarcoptes*: El diagnóstico se basa en el raspado profundo de la piel y posterior observación al microscopio. Las muestras se deben tomar preferentemente en los bordes de la zona lesionada y de varias zonas. La muestra obtenida se puede aclarar con lactofenol, que no mata al ácaro y facilita su visión.

- En relación con esta especie, existen test de ELISA elaborados con antígeno purificado de *Sarcoptes scabiei*, que muestra buena sensibilidad y especificidad y no tiene reacciones cruzadas con otros ácaros del perro.

- *Otodectes*: El diagnóstico se debe realizar sobre el exudado presente en el canal auricular, recogido con torundas impregnadas de aceite mineral y su posterior observación al microscopio.

- *Cheyletiella*: Las particularidades de su ciclo, al ser parásitos superficiales que depositan sus huevos en los pelos permite hacer el diagnóstico por impresiones con papel adhesivo, peinados o raspados, observándose tanto los ácaros como los huevos. En las impresiones, se presiona con cinta adhesiva sobre el pelo y la piel en la zona de mayor descamación. Para el peinado habría que cepillar la zona más afectada y recoger el material para su observación al microscopio. En este género el raspado debe ser superficial, aclarando con aceite o lactofenol y observando al microscopio.

5.6.5 Tratamiento y prevención

- El tratamiento también tiene sus particularidades dependiendo del tipo de sarna a tratar.

- *Sarcoptes*: En el caso de este ácaro, se debe tratar el animal con un champú antiseborreico y eliminar las costras y descamaciones presentes en la piel. El tratamiento tradicional se realiza con baños periódicos semanales con acaricidas, tales como phosmet o amitraz o sulfuro de Lima. Posteriormente, se han empleado tratamiento con Spray de Fipronil (Frontline Spray), bien solo o generalmente como tratamiento complementario al uso sistémico de lactonas macrocíclicas. Se ha comprobado la eficacia de la aplicación mensual de selamectina y moxidectina, administrando dos o tres tratamientos en función de la evolución, así como la administración semanal de milbemicina, dos tratamientos en dosis de 0,5 mg/kg p.v. en comprimidos, separados una semana. Las isoxalolinas (sarolaner) a dosis de 2-4 mg/kg p.v. por vía oral también han mostrado su eficacia.

- Actualmente, se emplean pipetas *spot-on* de imidacloprid 10 % y moxidectina 2,5 %, en dos aplicaciones separadas 4 semanas. En este mismo formato se emplea selamectina a dosis de 6 mg/kg.

- Es necesario tratar a todos los perros en contacto con los positivos. Debido a su localización y la duración del ciclo, el tratamiento debe mantenerse o repetirse durante al menos 4 semanas.

- *Otodectes*: Es conveniente realizar un lavado del canal auricular antes de aplicar el tratamiento. Para este, se deben emplear productos tópicos de aplicación ótica. La mayoría de los acaricidas son eficaces contra *Otodectes*, entre ellos se pueden emplear: selamectina: dos tratamientos separados 3-4 semanas; imidacloprid: dos tratamientos separados 4 semanas; Fipronil: una gota en cada oído y el resto en la espalda, repetir en 3-4 semanas. También se ha ensayado con Ivermectina oral: 0,3 mg/kg PO una vez a la semana (total 4 semanas) o subcutáneo dos tratamientos con un intervalo de 10-14 días; o Sarolaner (2 mg/kg) en dosis única o dos dosis separadas 30 días.

- Por su elevada contagiosidad y su fácil difusión es conveniente tratar a todos a los animales en contacto con los parasitados, extremando las medidas higiénicas, cambiando las camas y desinfectando el local.

- *Cheyletiella*: No existe ningún tratamiento específicamente aprobado contra la cheyletiosis, pero se ha comprobado la eficacia de la mayoría de los acaricidas aprobados en perros y gatos. El control de esta enfermedad es complicado, debido a la elevada contagiosidad y la capacidad de sobrevivir un tiempo fuera del hospedador.

5.6.6 Zoonosis

Sarcoptes: *Sarcoptes scabiei* es un ácaro zoonótico, aunque presenta distintas cepas que limitan la patogenicidad en cada especie. La actividad de la cepa del perro (*S. scabiei*, var. *canis*) en humanos está limitada en extensión y duración en relación con la cepa humana (var. *hominis*), que sí puede ocasionar un proceso más grave. Los ácaros transmitidos de los animales al hombre suelen desarrollar un proceso autolimitante, que se resuelve tras el tratamiento de los animales positivos. Generalmente, no es necesario un tratamiento antiparasitario, ya que los ácaros no completan el ciclo en el hombre, aunque estudios recientes muestran que en ocasiones los procesos se alargan por la supervivencia de los ácaros. Las zonas más frecuentemente afectadas son aquellas en contacto directo con el animal: torso, abdomen, brazos. Se suele iniciar con aparición de pápulas y vesículas, y ocasionalmente procesos de urticaria. Las lesiones son muy pruriginosas y el prurito se suele intensificar por la noche y tras el baño.

Una variante especial de esta enfermedad en el hombre es la sarna noruega, caracterizada por la aparición de costras diseminadas por el organismo y el enrojecimiento de la piel. En este caso el prurito es moderado e inconstante.

Otodectes: la transmisión de *Otodectes* desde los animales al hombre no es frecuente, aunque se han descrito algunos casos, especialmente en procesos de otitis. Se han relacionado casos de procesos dérmicos en humanos coincidiendo con animales positivos a *Otodectes*, que remitían cuando se trataban los animales, aunque no se han aislado parásitos del hombre. Hay un caso característico de un veterinario infectado con ácaros en sus oídos, comprobando que ocasionaban un zumbido intenso y un gran prurito, e incluso que los ácaros salían del canal auricular durante la noche. Este proceso disminuyó con el tiempo, con ausencia de reinfecciones, lo que sugirió una respuesta inmune protectora.

Cheyletiella: Los humanos en contacto con animales parasitados con *Cheyletiella* pueden desarrollar una cheyletiosis pasajera, por la elevada contagiosidad de este ácaro. La lesión originaria es una pápula eritematosa, rodeada por una pequeña vesícula. Las pápulas se suelen desarrollar en grupos, ampliamente distribuidos por el cuerpo. Si el proceso se cronifica pueden desarrollarse pústulas, con focos necróticos característicos. Las lesiones normalmente se resuelven en unas tres semanas. Ocasionalmente se ha observado que la presencia de *Cheyletiella* en humanos puede ocasionar una urticaria papular con halos eritematosos de extensión variable. Es raro la aparición de procesos pruriginosos sin sintomatología evidente, debidos a la presencia de *Cheyletiella*.

La zona de mayor riesgo es aquella en contacto con los animales, como el torso, brazos o piernas, y en ocasiones aparece a pesar de estar protegidos con ropa. El tratamiento en humana no parece necesario, ya que el ácaro no se reproduce en este hospedador, y se ha observado la disminución de los síntomas cuando se trata con éxito a los animales.

Bibliografía

- Beugnet, F., I. Halo, J. Guillot. 2018. Textbook of clinical parasitology in dogs and cats. Páginas 268-277. Grupo Asís Ediciones.

- Elsheikha, H.M., I. Wright, J. McGarry. 2018. Parasites and pets: a veterinary nursing guide. 2018.. CABI Org. ed. London.

- Feather, L., K. Gough, R. J. Flynn, H. M. Elsheikha. 2010. A retrospective investigation into risk factors of sarcoptic mange in dogs. *Parasitology Research*. 107: 279-283.

- Ghubash, R. 2006. Parasitic Miticidal Therapy. *Clinical Techniques in Small Animal Practice*. 21: 135-144.

- Macpherson, C.N.L., F.X. Meslin, A. I. Wandeler. 2012. Dogs, zoonoses and public health. CABI Org. ed. London.

- Montoya, M. García, R. Gálvez, R. Checa, V. Marino, J. Sarquis, J.P. Barrera, C. Rupérez, L. Caballero, C. Chicharro, I. Cruz, G.Miró. 2018. Implications of zoonotic and vector-borne parasites to free-roaming cats in central Spain. *Veterinary Parasitology*. 251: 125-130.

- Sævik, B.K., W. Bredal, T. L. Ulstein. 2004. *Cheyletiella* infestation in the dog: observations on diagnostic methods and clinical signs. *Journal of Small Animal Practice*. 45: 95-500.

CAPÍTULO 5.7

ENFERMEDADES PRODUCIDAS POR GARRAPATAS

Agustín Estrada-Peña

5.7.1 Una breve introducción a las zoonosis transmitidas por garrapatas

Las garrapatas son los artrópodos que transmiten la mayor variedad de agentes patógenos a los humanos. La gravedad sanitaria de estos procesos se ha reconocido solamente en los últimos años. Conocemos ahora que una serie de cambios climáticos, sociales y ambientales (abundancia de hospedadores) parece estar detrás del importante incremento en la incidencia de estos procesos. En los últimos años, el interés en conocer la epidemiología de un importante proceso, la borreliosis de Lyme, ha abierto la puerta al estudio sistemático de otros patógenos transmitidos por garra-

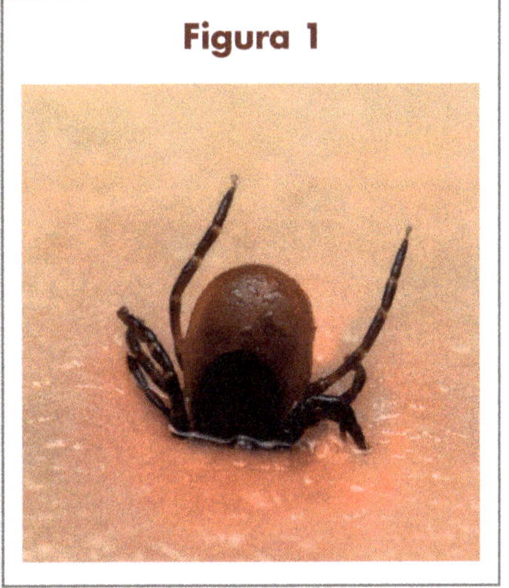

Figura 1

patas. Sin embargo, continúan siendo ridículamente pequeños nuestros avances en la comprensión de la dispersión de alguna de estas zoonosis.

En muchas ocasiones, las mascotas son simplemente hospedadores de las poblaciones de garrapatas, que, establecidas, afectan a los humanos. En otras, se comportan como reservorios de algunos de los patógenos. En cualquier caso, solamente el conocimiento de su epidemiología puede asegurar la aplicación de las adecuadas medidas de control. Esta pretende ser una corta revisión, con ciertos matices, que se orienta no solamente a aquellas zoonosis que pueden mantenerse circulando entre los animales de compañía, sino que tienen como reservorios a una amplia variedad de animales domésticos y silvestres. Nuestros conocimientos son aún escasos para algunas de ellas. Por ello, también se pretende que este capítulo sirva como acicate para reclamar la atención acerca de unos procesos que amenazan a la salud pública, en el contexto del cambio climático, la globalización y las modificaciones sociales.

5.7.2 Encefalitis transmitida por garrapatas

La encefalitis transmitida por garrapatas (TBE, del inglés, *Tick-Borne encephalitis*) es una infección neurológica potencialmente fatal que afecta a los humanos en Europa y Asia, y que está transmitida por las garrapatas *Ixodes ricinus* e *I. persulcatus*. Existe una afección similar (virus Powasan) en el noreste de los EEUU, transmitida por la garrapata *Ixodes scapularis*. Entre los años 1974 y 2003 se observó en Europa un aumento del 400 % en la morbilidad de la TBE, y ahora se puede encontrar en regiones que antes no estaban afectadas. Hoy en día, la TBE es una enfermedad de declaración obligatoria en 16 países europeos y se han confirmado casos en zonas donde no se había informado anteriormente, como Noruega. Entre 1990 y 2007 hubo un promedio de 8.755 casos de TBE al año en Europa y Rusia, en comparación con el promedio de 2.755 por año entre 1976 y 1989. Solamente en una región de Rusia (Ekaterimburgo, región de los Urales) se informa de 300-500 casos cada año. Siberia occidental tiene la mayor incidencia de casos de TBE en el mundo. Estas cifras de morbilidad por un virus neurotrópico solo son superadas por las de la encefalitis japonesa, una enfermedad transmitida por mosquitos. La República Checa tiene una de las tasas de incidencia más altas de Europa, con 400 a 1.000 casos clínicos reportados anualmente. Se cree que existe una variedad de causas detrás del aumento de la incidencia, como la expansión de las poblaciones de garrapatas, el cambio climático, los cambios sociales y políticos, y los cambios en el uso del suelo. Además de las cambiantes condiciones climáticas, sociales, políticas y ecológicas, las razones económicas y los factores demográficos parecen jugar un papel importante en la propagación de la enfermedad. Estos incluyen cambios en el uso de la tierra (el aumento de la forestación o jardines de nueva creación) y la creciente popularidad de las actividades al aire libre. En particular, se ha demostrado que las condiciones socioeconómicas tienen un impacto en la incidencia de TBE, como ocurre en las personas que viven en situación de pobreza, quienes tienen menos probabilidades de vacunarse contra el virus y más probabilidades de ir en busca de alimento a las zonas boscosas en las que habita el vector, aumentando así el riesgo de una picadura de garrapata. Sin embargo, esto no explica el aumento de la incidencia en países como Alemania, Italia, Finlandia y Suecia. Los cambios en las prácticas de caza también han dado lugar a un aumento de las poblaciones de grandes ungulados, que proporcionan una mayor oportunidad de alimentación a las garrapatas. Como alternativa, se ha mejorado la calidad de los sistemas de vigilancia epidemiológica y de diagnóstico, algo que también pueden influir en el aumento de la incidencia de TBE.

Se ha mencionado que la razón principal del mantenimiento de los focos de TBE viene propiciada por la co-alimentación de las ninfas y larvas de la garrapata vectora sobre un mismo roedor. En estas condiciones, las ninfas de una generación, infectadas, pueden contagiar a las larvas de la generación siguiente, que se alimentan junto a las primeras, sobre el mismo hospedador, sin que exista infección sistémica del vertebrado. La medida en la que esto ocurre depende de los patrones de actividad estacional, los cuales están dibujados por la temperatura durante invierno y primavera. En un estudio reciente, se demostró que las aves migratorias procedentes de Rusia occidental y Fenoscandia a Suecia pueden estar infestadas por garrapatas portadoras del virus. Esto lleva a la posibilidad de que las aves migratorias puedan desempeñar un papel en la dispersión de estas garrapatas infectadas, aunque la importancia de las aves como reservorio de virus aún no se ha determinado. Las mascotas actúan como hospedadores de la garrapata vectora prácticamente en toda el área de distribución de la garrapata vectora. Aunque no se ha demostrado su papel como reservorios, su presencia contribuye a un contacto estrecho con los artrópodos potencialmente infectados.

5.7.3 Babesiosis

La babesiosis fue descrita por primera vez por Victor Babes, en 1888, cuando observó un protozoo intrahemático en ganado vacuno de Rumanía. Cinco años más tarde, Smith y Kilborne identificaron *Pyrosoma bigeminum*, que más tarde se llamaría *Babesia bigemina*, como el parásito que producía la babesiosis bovina en Texas, y demostraron que se transmitía por la garrapata *Rhipicephalus annulatus*. Esta fue la primera demostración de la transmisión de un patógeno por un artrópodo. El primer caso humano no se describió en Europa hasta el año 1957. En la actualidad, la babesiosis humana se considera una enfermedad emergente en amplias zonas del planeta.

El primer caso confirmado de babesiosis humana en EEUU se describió en la isla de Nantucket, producido por *Babesia microti*. Ahora se sabe que el *B. microti* es un organismo endémico en el noreste y centro de EEUU. Las áreas endémicas por este protozoo incluyen las islas de la costa de Nueva Inglaterra, así como Connecticut, Massachusetts, Nueva Jersey y Rhode Island. Más recientemente se ha informado de casos humanos en el estado de Nueva York, sur de Maine, sur de New Hampshire, Delaware y Maryland. Hay amplias áreas endémicas en zonas de Minnesota y Wisconsin.

La babesiosis humana es un proceso completamente diferente en Europa. Aunque el primer caso de la enfermedad se diagnosticó en Croacia en 1957, hasta la fecha solamente se ha informado de aproximadamente 60 casos (alguno de ellos, cuando menos, dudoso). La mayor parte se ha atribuido a la especie *Babesia divergens*, la cual solamente produce clínica aparente en individuos inmunodeprimidos. Otra especie que podría estar implicada es *Babesia venatorum*. Aunque *Babesia microti* también existe en Europa, tan solo se ha informado de dos casos autóctonos de babesiosis humana por esta especie en Alemania. Se desconocen las razones de esta disparidad en la incidencia (alta en Estados Unidos, baja en Europa).

Las infecciones humanas por *Babesia* se adquieren mediante la picadura de garrapatas del género *Ixodes*, es decir, el mismo vector que para la TBE. Es de importancia destacar la llamada transmisión transestadial, en la que diferentes estadios de la garrapata (ninfa, adulto) se infectan con los protozoos a partir de una única infección original. Por ejemplo, si es la larva la que se infecta al ingerir sangre sobre un roedor reservorio, la ninfa y el adulto procedente de esa larva estarán infectados. Aún más importante es la llamada transmisión transovárica, en la que la hembra infectada por *Babesia* es capaz de transmitir la infección a un porcentaje variable de los huevos que pone.

Se ha venido detectando un aumento en el número de casos de babesiosis humana producida por transfusiones de sangre. Al menos en Europa, las especies de *Babesia* autóctonas no producen un cuadro grave excepto en personas inmunodeprimidas. En los pacientes inmunocompetentes, la infección por *Babesia* cursa con un cuadro leve, febril y prácticamente asintomático. Si la sangre almacenada está infectada por *Babesia*, su transfusión a un paciente inmunodeprimido puede ser mortal.

5.7.4 Anaplasmosis

Existe un grupo de agentes patógenos, incluidos dentro del género *Anaplasma*, que pueden producir procesos infecciosos en animales y humanos. Uno de ellos es la *Anaplasma phagocytophilum*, una bacteria transmitida a los humanos por las garrapatas del grupo *Ixodes ricinus*. La *Anaplasma phagocytophilum* se ha aislado en una amplia variedad de animales silvestres, incluyendo ungulados, roedores, insectívoros y aves, así como de prácticamente la mayoría de los animales domésticos. Teniendo en cuenta la elevada capacidad de estos vertebrados para alimentar a los adultos de las garrapatas *Ixodes*, es de suponer que la circulación del patógeno será alta en zonas donde los ungulados (domésticos o silvestres) así como perros, sean abundantes. No se conoce bien todavía el papel de las aves en la diseminación y mantenimiento de *A. phagocytophilum* pero, dado que se han señalado como reservorios del organismo, se cree que son capaces de introducir cepas nuevas del patógeno en diferentes territorios. Sin embargo, los roedores se consideran, igual que los rumiantes, como los reservorios más adecuados para el mantenimiento del agente patógeno en condiciones de campo.

5.7.5 Rickettsiosis

Las enfermedades producidas por *Rickettsias* están entre las enfermedades más antiguas conocidas transmitidas por artrópodos. Existe suficiente evidencia para considerar que los organismos rickettsiales han evolucionado como agentes intracelulares transmitidos por varios grupos de artrópodos, como piojos, ácaros, pulgas y garrapatas, aunque la mayor parte de las especies de *Rickettsia* se transmiten por garrapatas, que son a la vez reservorios y vectores.

Las garrapatas se infectan principalmente cuando ingieren sangre de un animal afectado por la bacteria. También pueden infectarse mediante el paso de las bacterias desde la hembra de garrapata infectada a los huevos. La especie humana es un hospedador accidental de estos organismos, y la infección se produce, como en los animales domésticos, cuando una garrapata infectada se alimenta e inocula a las bacterias con su saliva. Hasta la fecha, se conocen unas 12 especies de *Rickettsia* que pueden producir enfermedad. El marcado aumento en el descubrimiento de especies de este grupo de bacterias en los últimos años se debe, sin duda, a los avances en las tecnologías de cultivos celulares y a la llegada de los métodos de biología molecular. Las mascotas, fundamentalmente los perros, actúan como reservorios con una infección que puede ser permanente, de los que se alimentan las garrapatas que perpetúan el ciclo vital en jardines, perreras, o cheniles, con el consecuente riesgo para los humanos que conviven con ellos.

Rickettsia rickettsii, que produce la fiebre manchada de las Montañas Rocosas, fue descubierta hace más de 100 años por Howard Taylor Ricketts. En la década de 2000-2010 se produjeron unos 4.500 casos de esta enfermedad en humanos en los EEUU. Esta especie produce el proceso clínico más grave en humana. Aunque en un principio se describió asociada a garrapatas que habitan la zona de las Montañas Rocosas, hoy se conoce su existencia en amplias zonas de EEUU, México, Panamá, Costa Rica, Colombia, Brasil y Argentina. La incidencia de la enfermedad ha sufrido tres fases de aumento en EEUU desde que comenzó el programa nacional de declaración obligatoria de la enfermedad en el año 1920. Las razones de estos aumentos, entre 1940 y 1950, entre 1975 y 1981, y a partir del año 2000 (y todavía en aumento) son puramente especulativas y no se conocen las razones reales de estos cambios en el número de casos informados de la enfermedad.

El tifus siberiano por garrapatas está producido por *Rickettsia sibirica*, una especie descrita en el año 1930 en Siberia. En el transcurso de los años 1979-1997 se declararon alrededor de 24.000 casos por esta enfermedad en pacientes humanos en esta amplia región, en la que los casos suelen producirse a finales de verano y principios de otoño. Se supone que existen varias especies de garrapatas implicadas en la transmisión de la enfermedad a la especie humana, como *Dermacentor nuttalli*, *Dermacentor silvarum*, *Haemaphysalis concinna* e *Ixodes persulcatus*. La enfermedad producida por este agente se ha descrito en Francia, Portugal, Grecia, España, Argelia y Egipto. La bacteria se ha encontrado en diversas especies de garrapatas del género *Hyalomma*, que son comunes en la región Mediterránea.

Rickettsia conorii es el agente causal de la fiebre botonosa mediterránea y es la *Rickettsia* más comúnmente detectada y con la distribución más amplia conocida para los organismos de este grupo. La fiebre botonosa mediterránea se describió originalmente en Túnez, en el año 1910. A partir de esta fecha, se describió en otros países de la zona mediterránea. El agente se ha descrito en pacientes humanos en Portugal, España, Francia, Italia, Malta, Grecia, Croacia y Turquía, así como en países africanos, incluyendo Marruecos, Argelia, Senegal, Kenia, Zimbabue y Sudáfrica. Se considera que los principales vectores son especies del complejo de garrapatas *Rhipicephalus sanguineus*, que son parásitos ampliamente conocidos de perros y carnívoros silvestres. Aunque se ha introducido en numerosos lugares del mundo, esta garrapata es común y abundante en los ambientes de la cuenca mediterránea, en los que convive con el hombre y los perros en los entornos antropogénicos. Los perros son reservorios transitorios porque en ellos tiene lugar una rickettsiemia temporal, de corta duración, tras la picadura infectante.

Además de la especie nominal, se conocen otras tres variedades de *Rickettsia conorii* que producen formas distintas de la enfermedad por razones todavía desconocidas. Una de ellas es *Rickettsia conorii* var. *israeliensis*, que produce la forma más virulenta de la enfermedad, conocida como fiebre botonosa israelí, y que se ha detectado en Israel, Portugal e Italia. Esta variedad se ha encontrado tanto en pacientes humanos como en la garrapata *Rhipicephalus sanguineus*. La fiebre de Astrakhan, causada por *Rickettsia conorii* var. *caspia*, se descubrió inicialmente en la república de Astrakhan, en 1989, donde se transmite por la picadura de *Rhipicephalus sanguineus* y *Rhipicephalus pumilio*.

La incidencia de la fiebre botonosa mediterránea es desconocida en muchos países. Sin embargo, se ha comprobado que la incidencia ha aumentado en amplias zonas de Portugal, España, Francia, Italia e Israel. Se desconoce si la causa de tal incremento es consecuencia de la tendencia del clima, que puede incrementar la actividad de las garrapatas vectoras, o se debe a los cambios en los hábitos de vida de los propietarios de mascotas. En las últimas décadas, se tiende a un abandono de la vida en los centros urbanos en favor de las urbanizaciones periféricas, lo que incrementa considerablemente la existencia de focos antropogénicos de presencia de la garrapata, focos asociados a los perros.

La fiebre botonosa mediterránea es estacional, es decir, los casos clínicos aparecen en un periodo de tiempo muy bien marcado a lo largo del año. Ese periodo de tiempo coincide con la actividad de la garrapata vectora, que suele ser en primavera y verano (aunque en zonas cálidas puede permanecer activada todo el año). Este periodo de actividad también varía de un año a otro. Normalmente, los adultos están activos en primavera, aunque el momento exacto del inicio de su actividad se puede producir con incluso semanas de diferencia, en función del comienzo del aumento de la temperatura en primavera.

Rickettsia massiliae se detectó por primera vez en garrapatas en Francia, en el año 1992. Posteriormente, se ha encontrado en varios países de Europa, siempre en garrapatas del género *Rhipicephalus*. Se ha confirmado su implicación en casos humanos. *Rickettsia slovaca* es una bacteria transmitida por garrapatas de la especie *Dermacentor marginatus*, que fue aislada por primera vez en Eslovaquia en el año 1968. *Rickettsia helvetica* fue aislada por primera vez en garrapatas de la especie *Ixodes ricinus* en Suiza, en el año 1979. Esta bacteria se ha encontrado siempre en esta especie de garrapata en Austria, Bulgaria, Dinamarca, Ucrania, Francia, Alemania, Hungría, Italia, Moldavia, Países Bajos, Polonia, Portugal, Eslovenia, España, Suecia y Reino Unido. *Ixodes ricinus* es una garrapata propia de las zonas frescas y húmedas de Europa. La prevalencia de *Rickettsia helvetica* en las garrapatas oscila de forma muy amplia, desde un escaso 3 % en algunas zonas de Polonia, hasta más del 90 % en el sur de Alemania. Se desconocen las razones de estas variaciones, aunque podrían estar asociadas a los animales silvestres de los que las garrapatas se alimentan, y que actuarían como reservorios temporales.

5.7.6 Borreliosis de Lyme

A finales de los años 1970 se describió un proceso articular que afectaba a la especie humana en la costa este de EEUU. Unos pocos años más tarde se comprobó que el agente etiológico era una espiroqueta. Hoy sabemos, tras el análisis de los detalles moleculares del organismo, que se trata al menos de 24 especies, distribuidas en el hemisferio Norte, con diferente afinidad por distintos reservorios, y que pueden producir diferentes tipos de cuadros clínicos en la especie humana. La enfermedad puede cursar con trastornos dérmicos, articulares o nerviosos, y se ha demostrado que prácticamente la mayoría de pequeños vertebrados pueden ser reservorios de diferentes especies y cepas del organismo.

Se calcula que se producen unos 300.000 casos al año en EEUU, donde existen cifras oficiales y una definición de caso clínico. En Europa, donde no existen las circunstancias anteriores, se estima la existencia de unos 200.000 casos cada año. La ausencia de protocolos de diagnóstico correctos y la falta de comunicación de unas medidas de prevención en humana hacen que se trate de la enfermedad transmitida por garrapatas más importante de todo el mundo.

Se trata de un proceso restringido a las zonas húmedas que prefieren las garrapatas del género *Ixodes*. Como se ha mencionado, existe una inmensa variedad de reservorios de la espiroqueta, por lo que cualquier zona que albergue garrapatas de este grupo debe considerarse zona de riesgo para las personas que realicen algún tipo de actividad en la naturaleza. La única verificación que se considera válida de la presencia del organismo infeccioso es la prueba de Western blot, con la presencia de una serie de bandas específicas de los organismos del género *Borrelia*. De la misma forma, el cultivo, que no se suele realizar por su dificultad, es una prueba de confirmación.

5.7.7 Fiebre hemorrágica de Crimea-Congo

Se trata de un proceso producido por un virus y transmitido tanto por picadura de garrapatas del género *Hyalomma*, como por la aspiración de los nebulizados con partículas de ARN del virus que existen en las reses que se procesan en los mataderos. Es un virus extraordinariamente contagioso por vía aerógena, y está clasificado tanto como un organismo de nivel de bioseguridad 4 (el máximo existente), como un arma bioterrorista. Se trata del virus que tiene la mayor extensión geográfica del mundo, ligada a la distribución de las diferentes especies de garrapatas del género *Hyalomma* que pueden transmitirlo. Los rumiantes domésticos y silvestres pueden actuar como diseminadores de garrapatas infectadas.

Las garrapatas del género *Hyalomma* son típicas de ambientes esteparios, y suelen habitar zonas relativamente secas y con grandes cambios estacionales de temperatura. Son abundantes en toda la región mediterránea, en Asia central, en el norte de África y en todo el continente africano al sur del Sahara. No existen en ningún otro lugar del mundo. Los estadios inmaduros de estas garrapatas suelen parasitar a las aves, de forma que estos hospedadores también contribuyen en gran medida a la dispersión e introducción en nuevas zonas de garrapatas potencialmente infectadas. Los inmaduros también suelen parasitar a pequeños mamíferos, o a ungulados como el jabalí, aislándose el virus en algunos de estos animales. Como se ha mencionado, los grandes ungulados son los hospedadores preferidos por los adultos. Se conoce muy poco acerca de las rutas exactas de transmisión del virus debido en parte a la dificultad de poder manejar los aislamientos con el adecuado nivel de seguridad.

No existe ningún tratamiento (excepto el paliativo) ni vacunación. La única forma de impedir la transmisión de la enfermedad a los humanos es la adecuada protección contra las garrapatas e impedir su picadura. Se desconoce cuánto tiempo tardan en transmitir la infección, cuáles son los procesos metabólicos del virus en la garrapata y por qué los animales no sufren la infección clínica, o lo hacen de forma pasajera y sin consecuencias para su vida.

Bibliografía

- De la Fuente, J., Estrada-Pena, A., Venzal, J. M., Kocan, K. M., & Sonenshine, D. E. (2008). Overview: ticks as vectors of pathogens that cause disease in humans and animals. Front Biosci, 13(13), 6938-6946.

- Gray, J., Zintl, A., Hildebrandt, A., Hunfeld, K. P., & Weiss, L. (2010). Zoonotic babesiosis: overview of the disease and novel aspects of pathogen identity. Ticks and tick-borne diseases, 1(1), 3-10.

- Ocias, L. F., Jensen, B. B., Knudtzen, F. C., Skarphedinsson, S., & Dessau, R. B. (2017). Clinical manifestations, diagnosis and treatment of Lyme borreliosis. Ugeskrift for laeger, 179(18), 145-159.

- Parola, P., Davoust, B., & Raoult, D. (2005). Tick-and flea-borne rickettsial emerging zoonoses. Veterinary research, 36(3), 469-492.

- Randolph, S. E. (2008). Tick-borne encephalitis incidence in Central and Eastern Europe: consequences of political transition. Microbes and Infection, 10(3), 209-216.

CAPÍTULO 5.8

ESTRONGILOIDOSIS Y OTRAS NEMATODOSIS

Álvaro Martínez Moreno, F. Javier Martínez Moreno

5.8.1 Etiología

- *Strongyloides stercoralis*: nematodo de la superfamilia *Rhabditoidea* que se localiza en el intestino delgado del perro, del gato (menos frecuentemente) y de otros hospedadores, incluyendo el hombre.

- Parásito pequeño y fino (3-9 mm), con un complejo ciclo biológico en el que pueden existir formas parasitarias y no parasitarias. Solo las hembras son parásitas y en el intestino del hospedador producen huevos por partenogénesis (sin intervención de los machos).

- Los huevos, pequeños (30x40 µm), ovales y claros, evolucionan rápidamente y se observan las L1 en su interior al ser eliminados en las heces, incluso es muy frecuente que las L1 eclosionen en el intestino y se eliminen libres en las heces. En el medioambiente se produce la evolución a L3 que puede determinarse para continuar un ciclo de vida libre (L3 rabditiformes) o un ciclo parasitario (L3 filariformes), en el que se produce el contagio de nuevos hospedadores funda-

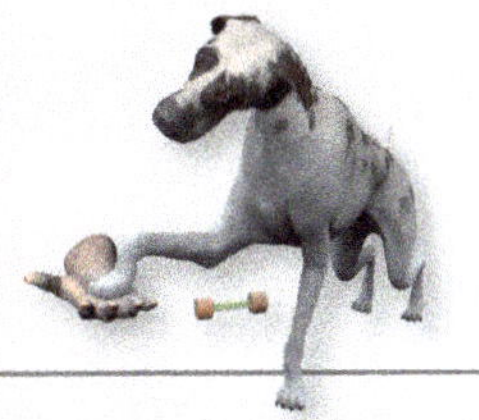

Figura 1

Strongyloides stercolaris

Fuente: CDC

mentalmente por vía percutánea. En el hospedador, la L3 sigue un proceso de migración orgánica hasta alcanzar el intestino, en un periodo de 4-5 días. Allí evoluciona a hembra adulta partenogenética, que comienza la eliminación de huevos en un periodo variable de entre 1-3 semanas.

5.8.2 Epidemiología

- Condiciones óptimas de vida en ambientes templados y húmedos, con temperaturas superiores a los 15 °C. Se encuentra presente en zonas templadas de todo el mundo.

- Prevalencia en perros: baja, entre 0,2-5 %, con mayor incidencia entre animales jóvenes. En general, puede ser subestimada por la dificultad del diagnóstico parasitológico rutinario.

- Factores: climatología, edad de los hospedadores y las condiciones de alojamiento.

- Transmisión: fundamentalmente a partir de perros infectados por vía percutánea a partir de las L3 del ambiente, con un papel especial para las madres, en las que puede producirse transmisión galactógena. Raramente se producen los procesos de autoinfección que sí se describen en la especie humana y que permiten la existencia de portadores crónicos.

- En criaderos y perreras es donde suelen encontrarse mayores tasas de parasitación, afectando, sobre todo, a los cachorros recién nacidos.

5.8.3 Signos clínicos

- La mayoría de las infecciones en perros son asintomáticas y autolimitantes.

- En casos de infecciones masivas, con cargas parasitarias muy elevadas, se puede observar diarrea (acuosa o sanguinolenta, con o sin mucosidad), con pérdida de peso, deshidratación y debilidad.

- Ocasionalmente, aparecen cuadros más graves con síntomas respiratorios (bronconeumonía) y más raramente cutáneos, especialmente en animales jóvenes o inmunodeprimidos.

- Se ha observado que las infecciones caninas con cepas de *S. stercoralis* propias de humanos inducen más frecuentemente estos procesos graves.

5.8.4 Diagnóstico laboratorial

- Técnicas coprológicas para detectar la presencia de larvas en heces (la aparición de huevos larvados en heces es más rara y se dan en casos de infecciones masivas).

- Técnica de Baermann para recuperar L1 de las heces o la flotación en solución de sulfato de zinc.

- Las L1 rabditiformes se diferencian bien de las de los nematodos pulmonares del perro, pero pueden confundirse con larvas de ancilostomátidos eclosionadas o larvas de vida libre.

5.8.5 Tratamiento y prevención

- El tratamiento de las infecciones por *S. stercoralis* se aborda con la utilización de antihelmínticos de amplio espectro: ivermectina (200 µg kg/pv), albendazol (100 mg kg/pv, dos veces al día durante 1-3 días) y fenbendazole (50 mg kg/pv durante 3-5 días).

- En casos graves está indicado aumentar las dosis y el tiempo de administración.

- La prevención es compleja por la amplia diseminación ambiental que en ocasiones ocurre con *Strongyloides*.

- Medidas de higiene y sanidad generales en la población humana, retirada de heces caninas de espacios públicos y control de perros vagabundos son algunas de las actuaciones recomendadas.

- En perreras y criaderos es fundamental la adecuación de instalaciones, las medidas de higiene y limpieza y el adecuado manejo de los animales.

5.8.6 Zoonosis

El potencial zoonótico de los parásitos del perro está actualmente siendo revisado, ya que se considera que puede ser menos relevante que lo que tradicionalmente se ha estimado. Estudios genéticos y biomoleculares indican que hay claras diferencias entre las cepas de humanos y caninos y posiblemente las infecciones humanas se producen de forma mayoritaria a partir de casos humanos. Aun así, la adaptación de cepas de humanos a perros y de perros a humanos se ha comprobado, incluso con aumento de virulencia y capacidad patogénica, por lo que la estrongiloidosis canina sigue suponiendo un riesgo significativo para la población humana.

La transmisión en la especie humana se produce por tanto a partir de las L1 diseminadas en el ambiente, procedentes de forma prioritaria de infecciones humanas. En este hospedador, la parasitación por *S. stercoralis* conlleva frecuentemente procesos de autoinfección intestinal, con lo que se producen infecciones crónicas prolongadas. Igualmente, es habitual la existencia de larvas hipobióticas que se reactivan en determinadas situaciones (gestación, inmunodepresión), con consecuencias patológicas y epidemiológicas (transmisión galactógena).

En el marco del mapa de distribución ambiental de la estrongiloidosis (temperaturas medias y húmedas), la mayor prevalencia en la especie humana está ligada a factores socioeconómicos, en poblaciones desfavorecidas, en zonas deprimidas y con condiciones sanitarias deficientes.

El cuadro clínico está condicionado por la carga parasitaria y las condiciones del hospedador, siendo especialmente relevante las situaciones de inmunodepresión. Las infecciones leves suelen ser asintomáticas, en los casos clínicos se observan síntomas digestivos (diarrea, dolor abdominal, ocasionalmente vómitos o constipación), cutáneos (urticaria) y respiratorios (tos, disnea). Solo raramente se aprecian cuadros más graves con malabsorción, caquexia, neumonías e incluso afección renal o neurológica, consecuencia de procesos de hiperinfección o diseminación generalizada de *Strongyloides*.

El diagnostico se realiza igualmente por técnicas coprológicas para detectar las L1 en heces (Baermann) u ocasionalmente los huevos embrionados (flotación con sulfato de zinc o solución acética formolada). Se han desarrollado algunos protocolos para el diagnóstico inmunológico, mediante la detección de anticuerpos específicos en suero, pero aún tienen una disponibilidad restringida.

El tratamiento se basa en el empleo de antihelmínticos de amplio espectro. El producto de elección es ivermectina (200 µg kg/pv) y alternativamente, albendazol (400 mg kg/pv dos dosis diarias durante 7 días). En función de la desaparición de los síntomas y de los resultados coprológicos, esta pauta de tratamiento puede repetirse en unas semanas.

5.8.7 Otras nematodosis

Thelazia callipaeda es un nematodo filarioideo, parásito de perros, gatos, algunas especies silvestres y del hombre, con una creciente relevancia en Europa. Los nematodos adultos se localizan bajo las membranas conjuntivales y se conocen comúnmente como gusanos oculares. Son parásitos de ciclo indirecto y diversas especies de moscas (del género *Phortica*), actúan como hospedadores intermediarios tomando las L1 y depositando la L3 mientras se alimentan de las secreciones lacrimales. En ocasiones aparecen portadores inaparentes, pero de forma general la presencia de los adultos en la conjuntiva provoca irritación, dolor, lagrimeo profuso, blefaroespasmo, algunas veces ulceración y hasta ceguera si no se trata. El tratamiento supone la eliminación física de los adultos y se ha sugerido el empleo de milbemicina como fármaco preventivo en zonas endémicas. La infección humana es rara y se manifiesta como un proceso de conjuntivitis con dolor y sensación de cuerpo extraño en el ojo.

Otras nematodosis de cánidos y félidos en las que también se ha reseñado el carácter zoonótico son mucho menos relevantes, ya sea por su menor importancia clínica o porque la prevalencia en Europa es muy baja y los casos de transmisión zoonótica son mucho menos frecuentes: es el caso otro filarido como *Onchocerca lupi*, recientemente descrito en Europa en un caso de transmisión zoonótica; de *Gnathostoma spinigerum*, parásito del estómago de cánidos, relativamente frecuente en Asia, que se transmite por copépodos acuáticos y un amplio rango de hospedadores paraténicos, produciéndose el contagio humano por consumo de carne cruda o poco cocinada; y, con aún menor relevancia, nematodos nasales y respiratorias de los géneros *Capillaria* y *Eucoleus*, el nematodo renal *Dioctophyma renale* y el llamado "gusano de Guinea", *Dracunculus melitensis*.

Bibliografía

- Buonfrate, D., Paradies, P., Iarussi, F. *et al.* 2017. Serological and molecular tests for the diagnosis of *Strongyloides stercoralis* infection in dogs. *Parasitol Res.* 116: 2027. https://doi.org/10.1007/s00436-017-5468-0

- Deplazes, P., Eckert, J., Mathis, A., von Samson-Himmelstjerna, G., Zahner H. 2016. *Parasitology in Veterinary Medicine*. Wageningen Academic Publishers, Wageningen.

- Morgan, E. 2013. Dogs and Nematode Zoonoses. In Macpherson C.N., Meslin F.X., Wandeler A.I. Dogs, Zoonoses and Public Health. Oxfordshire; Boston, MA: CABI.

- Thamsborg, S., Ketzis, J., Horii, Y., & Matthews, J. 2017. Strongyloides spp. infections of veterinary importance. *Parasitology.* 144 (3): 274-284. https://doi:10.1017/S0031182016001116

CAPÍTULO 5.9

GIARDIOSIS

Fernando Fariñas Guerrero

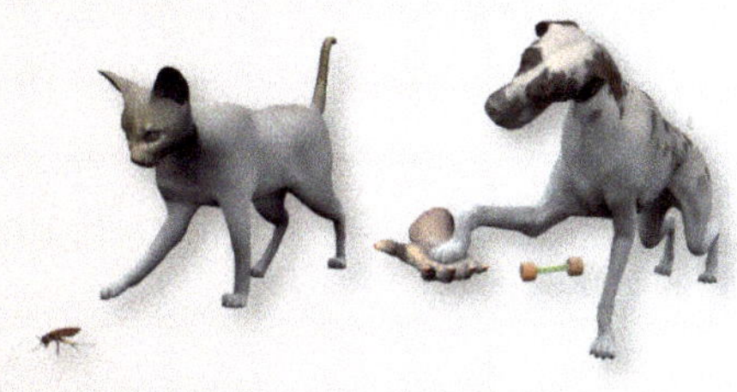

5.9.1 Etiología

- Existen al menos 41 especies de *Giardia* descritas, siendo *Giardia intestinalis* (conocida también como *Giardia lamblia* y *Giardia duodenalis*) la especie más prevalente en animales de compañía, animales salvajes y seres humanos.

- Dentro de *Giardia intestinalis* se describen varios tipos (ensamblajes) con diferentes rangos de hospedadores, siendo algunos de estos tipos específicos de un solo hospedador.

- Los ensamblajes o tipos A1 y B son potencialmente zoonóticos.

- Dos formas: quistes (forma de resistencia) y trofozoitos.

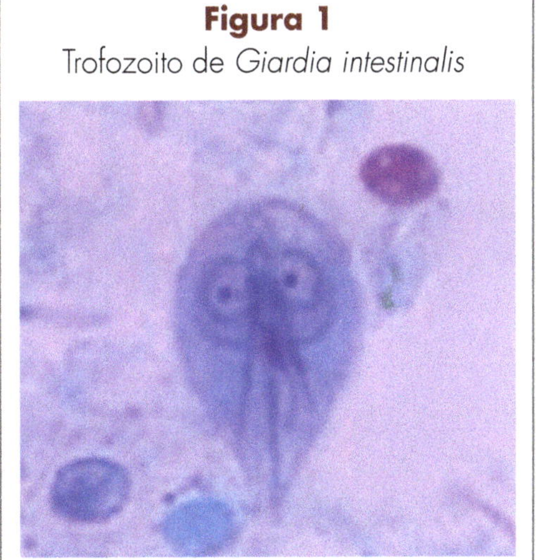

Figura 1

Trofozoito de *Giardia intestinalis*

5.9.2 Epidemiología

- La giardiosis es una infección protozoaria endémica en todo el mundo, variando su incidencia y prevalencia dependiendo de la zona geográfica.

- Transmisión: fecal-oral.

- La tasa de excreción en perros sanos se sitúa en torno al 7 %, siendo mayor en perros mantenidos en perreras (21-24 %), prevaleciendo los tipos (ensamblajes) C y D (no zoonóticos) y en menor medida el A1 (zoonótico).

- En gatos, la prevalencia es menor (5,9-14 %), con porcentajes mayores en gatos callejeros y menores de 6 meses de edad. El tipo F (no zoonótico) es el más común, aunque también se describe el A1 (zoonótico) en menor proporción.

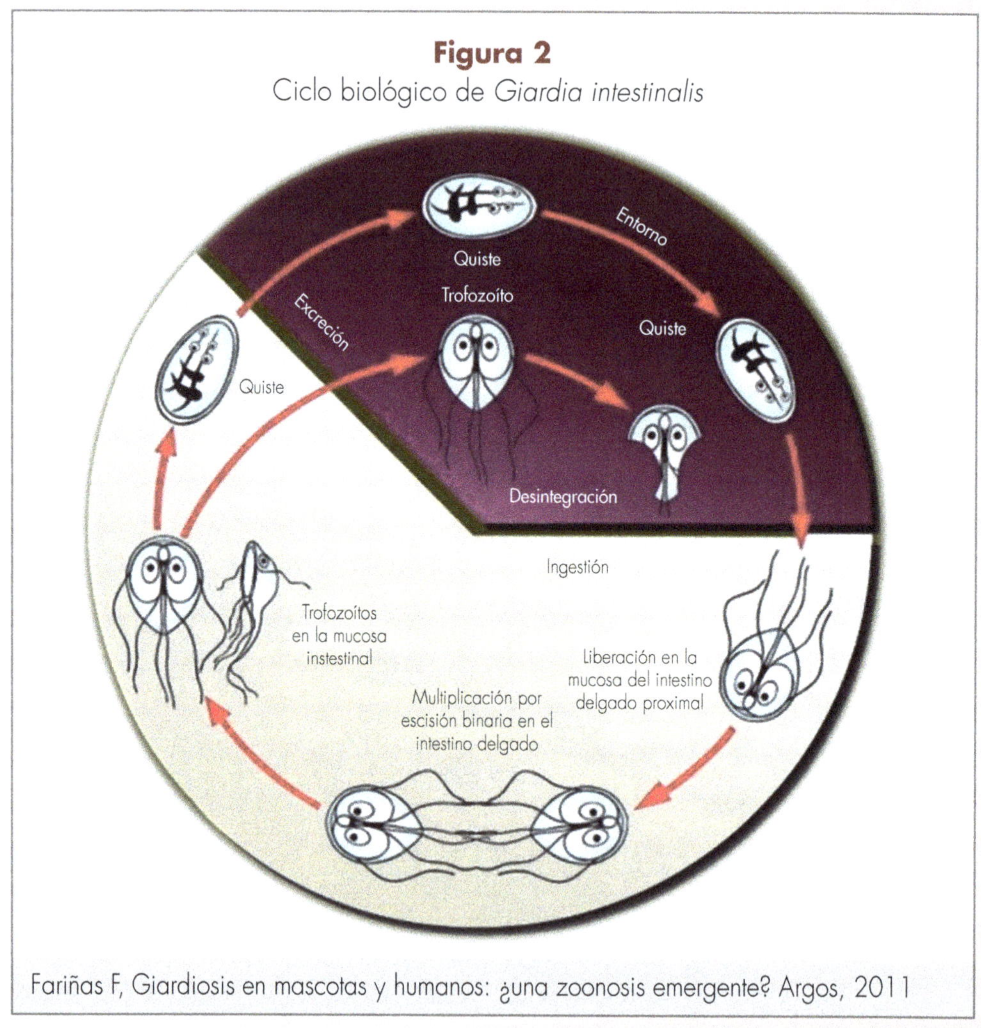

Figura 2

Ciclo biológico de *Giardia intestinalis*

Fariñas F, Giardiosis en mascotas y humanos: ¿una zoonosis emergente? Argos, 2011

5.9.3 Signos clínicos

Periodo prepatente

- Perros: 8 días de media (rango 5-12 días).

- Gatos: 10 días de media (rango 5-16 días).

Infección normalmente subclínica, afectando esta principalmente a perros y gatos, en situación de inmunocompromiso, jóvenes, estresados o mantenidos en altas concentraciones de animales.

Signos específicos

- Diarrea que puede ser aguda, crónica o intermitente.

- Fiebre, anorexia, vómitos o melenas no son frecuentes, en caso de aparición, buscar otros enteropatógenos acompañantes.

Diagnóstico laboratorial

- *Giardia intestinalis* se ha definido como el parásito peor diagnosticado, infra-diagnosticado y sobrediagnosticado en la práctica veterinaria.

- Detección directa de trofozoitos en fresco (heces recién emitidas).

- Detección de trofozoitos o quistes en frotis teñidos con GIEMSA o Lugol.

- Técnicas de flotación con sulfato de zinc para concentración.

- Técnicas inmunocromatográficas.

- Técnicas de inmunofluorescencia.

- Biopsia duodenal.

- PCR para detección de ADN del parásito.

Debido a que la excreción del parásito no es continua, se aconseja siempre realizar un examen parasitológico de 3 a 5 muestras de heces tomadas a poder ser en distintos días (por ejemplo, durante tres días consecutivos a distintas horas).

5.9.4 Tratamiento y prevención

Se aconseja tratar preferentemente a animales con signos clínicos de infección (diarrea) o aquellos que constituyan un riesgo para otros animales y personas en situaciones de inmunocompromiso, y no en animales clínicamente sanos y que no constituyan un riesgo. De normal, se trata de una infección autolimitada. No son infrecuentes los casos de animales que, habiendo remitido el cuadro clínico de forma eficaz, siguen siendo positivos al parásito en heces. Estos animales no deben ser vueltos a tratar.

Antiprotozoarios de elección

- Metronidazol:

    - Perro: 15-30 mg/kg/V.O/12-24 horas durante 5-7 días.

    - Gato: 10-25 mg/kg/V.O/12-24 horas durante 5-7 días.

- Febendazol: 50 mg/kg/V.O/24 horas durante 3 días.

- Albendazol:

    - Perro: 25 mg/kg/V.O/12 horas durante 2 días.

    - Gato: 25 mg/kg/V.O/12 horas durante 5 días.

Vacunación

Aunque existe una vacuna autorizada para perros y gatos, esta no logra prevenir la infección, siendo una vacuna no recomendada por diversos organismos de salud animal.

Medidas de prevención

- El control de la contaminación ambiental fecal animal y humana es primordial.

- Lavado frecuente de manos.

- Separación de los animales enfermos de los sanos, sobre todo, de los inmunodeprimidos y jóvenes.

Se estima que solo un 25-50 % de las personas infectadas por *Giardia intestinalis* desarrollará un cuadro clínico gastrointestinal. El periodo de incubación puede oscilar entre 1 y 4 semanas. En la mayoría de los que desarrollan la enfermedad, esta se manifiesta como una diarrea acuosa, explosiva, de color amarillento y rica en grasas no digeridas, acompañada de dolor abdominal y meteorismo, sin fiebre. La duración normal del cuadro es de 3-4 días. En niños pequeños (menores de 5 años), embarazadas y personas inmunodeprimidas (por ejemplo, con déficit selectivo de IgA), el cuadro puede tornarse bastante severo con necesidad de hospitalización.

El diagnóstico de laboratorio se basa en

- Detección directa de trofozoitos en fresco (heces recién emitidas).

- Detección de trofozoitos o quistes en frotis teñidos con GIEMSA o Lugol.

- Técnicas de flotación con sulfato de zinc para concentración.

- Técnicas inmunocromatográficas.

- Técnicas de inmunofluorescencia.

- Biopsia duodenal.

- PCR para detección de ADN del parásito.

Tratamiento

Nitroimidazoles

- Metronidazol: 250 mg/V.O/8 horas durante 5 días
  (niños 15 mg/kg/24 horas).

- Tinidazol: 2 g/V.O/una sola dosis (niños 50 mg/kg una dosis).

- Nitazoxanida: 500 mg/12 horas durante 3 días.
  (niños de 1-4 años: 100 mg/12 horas durante 3 días).
  (niños de 4-11 años: 200 mg/12 horas durante 3 días).

- Paromomicina: 500 mg/V.O/8 horas durante 7 días.

- Albendazol: 400 mg/V.O/24 horas durante 5 días.
  (niños menores de 2 años 200 mg/24 horas durante 5 días).

El metronidazol muestra un porcentaje de curación del 80-95 %, y del 80-100 % para el tinidazol. En casos refractarios, se puede asociar metronidazol (750 mg/8 horas) con albendazol (400 mg/24 horas) durante 14 días.

Bibliografía

- Greene, C. 2012. Infectious Diseases of Dog and Cat. Fourth Edition. Elsevier. ISBN.: 978-1-4160-6130-4.

- Mandell, Douglas y Bennett's Principles and Practice of Infectious Diseases. 2015. 8th edition. Elsevier-Saunders. ISBN: 978-1-4557-4801-3.

- Scaramorzino P, Di Cave D, Berrilli F et al. 2009. A study of the prevalence and genotypes of *Giardia duodenalis* infecting kenneled dogs. *Vet J* 182:231-234.

- Solarczyk P, Majewska AC. 2010. A survey of the prevalence and genotypes of *Giardia duodenalis* infecting household and sheltered dogs. *Parasitol Res* 106:1015-1019.

- Thompson RC. 2004. The zoonotic significance and molecular epidemiology of *Giardia* and giardiasis. *Vet Parasitol* 126:15-35.

- Vasilopoulos RJ, Rickard LG, Mackin AJ et al. 2007. Genotypic analysis of *Giardia duodenalis* in domestic cats. *J Vet Intern Med* 21: 352-355.

CAPÍTULO 5.10

LEISHMANIOSIS

Iván D. Vélez, Lina Carrillo-Bonilla, Sara M. Robledo,
Fernando Fariñas Guerrero

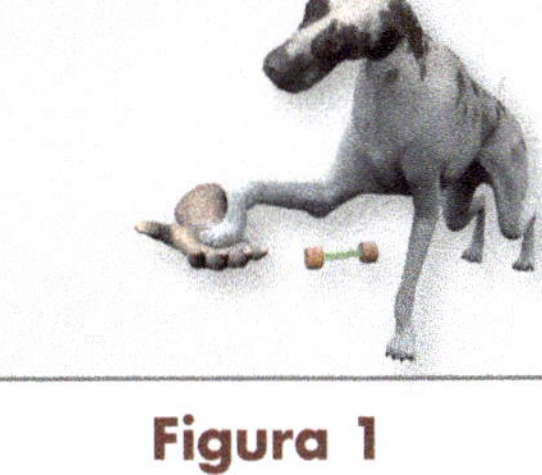

La leishmaniosis es una enfermedad infecciosa crónica causada por diversas especies de un protozoo perteneciente al género *Leishmania*. El perro es el reservorio principal de la especie *Leishmania infantum*, pudiendo ser infectado y desarrollar lesiones por otras especies de *Leishmania* causantes de formas cutáneas y mucosas. El parásito *Leishmania* es transmitido a los perros por la picadura de insectos flebótomos del genero *Lutzomyia* spp. (en América) y *Phlebotomus* spp. (en el resto del mundo). La leishmaniosis canina es endémica en la cuenca del mediterráneo y en el Centro y Sur de América, encontrándose de forma cada vez más frecuente en otras regiones del mundo.

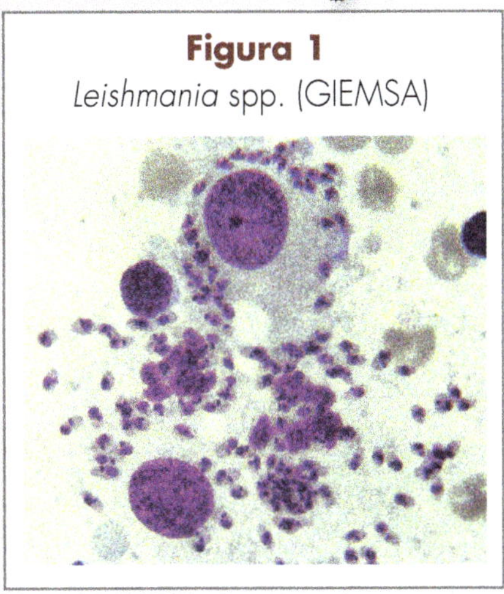

Figura 1
Leishmania spp. (GIEMSA)

5.10.1 Leishmaniosis cutánea canina

Etiología

La leishmaniosis cutánea canina (LCC) es causada principalmente por *L (V*.) braziliensis*, *L (V.) panamensis*, en América, aunque *L (V.) guyanensis*, *L (V.) peruviana*, *L. (L) mexicana*, *L. (L) amazonensis* y *L. (L) pifanoi* también pueden ocasionar lesiones cutáneas en los perros. De manera excepcional, *L. major* se encontró causando LC en un perro en Israel.

L. (V) panamensis y *L. (V) braziliensis* tienen un importante número de flebótomos incriminados como vectores. Para *L. (V) panamensis*, los vectores reconocidos son *Lutzomyia gomezi, Lu. panamensis,* y *Lu. trapidoi,* mientras que para *L. braziliensis* los vectores son *Lu gomezi, Lu nuneztovari, Lu ovallesi,* y *Lu youngi.* Para *L. major,* el vector principal es *Phlebotomus papatasi.*

Epidemiología

En la leishmaniosis cutánea, se acepta que el perro es un hospedador accidental que sufre la enfermedad similar al humano y que no juega un papel importante como reservorio. En ciclos de transmisión selvática, el perro penetra con el propietario al interior de los focos naturales de transmisión de la leishmaniosis, y allí propietario y animal son picados por los vectores y, posteriormente, desarrollan la enfermedad. Como son incursiones esporádicas, no se establece un ciclo de transmisión donde estos puedan infectar a los vectores. En Colombia se ha informado de brotes epidémicos de LCC ocasionados tanto por *L. braziliensis* como por *L. panamensis* en perros que acceden con sus propietarios a zonas selváticas y allí se infectan con las mismas especies de *Leishmania* que infectan a los humanos. Estudios realizados donde se han utilizado técnicas de xenodiagnóstico para determinar la capacidad de los perros con LCC de infectar a los vectores muestran que no son buenos reservorios.

La LCC tiene una distribución similar a la LC humana, siendo endémica en varios países de América Latina (principalmente Brasil y Colombia), la cuenca del Mediterráneo y el norte y oeste de África. Como consecuencia del cambio climático y el aumento en las migraciones, se han informado casos de LCC en diversos países del mundo como Estados Unidos, Inglaterra y Alemania.

Manifestaciones clínicas

La enfermedad en el perro cursa con apariencia clínica muy variable (polimorfismo clínico). Los signos y síntomas incluyen lesiones de la piel muy similares a las lesiones típicas descritas para LC humanos, es decir, las lesiones comienzan después de un periodo de incubación de entre 2 semanas y 2 meses, con la formación de una pápula que incrementa su tamaño, forma un nódulo redondeado y finalmente se ulcera. En ocasiones, las lesiones también son de tipo placa. Las lesiones ulceradas tienen forma redondeada, inicialmente con costras. Al caer la costra, se observa la lesión típica de ulcera franca, de fondo rosado, granuloso y con inflamación de ganglios linfáticos regionales. En ocasiones, afecta por contigüidad a las mucosas nasal u oral.

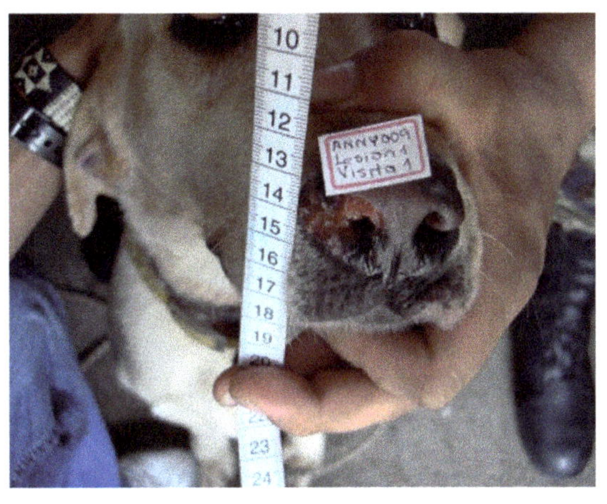

Figura 2

Los signos clínicos son causados por procesos inflamatorios y lesiones mediadas por el sistema inmunitario, que se asocian con la multiplicación de amastigotes dentro de los macrófagos y otras células del sistema mononuclear fagocítico.

Las lesiones generalmente se presentan en el lugar donde más fácilmente pica el vector, esto es, en hocico, orejas, región perianal y en escroto. Como el aparato picador de los flebótomos es muy corto, no pican en el cuero cabelludo sino en áreas descubiertas de la piel.

Diagnóstico laboratorial

Para el diagnóstico de la LCC se recomienda el raspado y/o aspirado de la lesión para visualizar el parásito ya sea por examen directo con tinción de GIEMSA, cultivo del parasito, biopsia para estudio histopatológico o PCR. El diagnóstico diferencial clínico incluye linfoma, mastocitoma, carcinoma de células escamosas, sarcoma, pénfigo foliáceo y dermatofitosis.

Tratamiento

Toda vez que la incidencia de LCC es relativamente baja, no se cuenta con ensayos clínicos controlados que muestren la eficacia de los diferentes esquemas terapéuticos.

Se utilizan antimoniales pentavalentes tanto intralesionales como sistémicos, a dosis similares a las utilizadas en humanos, con buenos resultados.

5.10.2 Leishmaniosis visceral canina

Etiología

La leishmaniosis visceral canina (LVC) es causada por *L. infantum* en la cuenca del Mediterráneo, Centroamérica y Sudamérica, Oriente Medio, Asia Central y China. *Lutzomyia longipalpis* es el vector principal en la región de América y se distribuye en áreas tropicales desde el sur de México hasta el norte de Argentina, mientras que en la costa de Caribe de Colombia y Venezuela, el vector principal es *Lutzomyia evansi*. También se ha señalado a *Lutzomyia cruzi* (Mangabeira, 1938) como especie vectora de *L. infantum* en Brasil y Bolivia.

Para el viejo mundo, *Phlebotomus perniciosus* y *P. ariasi* son los vectores más frecuentes de *L. infantum* en la cuenca del Mediterráneo. *P. perfiliewi transcaucasicus* y *P. tobbi* son los principales vectores en Irán; *P. kandelakii* y *P. balcanicus* en Georgia.

Epidemiología

La LVC es una de las principales zoonosis en el mundo y, al igual que en los humanos, también puede ser fatal. Se distribuye en los focos naturales de infección de *L. infantum*.

El perro como reservorio principal sufre la enfermedad y presenta manifestaciones clínicas características.

En regiones intertropicales la trasmisión de la LVC se da durante todo el año, con variaciones estacionales que dependen de las densidades relativas de las especies vectoras. El ciclo de trasmisión generalmente es peridomiciliario urbano y rural, y hay una relación directa entre el "oficio" del perro y la incidencia de LVC. Así, por ejemplo, perros de guardia y de cacería tienen mayor prevalencia de LVC que perros de compañía dada la mayor exposición de los primeros, en horas de la noche, que son las horas de actividad de los flebótomos, a la picadura de los insectos vectores. En regiones templadas, la trasmisión ocurre en los meses cálidos del año, con picos de mayor riesgo de transmisión después de cada pico de densidad relativa de los vectores.

Se ha podido constatar una gran tendencia a la urbanización de la LVC. En los países del sur de Europa, en la cuenca del Mediterráneo, la transmisión se está dando en zonas rurales, suburbanas y urbanas, y con brotes epidémicos como el que se presentó cerca de Madrid (Fuenlabrada) en el año 2012.

Desde antes de la aparición de los primeros síntomas clínicos característicos de LVC, el perro es infectante para los vectores, lo que quiere decir que desde época temprana puede estar actuando como reservorio. Dependiendo de las características del foco natural de infección, la tasa de infección de perros con *L. infantum* varía enormemente encontrándose focos con un 75 % o más de los perros infectados, aunque esta mayor prevalencia de LV en los perros no necesariamente se correlaciona con una mayor prevalencia de LV humana.

Manifestaciones clínicas

Después de un periodo de incubación de varios meses, la LVC cursa con una amplia gama de manifestaciones clínicas dado que es una enfermedad sistémica que potencialmente puede afectar cualquier órgano, tejido o fluido corporal y se manifiesta por signos clínicos característicos y otros más inespecíficos.

Los signos y síntomas de la LVC se inician con la pérdida del olfato, letargia y atrofia de los músculos faciales, lo que le da el aspecto de animal geriátrico; posteriormente puede darse descamación furfurácea, sobre todo, alrededor de los ojos, lo que se conoce como el "signo de los anteojos". Según la enfermedad va avanzando,

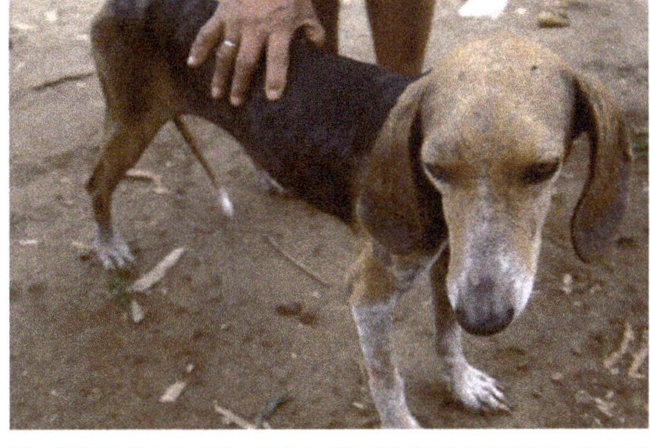

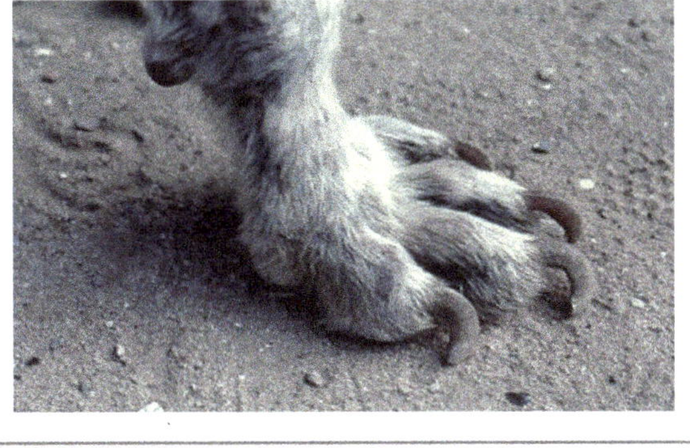

el perro puede manifestar crecimiento de las uñas (onicogrifosis), decaimiento, pérdida de peso, fiebre, visceromegalias, dermatitis exfoliativa, linfadenopatía poplítea y uveítis. Otros síntomas y signos frecuentes son: linfadenopatía generalizada, pérdida de peso corporal, disminución del apetito, letargia, esplenomegalia, palidez de membranas mucosas, poliuria y polidipsia, fiebre, vómito, colitis crónica y diarrea. A nivel ocular puede presentarse blefaritis (exfoliativa, ulcerativa, o nodular) y conjuntivitis (nodular), queratoconjuntivitis y uveítis anterior/endoftalmitis.

Son habituales las heridas en la piel, especialmente en la cabeza y las patas, en las áreas donde el perro está en contacto con el suelo al tumbarse o sentarse. Cuando el cuadro se vuelve crónico, se presentan complicaciones como la insuficiencia renal que puede llevar a la muerte del animal.

Diagnóstico laboratorial

Para el diagnóstico de la LVC se utilizan las mismas técnicas usadas en humanos y que permitan detectar los anticuerpos o el parásito. Entre las técnicas más utilizadas está el aspirado de médula ósea esternal, condro-costal o de ganglio linfático poplíteo. El material aspirado se puede utilizar para realizar frotis o extendidos en porta, cultivo o PCR.

Para el diagnostico serológico de *screening* se cuenta con tests inmunocromatográficos rápidos que utilizan varios antígenos, como, por ejemplo, el antígeno recombinante rK39 o las kinesinas, entre otras. La aparición de una banda significa que la prueba es negativa mientras que la aparición de 2 bandas significa que el perro tiene anticuerpos positivos para la infección; esta prueba tiene una sensibilidad del 96-100 % en perros sintomáticos y del 76.6-96 % en perros asintomáticos, con una especificidad del 100 % en perros positivos por parasitología. Es una prueba muy fácil de realizar, económica y de lectura rápida, por lo que es muy útil para estudios de campo. Estos test inmunocromatográficos se consideran pruebas de *screening,* por lo que un resultado positivo siempre ha de ser confirmado con técnicas serológicas como el IFI (*gold standard* del diagnóstico) o ELISA.

Tratamiento

La enfermedad en el perro tiene peor pronóstico que en los humanos, toda vez que no se dispone de un tratamiento totalmente efectivo. Rara vez se logran curas parasitológicas en los perros después del tratamiento y las recaídas pueden llegar a ser frecuentes. En ciertos países de Sudamérica como Brasil, esto ha llevado a una gran controversia sobre si debe o no tratarse a estos perros, habiendo expertos y organizaciones que recomiendan el sacrifico del animal. Estos justifican dicho sacrificio arguyendo que son muy pocos los tratamientos disponibles en el mercado para tratar la leishmaniosis humana y que al utilizarlo en perros, dado que no se curan totalmente, pueden seleccionarse cepas resistentes que pueden ser transmitidas a personas, lo que agota las muy pocas alternativas terapéuticas con que se cuenta. En Europa, esto no se somete a ningún debate, teniendo claro el no sacrificio, y sí el tratamiento de los animales enfermos. Por lo tanto, la decisión de tratar o no a un perro enfermo de leishmaniosis visceral va a estar regido por normas nacionales. Actualmente, se contemplan como esquemas de tratamiento los siguientes:

Acción	Principio activo	Comercial	Posología
Leishmanicidas (uno u otro)	Meglumina antimoniato 50 mg/kg/SC/BID	Glucantime®	0.165 ml/kg/SC/BID/ 4 semanas
		Antishmania®	0.165 ml/kg/SC/ BID4 semanas
	Miltefosina 2 mg/kg/PO/SID	Milteforán®	0.1 ml/kg/PO/SID/ 4 semanas
Leishmaniostático	Alopurinol	Varias presentaciones	10 mg/kg/PO/BID/6 a 10 meses
Activadores de la vía Th1	Domperidona 0.5 mg/kg/PO/SID	Leishguard®	0.1 ml/kg/PO/SID/ 4 semanas cada 6 meses

5.10.3 Prevencion de la LCC y la LVC

El diagnóstico temprano y el tratamiento de los perros infectados permiten un control más eficaz de la transmisión a otros perros y a los humanos.

Otra medida efectiva para prevenir la leishmaniosis canina es evitando el contacto de los perros y los flebótomos vectores.

También es una medida preventiva el uso de collares impregnados con deltametrina y la aplicación de insecticidas tópicos, los cuales repelen y/o matan los flebótomos en su intento por alimentarse de los perros.

Los collares de plástico impregnados con 4 % deltametrina y el excipiente trifenil fosfato han mostrado protección del 94 % hasta por 34 semanas de uso. Se debe reemplazar el collar cada 5-6 meses.

Por su parte, entre los insecticidas de uso tópico se incluyen los siguientes:

- Una solución tópica de permetrina aplicada en el dorso del perro, la cual se distribuye e impregna por el estrato córneo de la superficie del animal.

- Una solución tópica pulverizable que contiene una combinación de permetrina y piriproxifeno que se utiliza a una dosis de 5 ml/kg.

- La combinación de imidacloprid al 10 % y permetrina al 50 %, en una formulación en pipeta, es muy eficaz en la prevención de la leishmaniasis canina en condiciones naturales de las áreas endémicas por su actividad repelente contra los flebótomos en un 95 %.

Otras medidas útiles en la prevención de las picaduras de flebótomos incluyen las siguientes:

- Medidas de protección de los perros durante las épocas de mayor riesgo de transmisión, que son los meses cálidos del año (desde finales de la primavera hasta inicio del otoño). En estos meses, es importante, por ejemplo, mantener al perro en el interior de la vivienda y realizar aspersión de insecticidas intra y peridomicilio, y en las perreras.

Vacunas

El desarrollo de las vacunas ha venido ganando una gran importancia en la última década, con diseño de candidatos de vacunas ven diferentes países. Los Estados Unidos llevan la delantera en registros de nuevas vacunas seguido de Brasil, Francia y Canadá.

Debido a la gravedad de las implicaciones en salud pública de la enfermedad y la no respuesta terapéutica satisfactoria a los tratamientos, se han ensayado varios candidatos de vacunas caninas. Entre ellas se incluyen vacunas de fracciones purificadas de *Leishmania*. Estas incluyen vacunas basada en el ligando de manosa de fucosa (FML), antígenos excretados/secretados purificados a partir de sobrenadante de cultivo de *L. infantum* o la proteína A2 recombinante de *L. infantum*. La vacuna basada en FML (Leishmune[R]) no está actualmente disponible comercialmente en Brasil, ya que fue retirada temporalmente al no completar los ensayos de eficacia exigidos por el Ministerio de Agricultura y Ganadería del país. La vacuna que contiene la proteína A2 recombinante y saponina como adyuvante también ha sido aprobada en Brasil (Leish-Tec[R]) y es la única que se comercializa, ya que esta sí que completó y pasó de forma satisfactoria los ensayos de eficacia exigidos. La vacuna basada en antígenos purificados excretados/secretados de *L. infantum* lleva ya unos años siendo administrada en Europa (CaniLeish[R] de laboratorio Virbac). También, recientemente en Europa se está comercializando una nueva vacuna basada en la aplicación de una proteína quimérica (proteína Q) (Letifend[R] de laboratorio Leti).

El control de la leishmaniosis canina debe ser con un enfoque integrado de la prevención que incluya la vacunación contra *L. infantum* y el uso de aplicaciones de insecticidas tópicos de acción prolongada. El futuro parece prometedor por el gran avance del conocimiento de la biología del parasito, de la relación con el hospedador, y por el desarrollo de nuevas técnicas moleculares que ponen en mejor perspectiva la posibilidad de contar con vacunas eficaces y seguras.

5.10.4 Zoonosis

Epidemiología

En medicina humana, la leishmaniosis se considera, junto a la infección por VIH, tuberculosis y malaria, como una de las enfermedades infecciosas más importantes a nivel mundial. Es endémica en 88 países, con tasas de prevalencia que rondan los 12.000.000 de personas y una tasa de incidencia anual de 1,5-2 millones de nuevos casos. De todas estas infecciones causadas por el parásito, unas 500.000 son leishmaniosis viscerales (el 90 % de las cuales se reparten en países como la India, Nepal, Bangladés, Sudán y Brasil). Además de Asia, Oriente Medio, África, Centroamérica y Sudamérica, la cuenca mediterránea es considerada un importante foco endémico de infección.

En España, la tasa de infección humana anual se sitúa entre los 80-120 casos al año, lo que corresponde a 0,2-0,3 casos/100.000 habitantes, sospechándose igualmente que estas tasas de infección y enfermedad se encuentran muy por debajo de la realidad debido a que está infradiagnosticada y subdeclarada.

Aunque en España, como en otros países, se ha señalado e incluso en algunos casos "culpabilizado" al perro como protagonista principal de los casos de leishmaniosis clínica acontecidos en humanos, lo cierto es que tan solo 6 de los 22 zimodemas (cepas) identificados han sido aislados del reservorio canino. Esto significa que muy probablemente existen zimodemas circulantes que presentan un ciclo estrictamente de tipo antroponótico.

Los perros son susceptibles a la LC y a la LV y a la vez son reservorios importantes de los parásitos causantes de LV, aunque se han realizado estudios, aún no se ha podido incriminar al perro como reservorio de LC. Se debe tener en cuenta que los perros infectados con LV son muy buenos reservorios, ya que infectan a los flebótomos vectores desde antes que la enfermedad sea aparente e incluso después de la resolución de la enfermedad espontánea o por tratamiento, de ahí la necesidad de mantener una permanente vigilancia epidemiológica.

Con objeto de comprobar si la infección canina supone un riesgo importante para la infección humana en una misma zona, área, región o país, se han realizado diversos estudios encaminados a determinar esta relación. Dichos estudios concluyen que el incremento de prevalencia en la población canina repercute en un incremento de la prevalencia de infección en la población humana, dependiendo estas infecciones humanas de factores como las condiciones socio-económicas (pobreza, malnutrición, indigencia, hacinamiento, mala higiene…) y de otros como la densidad y número de perros infectados. Estos estudios se han realizado en países como Irán y Brasil, donde la eliminación sistemática de perros seropositivos e infectados no ha demostrado un impacto positivo en la disminución de las tasas de infección en humanos. Por el contrario, existen otros estudios realizados en el sur de Europa donde se ha observado que en una misma zona geográfica puede existir una alta prevalencia de leishmaniosis canina con bajas tasas de prevalencia de leishmaniosis humana. Estos mismos estudios y otros han puesto de manifiesto que, en zonas igualmente endémicas de Europa, la presencia de un perro infectado en un hogar no parece incrementar el riesgo de transmisión familiar. Algunos investigadores incluso se atreven a afirmar que tener un perro en casa disminuye la probabilidad de infección en humanos, debido a la mayor "apetencia" del flebótomo a picar al perro que a los humanos. Aunque la asociación infección canina-infección humana es un tema que se somete a continuos debates, la experiencia demuestra que la instauración de medidas preventivas de la infección en los perros (collares, pipetas, control de la exposición ambiental, etc.) tiene un impacto muy positivo en la prevención de infecciones en humanos.

Clínica

En Europa predominan las formas cutáneas y viscerales producidas por *Leishmania infantum*. Las primeras se caracterizan por una lesión única en el punto de picadura del flebótomo, consistente en la presencia de un nódulo/pápula que conforme va evolucionando se ulcera, llegando a producir una lesión "crateriforme" de bordes sobreelevados y superficie ulcerada costrosa. Esta es la lesión cutánea clásica, pero también se han descrito otras formas de presentación con pápulas rojas confluyentes (forma erisipeloide), con placas, pápulas y pseudovesículas (forma zosteriforme) o como una erupción de base eritematosa indurada y descamación superficial (forma lupoide). Estas formas cutáneas tienen carácter autolimitante y normalmente se resuelven de forma espontánea.

En lo que se refiere a las formas viscerales, en niños lo frecuente es la presencia de fiebre, hepatoesplenomegalia, linfadenomegalia, anemia y/o pancitopenia. En adultos, la fiebre no suele ser una constante. Estas formas viscerales se ceban especialmente en el paciente inmunodeprimido (infección por VIH, quimio/radioterapia oncológica, enfermedades autoinmunes en tratamiento con inmunosupresores potentes, trasplantados, etc.), y en personas con un sistema inmunitario inmaduro (niños), o en proceso de inmunosenescencia (ancianos). Está más que descrito que la gestación es una fase vital en la que ocurren diversos cambios inmunológicos en la mujer. Estos cambios pasan por el establecimiento de un bloqueo parcial de la inmunidad celular, lo que hace a la mujer gestante más proclive a desarrollar infecciones más frecuentes y severas por agentes infecciosos intracelulares (malaria, toxoplasmosis, lepra, tuberculosis, herpesvirosis, rubeola, citomegalovirus, etc.). Pues bien, a pesar de esto y sin saber muy bien por qué, algunos trabajos demuestran que la gestación no incrementa de forma significativa el riesgo ni la gravedad de la infección por *Leishmania* en la mujer gestante.

Tratamiento

En relación al tratamiento, mientras que en perros se utilizan clásicamente los antimoniales pentavalentes (antimoniato de meglumina, estibogluconato sódico…) y la miltefosina, en humanos el fármaco de primera elección en países desarrollados es la anfotericina B liposomal (y el último en los países donde la leishmaniosis afecta de forma más grave), ofreciendo una alta tasa de curación tanto clínica como parasitológica (cercano al 100 %).

Una preocupación especial en medicina humana lo constituye el tema de las resistencias a los distintos fármacos utilizados para el tratamiento de la leishmaniosis. Así, en algunas zonas endémicas de la India y Sudamérica se reportan tasas de resistencia a antimoniales pentavalentes que pueden llegar al 70 %, habiéndose descrito otras zonas donde se han incrementado de forma importante las resistencias a miltefosina e incluso la aparición de cepas resistentes a anfotericina B. Estas resistencias se incrementan después de cada recaída.

Debido a esto, desde las organizaciones mundiales de salud pública (OMS, OPS…), se insta a que los tratamientos, tanto en medicina humana como en veterinaria, se lleven a cabo de forma racional y respetando en todo momento los protocolos y tiempos de administración de estos fármacos, con objeto de prevenir en lo posible el desarrollo de estas temidas resistencias. Un mal tratamiento en nuestras mascotas puede convertirse en una amenaza para la salud pública futura.

Bibliografía

- Alvar J, Cañavate C, Molina R, Moreno J, Nieto J. Canine leishmaniasis. Adv Parasitol. 2004;57:1-88.

- Ribeiro RR, Michalick MSM, da Silva ME, Dos Santos CCP, Frézard FJG, da Silva SM. Canine Leishmaniasis: An Overview of the Current Status and Strategies for Control. Biomed Res Int. 2018 29;2018:3296893. doi: 10.1155/2018/3296893.

- Sasani F, Javanbakht J. Canine cutaneous leishmaniasis. J Parasit Dis. 2016; 40: 57–60. doi: 10.1007/s12639-014-0444-4.

- Solano-Gallego L, Koutinas A, Miro G, Cardoso L, Pennisi MG, Ferrer L, Bourdeau P, Oliva G, Baneth G. Directions for the diagnosis, clinical staging, treatment and prevention of canine leishmaniosis. Vet Parasitol. 2009;165:1–18. doi: 10.1016/j.vetpar.2009.05.022.

- Vélez ID, Carrillo LM, López L, Rodríguez E, Robledo SM. An epidemic outbreak of canine cutaneous leishmaniasis in Colombia caused by *Leishmania braziliensis* and *Leishmania panamensis*. Am J Trop Med Hyg. 2012;86(5):807–811. doi: 10.4269/ajtmh.2012.11-0408.

- World Health Organization: Control of the Leishmaniases: Report of a Meeting of the WHO Expert Committee on the Control of Leishmaniases. Technical Report Series, No. 949. Geneva, World Health Organization, 2010.

CAPÍTULO 5.11

TOXOCARIOSIS

Fernando Fariñas Guerrero

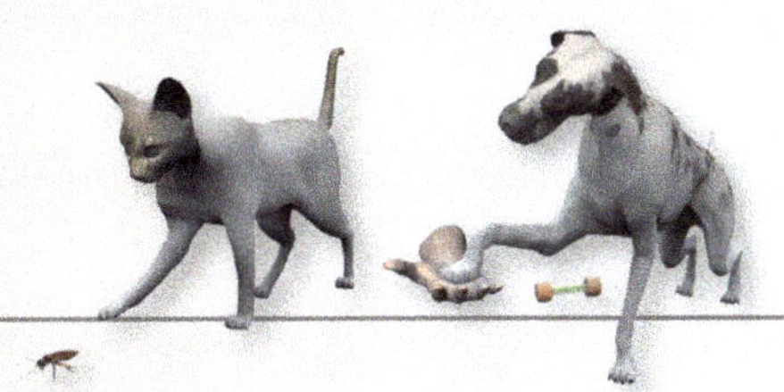

5.11.1 Etiología

- *Toxocara canis* (perro) y *Toxocara cati* (gato).

- *Toxascaris leonina* puede infectar tanto a perros como a gatos, aunque no a humanos.

- Perteneciente al grupo de los ascáridos.

5.11.2 Epidemiología

Las especies de *Toxocara* se encuentran ampliamente distribuidas a nivel mundial, particularmente en cachorros caninos y felinos, con alta prevalencia en animales callejeros y aquellos que viven en colonias. Debido a su capacidad para transmitirse tanto por vía placentaria (*Toxocara canis*) como a través del cuidado materno (*Toxocara cati* y *Toxocara canis*), se facilita la presencia del parásito con alta prevalencia en los cachorros. Aunque se asume de forma general y muy a menudo de que todos los cachorros caninos nacen infestados con el parásito, no está claro que esto sea una verdad universal. La prevalencia de la infección varia con la edad, lugar o ambiente (animal callejero, de colonia, casero, etc.), lugar geográfico y la práctica de desparasitaciones rutinarias.

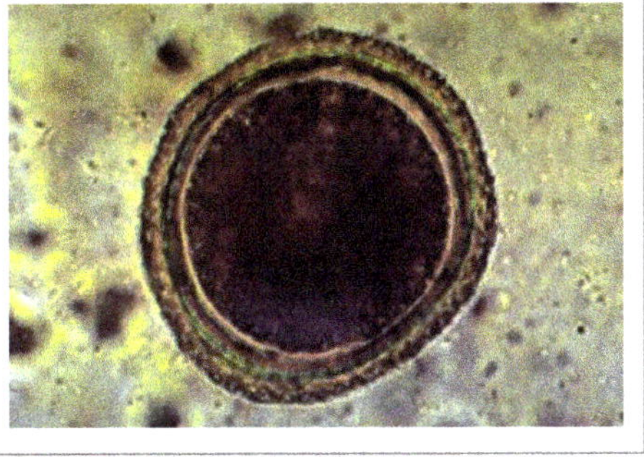

Figura 1
Huevo de *Toxocara canis*

Los distintos estudios realizados sobre el porcentaje de perros y gatos excretores del parásito se sitúan entre el 5-82 % en perros y 0,8-54 % en gatos. Es decir, que dependiendo del estudio se dan amplios márgenes de excreción.

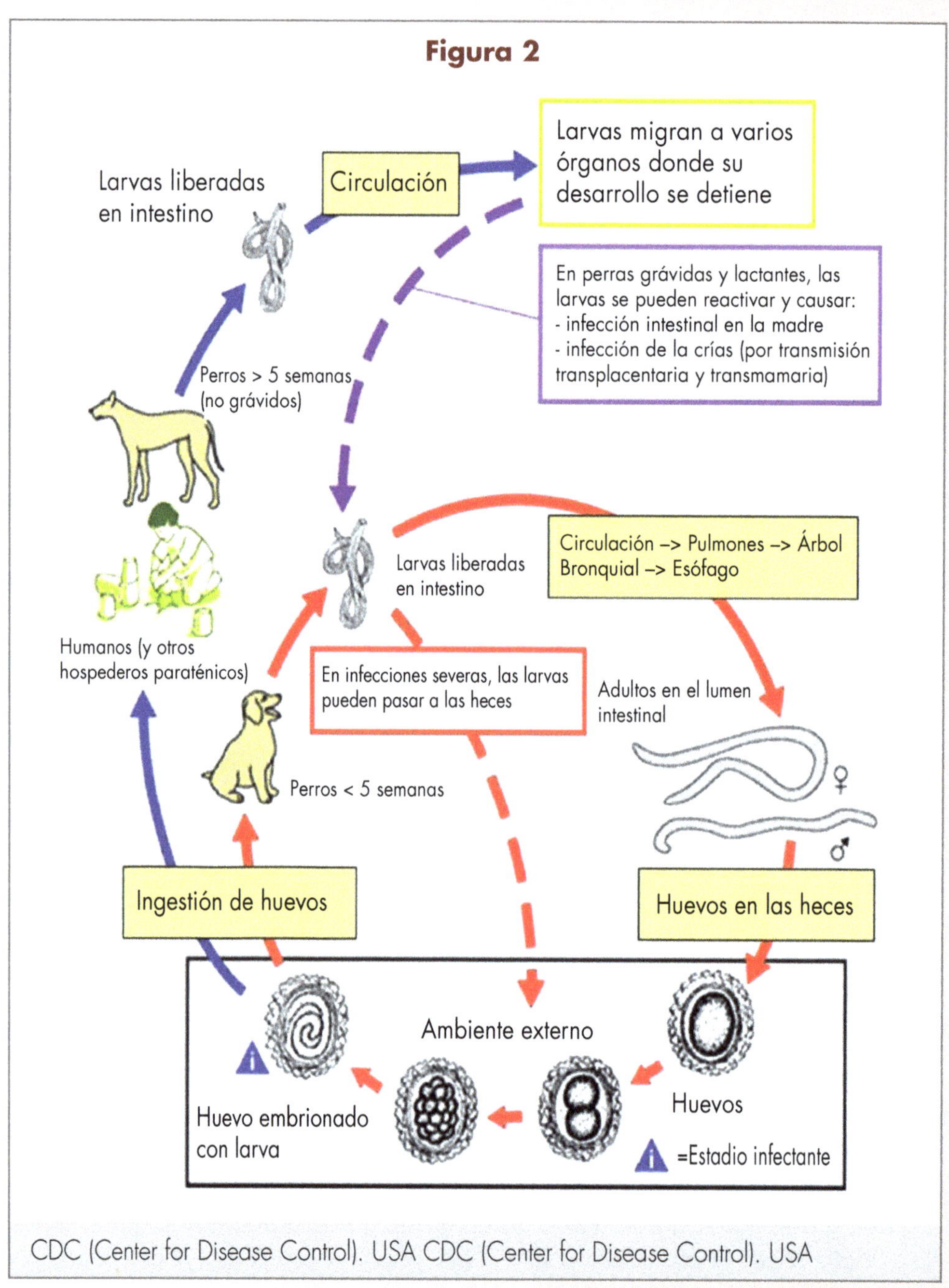

CDC (Center for Disease Control). USA CDC (Center for Disease Control). USA

5.11.3 Signos clínicos

Perros

- Infección generalmente subclínica en adultos, encontrándose infección clínica de forma más frecuente en cachorros.

- Dificultad para ganar peso.

- Mal aspecto del pelo.

- Algunos cachorros muy parasitados pueden vomitar un gran número de parásitos.

- Neumonía hemorrágica (en animales altamente parasitados, sobre todo, los infectados *in utero*).

- En adultos, raramente enteritis, de moderada a obstrucción intestinal.

Gatos

- Enfermedad clínica similar a los cachorros caninos, aunque esta se da más tarde debido a que no existe transmisión in utero, por lo que además la enfermedad tiene más baja incidencia y es menos grave.

- El principal signo es fundamentalmente la hinchazón abdominal.

5.11.4 Diagnóstico laboratorial

- Detección de huevos en heces mediante técnicas de flotación.

Tratamiento y prevención

Antiparasitarios de elección:

- Flubendazol y oxibendazol: 15 mg/kg.

- Milbemicina: 0,5 mg/kg.

- Pamoato de pirantel: 144 mg.

- Febantel: 150 mg.

Considerando la gran importancia de la infección prenatal, se recomienda la aplicación de un protocolo de tratamiento basado en la administración de ivermectina (0,3 mg/kg SC) en los días 0, 30 y 60 de gestación. Esta pauta logra reducir la carga parasitaria de los cachorros en un 90 % y el número de huevos expulsados al ambiente en un 99,8 %. Una dosis similar en el día 42 de la gestación reduce la carga parasitaria de los cachorros en un 71,4 % y el número de huevos que pasan al ambiente, en un 97,4 %. La selamectina administrada tópicamente a las perras en la dosis mínima de 6 mg/kg en los días 10 y 40 antes y después del parto respectivamente, previene la transmisión transuterina y galactógena de la toxocariosis a los cachorros.

5.11.5 Zoonosis

La epidemiología de la toxocariosis humana está íntimamente relacionada con la prevalencia de la infección en perros y gatos. La infección humana se da por ingestión de huevos infectivos procedentes de suelos contaminados o a partir de alimentos procedentes de animales paraténicos infectados (hígados crudos de bovinos, aves, patos y cerdos) o bien a partir de frutas y verduras contaminadas y mal lavadas. El contacto directo con perros y gatos es poco relevante debido al tiempo necesario que necesitan los huevos para ser infectivos (2-4 semanas). La tasa de seroprevalencia en humanos va a depender de la región geográfica y de factores de riesgo para la exposición. Se han reportado tasas de infección que van desde el 1,6 % al 85 %, siendo esta tasa más elevada en el ambiente rural, en regiones

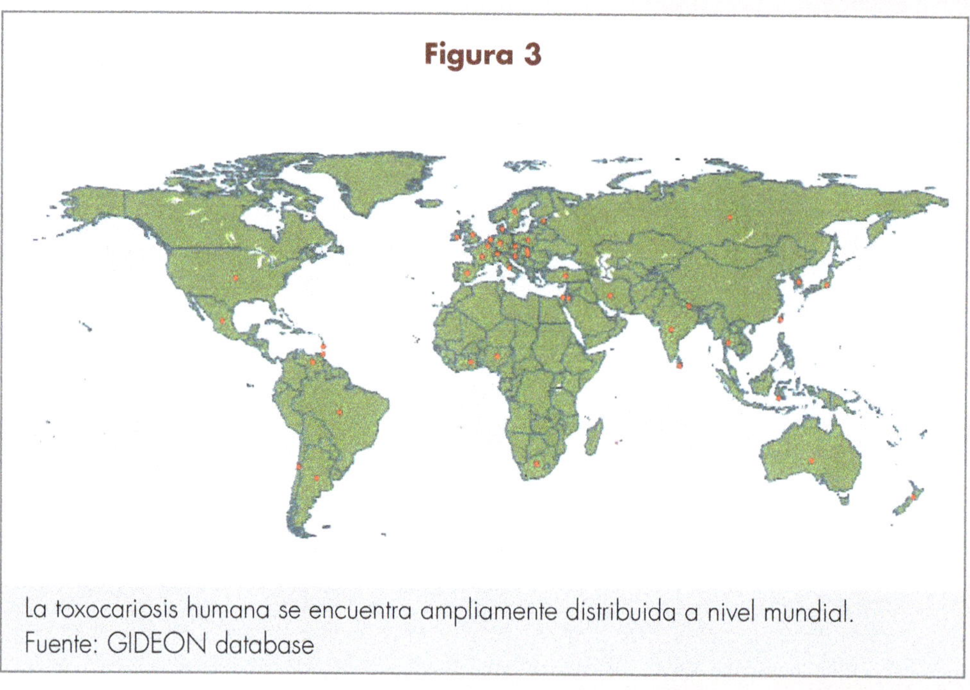

Figura 3

La toxocariosis humana se encuentra ampliamente distribuida a nivel mundial.
Fuente: GIDEON database

tropicales y, sobre todo, en poblaciones con un alto nivel de pobreza (países en vías de desarrollo). El riesgo de exposición también es mayor en propietarios de perros y gatos, sobre todo, en criadores, ya que la exposición durante la crianza de cachorros es también mayor. Los niños, especialmente aquellos que acuden a parques infantiles de tierra y con hábito de pica, también presentan una prevalencia más alta de la infección.

Clínicamente, existen dos manifestaciones características de la toxocariosis en humanos:

- Síndrome de Larva migrans visceral (LMV).

- Síndrome de Larva migrans ocular (LMO).

La mayoría de las LMV son asintomáticas, aunque los pacientes que manifiestan enfermedad clínica pueden mostrar signos que van desde moderados a muy graves (formas fulminantes fatales). La enfermedad moderada puede manifestarse con signos como fiebre, tos, sibilancias y hepatomegalia, pudiendo estar presentes otros signos y síntomas como cefaleas, anorexia con pérdida de peso, fatiga y dolor abdominal. Tanto la esplenomegalia como la miocarditis y signología neurológica (convulsiones) se han descrito, aunque de forma más rara.

El síndrome de LMO puede concurrir paralelamente al de LMV, pero a menudo se da de forma aislada. Normalmente, produce endoftalmitis y retinitis, pudiendo generar signos de diversa índole a nivel ocular (visión "acuosa", leucocoria, estrabismo, uveítis, pars planitis, granuloma retiniano, desprendimiento de retina…). La ceguera completa, aunque se ha descrito, es muy infrecuente.

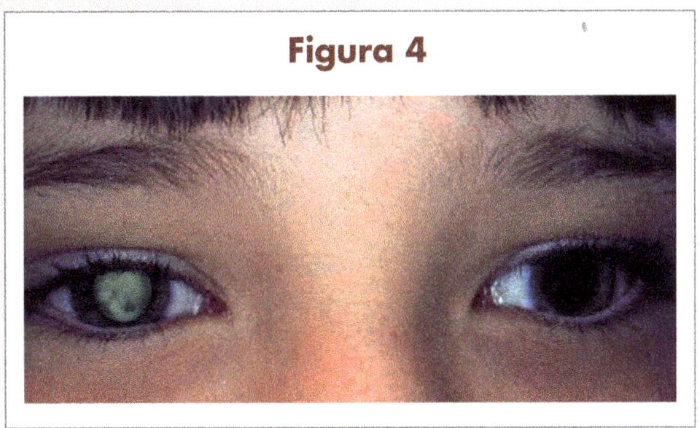

Otros signos descritos son el síndrome hipereosinofílico periférico idiopático y posiblemente algún tipo de cuadro urticarial crónico idiopático.

El diagnóstico de laboratorio se basa en:

- Hallazgo de larvas en biopsias de tejidos afectados. Es poco sensible ya que no es infrecuente observar el infiltrado inflamatorio en los lugares de paso de la larva, en ausencia de estas en los cortes histológicos.

- Serología. Puede ayudar al diagnóstico, pero no es patognomónico ya que en la población normal sana encontramos muchos seropositivos. El valor predictivo positivo de infección lo va a dar el título de anticuerpos con respecto a la línea basal de seroprevalencia en población sana.

- En síndrome de LMO, puede ser de valor el ratio de anticuerpos específicos en humor vítreo versus suero sanguíneo.

En cuanto al tratamiento, comentar que la mayor parte de las personas que manifiestan un cuadro moderado se recupera sin necesidad del mismo. Por lo tanto, dicho tratamiento ha de estar dirigido primordialmente a personas que muestren un cuadro severo, siendo el albendazol (400 mg/12 horas durante 5 días) el fármaco de elección. En cuadros con predominio de signos y síntomas neurológicos o miocárdicos, se ha de considerar la administración concomitante de corticoterapia con objeto de controlar el proceso inflamatorio que puede ser incluso más lesivo que el propio parásito. Las mismas consideraciones en cuanto al tratamiento han de ser hechas para el síndrome de LMO, aunque en este caso el albendazol se ha descrito que puede empeorar el cuadro, ya que la muerte de los parásitos a nivel ocular puede incrementar aún más el proceso inflamatorio. Es por ello que la inyección de corticoides podría estar indicada con objeto de reducir la inflamación lesiva. La vitrectomía es también a menudo requerida.

Bibliografía

- Despommier D. 2003. Toxocariasis: clinical aspects, epidemiology, medical ecology, and molecular aspects. *Clin Microbiol Rev* 16:265-272.

- Fisher M. 2003. *Toxocara cati*: an underestimated zoonotic agent. Trends *Parasitol* 19:167-170.

- Gavignet B, Piarroux R, Aubin F, et al. 2008. Cutaneous manifestations of human toxocariasis. *J Am Acad Dermatol* 59:1031-1042.

- Good B, Holland CV, Taylor MR, et al. 2004. Ocular toxocariasis in schoolchildren. Clin Infect Dis 39:173-178.

- Lee AC, Schantz PM, Kazacos KR, et al. 2010. Epidemiologic and zoonotic aspects of ascarid infections in dogs and cats. *Trends Parasitol*, 26:155-161.

- Mandell, Douglas y Bennett's Principles and Practice of Infectious Diseases. 2015. 8th edition. Elsevier-Saunders. ISBN: 978-1-4557-4801-3.

TOXOPLASMOSIS

Álvaro Martínez Moreno, F. Javier Martínez Moreno

5.12.1 Etiología

- *Toxoplasma gondii* es un protozoo coccidio de la familia *Sarcocystidae*, parásito intracelular obligatorio, que puede infectar virtualmente a todas las especies animales de sangre caliente, incluyendo a humanos.

- Tiene un ciclo indirecto en el que los gatos domésticos y otros felinos son los hospedadores definitivos y todas las demás especies que pueden ser infectadas son hospedadores intermediarios.

- En los gatos y demás felinos, hospedadores definitivos, se desarrolla una fase entérica en la que se lleva a cabo los procesos de merogonia (multiplicación asexual) y gametogonia (multiplicación sexual), que culmina con la formación de ooquistes no esporulados, de tipo isosporoide, que son eliminados con las heces (**Figura 1**). En el medioambiente, se produce la esporulación de los ooquistes (esporogonia) y la formación de los esporozoitos infectantes. En los hospedadores intermediarios se desarrolla una fase extraentérica, en la que existe una primera diseminación orgánica generalizada y multiplicación

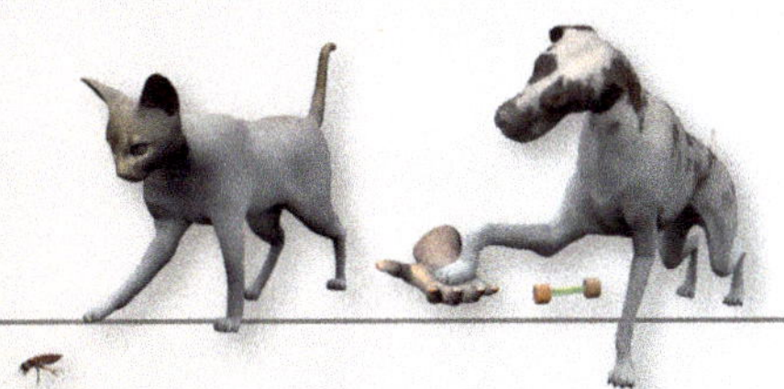

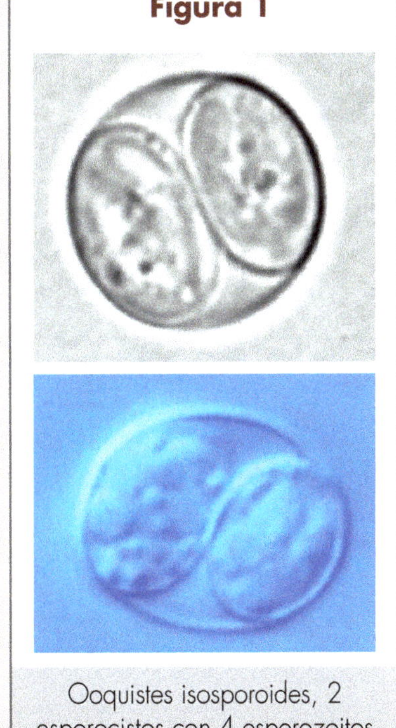

Figura 1

Ooquistes isosporoides, 2 esporocistos con 4 esporozoitos

intracelular activa por parte de taquizoitos (**Figura 2**) y, posteriormente, se produce la formación de quistes tisulares conteniendo bradizoitos, normalmente en sistema nervioso central y musculatura (**Figura 3**). Esta fase extraentérica también acontece en los hospedadores definitivos tras la fase entérica.

- Se distinguen por tanto tres formas parasitarias: esporozoitos en los ooquistes, taquizoitos (la etapa de multiplicación activa) y bradizoitos (la etapa de multiplicación lenta) en los quistes tisulares. Los ooquistes con los esporozoitos se eliminan en las heces, mientras que taquizoitos y bradizoitos se encuentran en los tejidos, en seudoquistes y quistes (**Figuras 2** y **3**).

Figura 2

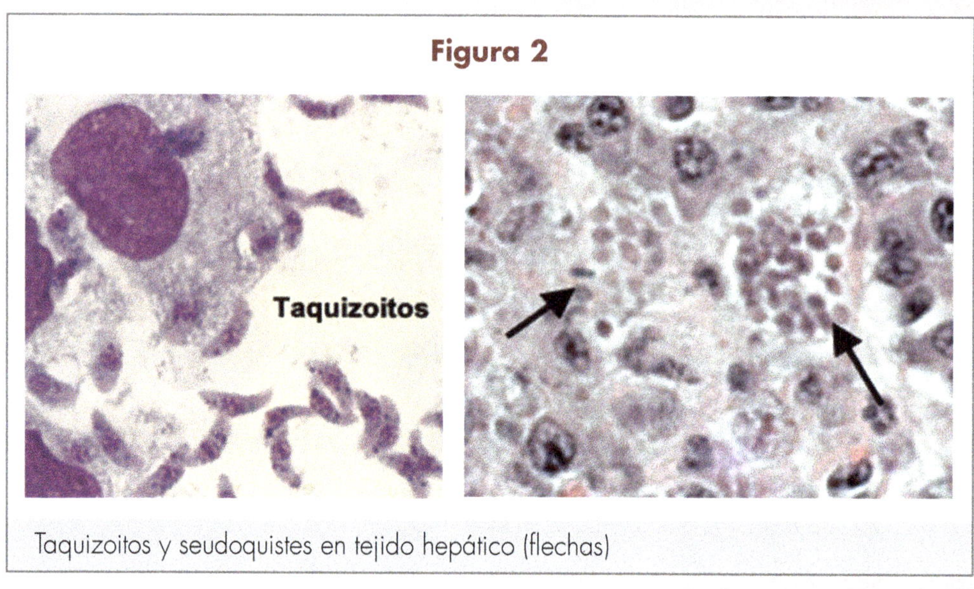

Taquizoitos y seudoquistes en tejido hepático (flechas)

Figura 3

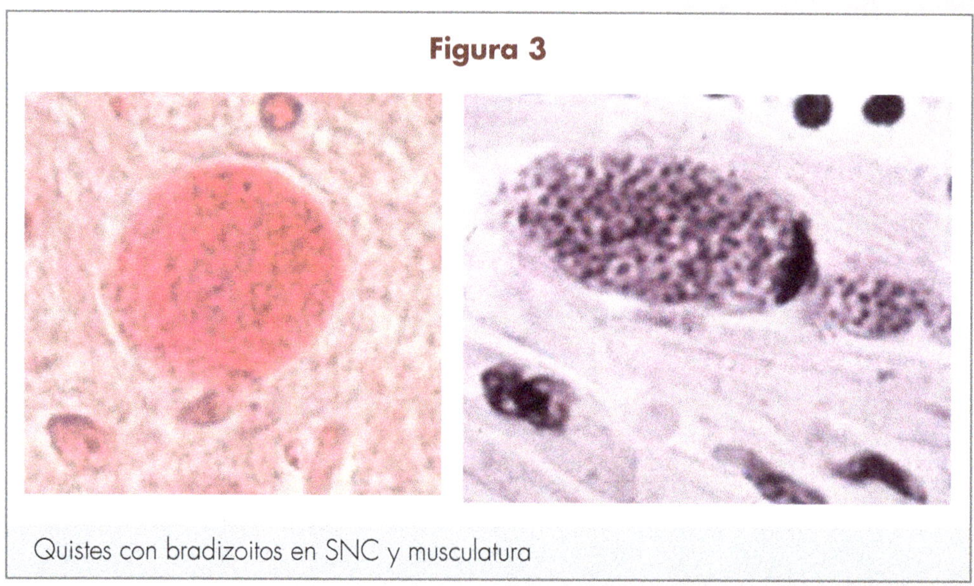

Quistes con bradizoitos en SNC y musculatura

5.12.2 Epidemiología

- *T. gondii* ocasiona una de las infecciones parasitarias más frecuentes en todo el mundo, tanto en animales como en humanos, si bien en la mayoría de las ocasiones no se manifiesta clínicamente. En Europa, la prevalencia (seroprevalencia) en humanos se sitúa entre el 30 y el 60 %; tasas similares e incluso superiores se han descrito también en los animales, con diferencias en las distintas especies (con mayor prevalencia en ovinos, caprinos y porcinos). Entre los gatos, la seroprevalencia global se sitúa en torno al 50 % (incluyendo animales callejeros y libres).

- Las posibilidades de transmisión entre los hospedadores definitivos e intermediarios son muy variadas. En todas las especies, los tres modos principales de transmisión son la infección congénita (a partir de taquizoitos), la ingestión de tejido infectado (con seudoquistes o quistes conteniendo bradizoitos) y la ingestión de alimentos o agua contaminados con ooquistes infectantes (esporulados, con los 4 esporozoitos). Pueden intervenir hospedadores de transporte, como insectos o anélidos, que también vehiculen los ooquistes. Existen otras posibilidades con menor relevancia epidemiológica: transmisión galactógena, transfusiones de sangre y trasplantes (**Figura 4**).

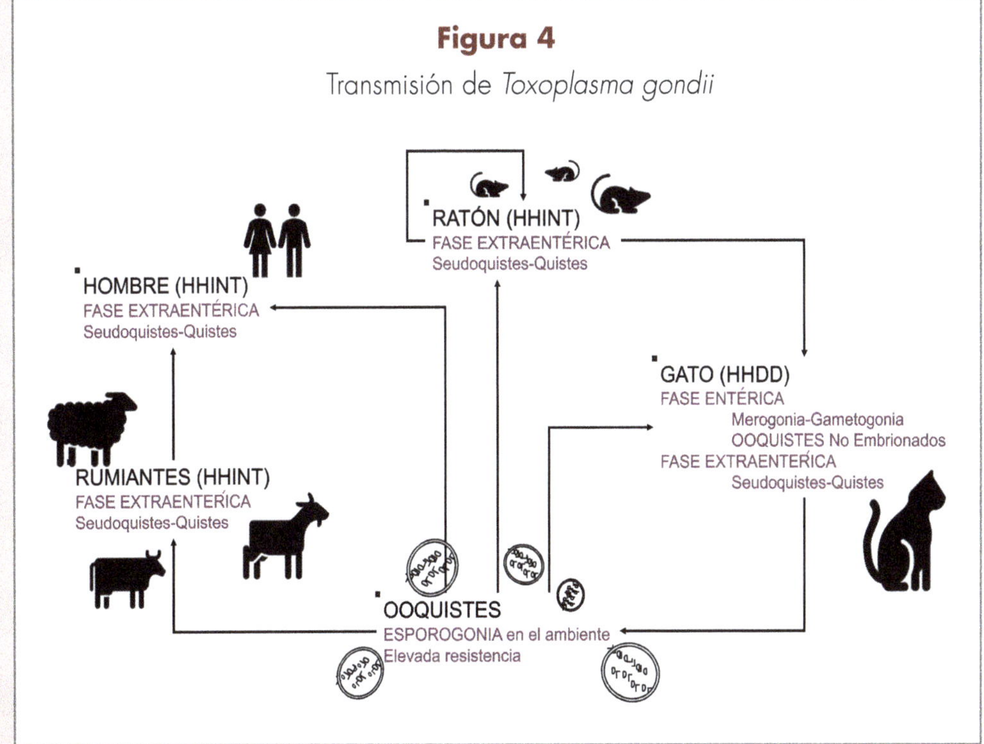

Figura 4

Transmisión de *Toxoplasma gondii*

- Los gatos, como hospedadores definitivos, van a ser siempre los elementos clave para el mantenimiento de la parasitosis. Se infectan al comer roedores, aves u otros animales pequeños infectados. Eliminan ooquistes no esporulados (pueden llegar a ser millones) en las heces durante un periodo corto de tiempo, unas tres semanas. Después, la fase entérica termina y quedan como portadores de quistes en tejidos, sin eliminar más ooquistes.

- En general, la toxoplasmosis induce en los gatos una cierta resistencia a las posteriores reinfecciones. Es habitual que la eliminación de ooquistes sea más frecuente y relevante en animales jóvenes, en las primoinfecciones.

- Un factor determinante en la epidemiología de la toxoplasmosis son los hábitos de vida de los gatos, ya que de ello depende la contaminación ambiental con los ooquistes y por tanto el contagio de los demás hospedadores.

- Los factores ambientales también influyen en la epidemiología: el ooquiste eliminado por los gatos tiene que esporular en el medioambiente. No es infectante hasta que no se forman los esporocistos y esporozoitos. Este proceso se produce en un periodo de 2-5 días en condiciones óptimas (humedad y temperatura media) y en varias semanas en condiciones desfavorables.

5.12.3 Signos clínicos

- La mayoría de los gatos infectados con *T. gondii* no muestran signos de enfermedad. Cuando aparecen, suelen estar asociados a animales jóvenes (frecuentemente infectados de forma congénita) y especialmente inmunodeprimidos.

- La toxoplasmosis clínica se desarrolla cuando la respuesta inmunitaria del gato no puede controlar la diseminación y replicación intracelular de los taquizoítos, lo que origina inflamación y necrosis tisular en distintos tejidos y órganos.

- Los síntomas más comunes incluyen fiebre, pérdida del apetito y letargo, así como trastornos neurológicos, afecciones oculares (uveítis) y diarrea. Puede producirse neumonía (con disnea grave) y hepatitis (ictericia), que en los casos más graves (por infecciones congénitas o inmunosupresión severa) son causantes de muerte.

5.12.4 Diagnóstico laboratorial

- El diagnóstico coprológico tiene una utilidad limitada: los ooquistes son morfológicamente indistinguibles de otros coccidios intestinales (Hammondia, Besnoitia). Además, el periodo de eliminación es corto (entre 1-3 semanas) y frecuentemente no coincide con la aparición de signos clínicos.

- El diagnóstico asertivo es complejo, requiere la observación microscópica de taquizoitos en muestras de tejido: biopsias musculares, aspirados peritoneales, lavados broncoalveolares.La detección de anticuerpos específicos en suero, por técnicas como ELISA o IFA, tampoco es un criterio absolutamente fiable para el diagnóstico de la enfermedad: requiere una cuidadosa interpretación en conjunción con los datos clínicos. Generalmente, niveles elevados de IgM se asocian con infección activa, en tanto que los valores altos de IgG están relacionados con procesos crónicos. Pero ambas inmunoglobulinas pueden detectarse tanto en gatos sanos como enfermos.

- Los niveles de anticuerpos en gatos sanos si son útiles para evaluar los riesgos para la salud humana: un animal seronegativo puede estar diseminando ooquistes (en las fases iniciales de la infección, antes de que los anticuerpos sean detectables) y probablemente diseminará ooquistes si se infecta por primera vez. En cambio, los animales seropositivos raramente eliminarán ooquistes: el periodo de seroconversión es de dos a tres semanas, tiempo en el que la eliminación de ooquistes suele terminar. Además, en estos animales es habitual el desarrollo de resistencia (con lo que no vuelven a infectarse ni a eliminar ooquistes).

5.12.5 Tratamiento y prevención

- La clindamicina es el tratamiento de elección, en dosis 10 a 12 mg/kg por vía oral durante cuatro semanas. Si existen signos de afección ocular o neurológica está indicado la administración conjunta de corticosteroides.

- La prevención de la toxoplasmosis en los gatos incluye medidas destinadas a reducir la incidencia de infecciones y la eliminación de ooquistes en el medio ambiente, actuando sobre todo en la alimentación y los hábitos de vida de los gatos domésticos.

- Los gatos deben ser alimentados preferiblemente con alimentos procesados, evitando la carne cruda o poco cocinada.

- Se debe impedir que cacen hospederos intermediarios (roedores) u hospedadores de transporte (cucarachas y lombrices de tierra).

- Debe limitarse el acceso de los gatos a edificios e instalaciones de animales de producción.

5.12.6 Zoonosis

Al igual que ocurre en animales, la infección en el hombre es muy frecuente, pero son mucho más raros los casos clínicos. Las poblaciones de mayor riesgo son individuos inmunodeprimidos y mujeres gestantes. La trasmisión se produce fundamentalmente por tres vías:

a) A partir de carne parasitada con quistes (conteniendo bradizoitos), cruda o poco cocinada. Se considera también la posibilidad de contagio por ingerir alimentos contaminados con cuchillos, utensilios, tablas de cortar u otros alimentos que hayan estado en contacto con carne parasitada.

b) A partir de ooquistes eliminados en heces por los gatos parasitados: pueden encontrarse dispersos en el medioambiente, contaminando la tierra, especialmente en los cajones de arena de los gatos o en zonas ajardinadas. También pueden contaminar alimentos (frutas y verduras) o más raramente agua. El contagio directo a partir del contacto con gatos parece menos relevante que el que se produce por la contaminación ambiental por ooquistes.

c) De forma congénita, habitualmente cuando se produce una infección durante o justo antes del embarazo. La madre puede no tener síntomas, pero pueden producirse abortos, partos prematuros y alteraciones fetales, sobre todo neurológicas y oculares. El daño al feto es a menudo más severo cuanto más temprano en el embarazo ocurre la transmisión.

Otras posibilidades de transmisión menos frecuentes son los trasplantes de órganos y las transfusiones sanguíneas cuando proceden de donantes con infecciones en fase activa.

La gran mayoría de personas inmunocompetentes y no embarazadas parasitadas con *T. gondii* no presenta ningún síntoma. Aproximadamente el 10-20 % desarrolla linfadenitis o un síndrome leve similar a la gripe, caracterizado por fiebre, malestar, mialgia, dolor de cabeza, dolor de garganta y linfadenopatía. Algunos pacientes también pueden mostrar signos gastrointestinales y lesiones cutáneas. En ocasiones, se produce una toxoplasmosis ocular, más frecuente en adolescentes y adultos jóvenes. Algunos casos son una consecuencia retardada de un a infección congénita, pero otros son el resultado de infecciones postnatales, incluidas las de reciente adquisición. Se suele desarrollar como una uveítis o retinocoroiditis, unilateral o bilateral. En las personas inmunocompetentes se pueden producir procesos de diseminación orgánica generalizada, con cuadros graves, pero no son frecuentes. Sin embargo, si lo son en personas inmunodeficientes, pueden experimentar enfermedad neurológica grave, tanto por infecciones recientes o por reactivación de toxoplasmosis crónica (con quistes). Los hallazgos clínicos comunes incluyen confusión, dolor de cabeza, convulsiones, náuseas, debilidad y mala coordinación.

El diagnóstico de la toxoplasmosis se realiza generalmente mediante la detección de anticuerpos específicos anti-toxoplasma IgG, IgM, IgA o IgE. Existen varias técnicas disponibles que detectan estos anticuerpos en el plazo de 2-4 semanas postinfección, entre ellas el Dye-Test, IFI, ELISA y ELISA específico de avidez. El diagnóstico puede hacerse asimismo mediante la observación directa del parásito en secciones de tejido, líquido cefalorraquídeo u otro material de biopsia. Existen también protocolos de PCR, especialmente indicados en pacientes inmunodeprimidos.

Los tratamientos disponibles en humanos son eficaces contra los taquizoitos, pero no eliminan totalmente los bradizoitos enquistados en los tejidos. La pirimetamina es el fármaco de elección, en tanto que otras opciones son las sulfadiazina o clindamicina, la combinación de trimetoprim con sulfametoxazol y otros fármacos como atovacuona y azitromicina.

5.12.7 Pautas básicas para la prevención en humanos

Está especialmente indicado, sobre todo, para la población de alto riesgo (mujeres embarazadas no expuestas previamente o personas inmunodeprimidas) que la carne solo se consuma después de haberla cocinado o congelado adecuadamente y que la higiene personal en la manipulación de la carne sea obligatoria.

También, es importante que se evite la exposición directa o indirecta a las heces de los gatos. El manejo adecuado de las heces, el manejo de las cajas de arena, la eliminación de las heces de las áreas y patios públicos y la higiene de las manos son fundamentales. Del mismo modo, debe evitarse el consumo de agua superficial no filtrada o la ingestión accidental de suelo.

En una casa, la presencia de gatos, por sí misma, no supone un factor de riesgo para la transmisión a los miembros de la familia. Sin embargo, si está indicado que la caja de arena se limpie a fondo todos los días para evitar que los posibles ooquistes puedan esporular.

Bibliografía

- Cenci-Goga, B.T., Rossitto, P.V., Sechi, P., McCrindle, C.M., Cullor, J.S., 2011. Toxoplasma in animals, food, and humans: an old parasite of new concern. *Foodborne Pathog. Dis.* 8: 751-762.

- Dubey JP, Lappin MR. 2006. Toxoplasmosis and Neosporosis. In: Greene CE (ed). In Infectious Disease of the Dog and Cat. Philadelphia: Saunders, W.B., 2006, pp 754-775.

- Elmore SA, Jones JL, Conrad PA, Patton S, Lindsay DS, Dubey JP. 2010. *Toxoplasma gondii*: epidemiology, feline clinical aspects, and prevention. *Trends Parasitol.* 26: 190-196.

- Hartmann K, Addie D, Bélak S, Boucraut-Baralon C, Egberink H, Frymus T, *et al.* 2013. *Toxoplasma gondii* infection in cats. ABCD guidelines on prevention and management. *J Feline Med Surg.* 15: 631-637.

CAPÍTULO 5.13

TRICUROSIS

Rafael Zafra Leva, F. Javier Martínez Moreno

5.13.1 Etiología

- El género *Trichuris* se encuadra dentro de los nematodos del orden *Secernentea*, Familia *Trichuridae*, subfamilia *Trichurinae*. Son denominados comúnmente como "gusanos látigo" debido a su peculiar conformación morfológica con el extremo anterior largo y delgado y extremo posterior mucho más grueso (**Figura 1A**).

- Esófago tricuriforme (consta de una pequeña porción muscular y otra compuesta por unas células denominadas esticocitos).

- Los machos de esta especie se caracterizan por tener una sola espícula.

- Miden aproximadamente entre 4-7 cm y se localizan en intestino grueso (fundamentalmente en ciego y, en menor medida, en colon).

- Las especies que afectan a nuestros pequeños animales son:

  - *Trichuris vulpis*: perro y otros cánidos.

  - *Trichuris serrata*; *Trichuris campanula*; *Trichuris felis*: gato (todos de presentación extremadamente rara y asociada a latitudes más tropicales).

- Ciclo biológico directo con fase en el medio. Los animales parasitados que alojan los *Trichuris* adultos en su ciego y colon eliminan al medio huevos sin embrionar. El tamaño de los huevos varía con la especie, pero en el caso de *T. vulpis* se trata de huevos que miden 70-85 x 36-40 μm (**Figura 1B**). Estos huevos, en presencia de ambiente húmedo y temperatura adecuada, embrionan en el medio desarrollándose la L1 en un plazo que puede oscilar entre las 5-14 semanas dependiendo de las condiciones de temperatura. Cuando el hospedador definitivo ingiere de nuevo huevos con L1, esta eclosiona en intestino delgado e invade la mucosa. Posteriormente, migran hacia intestino grueso (ciego y colon) y se produce la muda a L2, L3 L4 y adulto. En esta localización se encuentran haciendo protrusión con el extremo anterior en la mucosa intestinal, mientras que el extremo posterior se encuentra orientado hacia la luz intestinal. En perros, el periodo de prepatencia se estima en 9-10 semanas. Se trata de parásitos que pueden llegar a sobrevivir en el perro hasta 16 semanas.

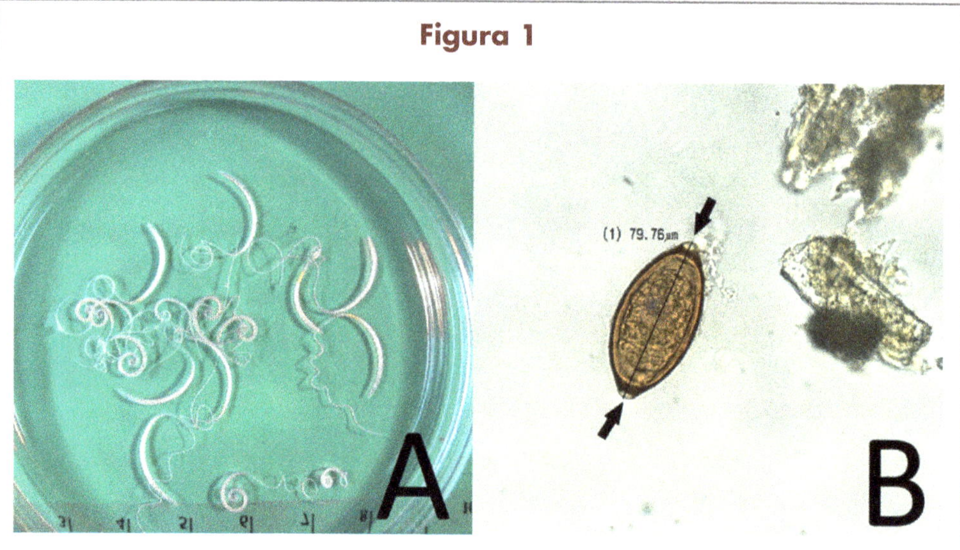

Figura 1

Figura 1A. Imagen macroscópica varios ejemplares de *Trichuris*. Puede apreciarse el aspecto de "gusanos látigo" con el extremo anterior largo y delgado, mientras que el posterior es más grueso. Figura 1B. Imagen microscópica de un huevo de *Trichuris*, con la morfología típica ovalada y la presencia de dos opérculos (flechas).

5.13.2 Epidemiología

- Se trata de una enfermedad parasitaria de distribución mundial.

- Normalmente suele pasar desapercibida ya que las infecciones suelen cursar de forma subclínica.

- Puede representar un problema en aquellos casos en los que los animales no están suficientemente controlados cuando las condiciones higiénicas no son adecuadas (por ejemplo, en el caso de criaderos o de animales que pueden llegar a tener contacto con perros vagabundos).

- Los huevos de *Trichuris* son muy sensibles a la desecación y dependientes de rangos de temperatura adecuada (25 °C aprox.) lo que hace que se generen las condiciones favorables para un rápido del desarrollo del huevo en el medio.

- La prevalencia en perros es muy variable (desde el 1-30 %) dependiendo de los factores anteriormente expuestos. Por ejemplo, se habla de porcentajes de prevalencia en Estados Unidos de 14,3 % en perreras y de hasta el 10 % en hospitales veterinarios.

5.13.3 Signos clínicos

- Como se ha comentado anteriormente, la mayoría de los casos suelen cursar de forma subclínica sin mostrar ningún tipo de síntoma.

- En casos de parasitaciones muy severas en los perros se suele observar:

  - Diarrea catarral con abundante mucus, que en casos muy severos puede llegar a ser incluso, hemorrágica observándose la presencia de estrías sanguinolentas.

  - Anemia, anorexia, deshidratación y delgadez.

5.13.4 Diagnóstico laboratorial

- Diagnóstico macroscópico: en aquellos casos en los que el grado de parasitación sea muy extremo y cause la muerte del animal (no es lo usual) los adultos de *Trichuris* son fácilmente detectables cuando se realiza la necropsia del animal.

- Diagnóstico coprológico: utilizando la técnica de flotación pueden evidenciarse los huevos de *Trichuris* muy fácilmente debido a la morfología típica que muestran. Se trata de huevos que presentan una morfología oval y que son operculados dando la imagen típica de "limón" (**Figura 1B**). En este sentido, hay que destacar que se trata de huevos que son bastante densos, por lo que se deben utilizar soluciones con valores superiores a 1,20.

- Diagnostico inmunológico: puede haber casos en los que, derivado de la anamnesis, signos clínicos, etcétera, sospechemos de tricuriosis y que sin embargo el examen coprológico sea negativo (hay que tener en cuenta que la eliminación de huevos puede ser intermitente). En estos casos puede recurrirse a técnicas de ELISA.

5.13.5 Tratamiento y prevención

- Los antihelmínticos efectivos frente a *Trichuris vulpis* en perro son:

  - Febantel (25 mg/kg).

  - Pamoato de pirantel (5 mg/kg).

  - Praziquantel (5 mg/kg). Administración única.

  - Fenbendazol (50 mg/kg, durante tres días consecutivos).

  - Moxidectina, Milbemicina.

- Cabe destacar que ninguno de ellos es efectivo al 100 % frente a todos los estadios del parásito, por lo que existen en el mercado preparados comerciales que están compuestos por combinaciones de ellos (milbemicina+praziquantel; milbemicina+lufenuron; milbemicina+lufenuron+praziquantel).

- Las medidas de prevención constarían de los siguientes aspectos:

  - Medidas higiénicas adecuadas, retirando las heces de los perros, sobre todo, en aquellas situaciones más susceptibles de producir contagio (perreras, perros con acceso a zonas ajardinadas donde la presencia de humedad y temperaturas suaves pueda propiciar el contagio).

  - Realizar controles coprológicos regulares: debemos tener en cuenta que se trata de un proceso que, salvo casos de parasitación masiva, cursan de forma subclínica. Además, la eliminación de huevos es intermitente.

  - Llevar a cabo desparasitaciones regulares, cada 3 meses, con los fármacos de elección anteriormente comentados.

5.13.6 Zoonosis

- En Europa no se trata de una enfermedad con un potencial zoonótico elevado, siendo el contagio un acontecimiento muy ocasional. Sin embargo, en países del Caribe y América Latina su presencia es más abundante, sobre todo, en niños.

- La especie responsable de la tricuriosis humana es *Trichuris trichiura*. Se trata de un parásito que puede estar presente en primates y el hombre. Mucho más raro, aunque no imposible, sería la infección de humanos con *T. vulpis* o *T. suis*.

- La sintomatología incluye diarreas, colitis crónica, adelgazamiento y disminución de peso.

- El diagnóstico en humanos pasa por la observación mediante técnicas coprológicas de flotación de los huevos de *Trichuris* así como la aplicación de técnicas de diagnóstico por imagen (colonocospia). El tratamiento se basa sobre todo en el uso de mebendazol y albendazol como antihelmínticos.

- En el caso de *T. trichiura* estaría asociado a personas que trabajen con primates (zoológicos, veterinarios, biólogos, cuidadores, etc.). También hay que tener en cuenta que puede presentarse, sobre todo, en países de latitudes tropicales en zonas cuyo contagio va a estar relacionado con unas condiciones higiénicas inadecuadas.

Bibliografía

- Cociancic, P., Zonta, M.L., Navone, G.T. 2018. A cross- sectional study of intestinal parasitoses in dogs and children of the periurban area of La Plata (Buenos Aires, Argentina): Zoonotic importance and implications in public health. *Zoonoses Public Health*. 65: e44–e53.

- Deplazes, P., Ecker, J., Mathis, A., von Samson-Himmerstjerna, G., Zahner, H. 2016. Parasitology in Veterinary Medicine. Wageningen Academic Publishers, Wageningen.

- Hotez, P.J., Bottazi, M.E., Franco Paredes, C., Ault, S.K., Periago, M.R. 2008. The neglected tropical diseases of latin America and the Caribbean: a review of disease Burden and distribution and a roadmap for control and elimination. *PloS Negl Trop Dis*. 2 (9): e300.

- Smout, F. A., Skerrat, L.F., Johnson, C.N., Butler, J. R. A., Congdon, B.C. 2018. Bradley C. Congdon. Zoonotic Helminth Diseases in Dogs and Dingoes Utilising Shared Resources in an Australian Aboriginal Community. *Trop. Med. Infect. Dis*. 3:110.

CAPÍTULO 5.14

TRIPANOSOMIASIS/TRIPANOSOMOSIS

Carlos Torres Viera

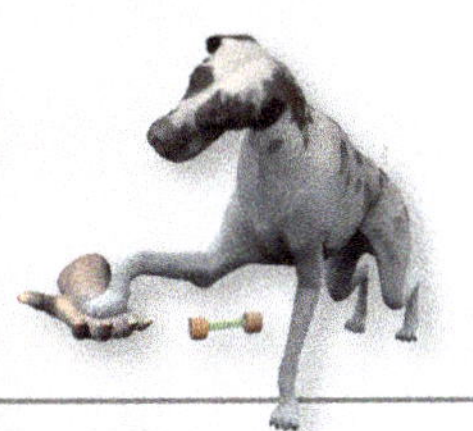

5.14.1 Etiología

- *Trypanosoma cruzi.*
  Orden: Kinetoplastida.
  Familia: Trypanosomatidae.
  Género: *Trypanosoma*.

- Descripción: GIEMSA. Protozoario unicelular y flagelado. Presenta cuatro formas evolutivas: amastigote, epimastigote y tripomastigote:

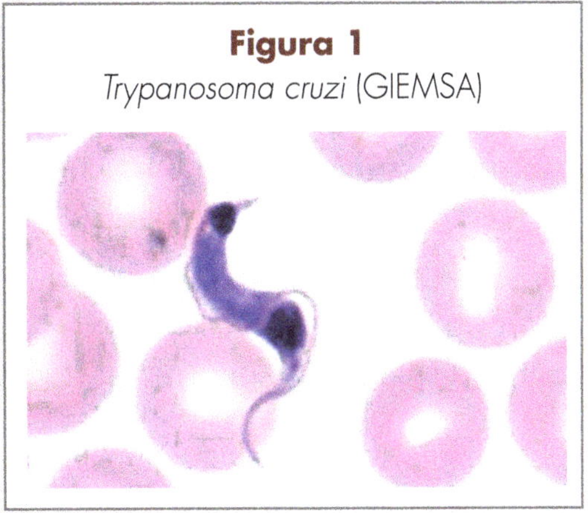

Figura 1
Trypanosoma cruzi (GIEMSA)

  - Amastigote: 1.5-4.0 μm en diámetro, forma redondeada u ovoide, no flagelada, cinetoplastido esférico. Presente en la fase intracelular de la enfermedad.

  - Epimastigote: forma enlongada y núcleo central. Presente en el tubo digestivo del vector y observable en cultivos.

  - Tripomastigote: forma fusiforme de 12-13 μm de largo. Núcleo central. Cinetoplasto grande y de localización subterminal hacia el final puntiagudo. Flagelo que se inicia posteriormente y curva hacia adelante formando en su trayecto submembranal una membrana ondulante para finalmente emerger en el extremo anterior.

- Cultivo: cultivos celulares utilizando diversas líneas celulares de mamíferos son utilizadas para investigación de tropismo celular, capacidad infectiva y reproducción intracelular pero no como métodos de diagnóstico clínico.

5.14.2 Epidemiologia

- La tripanosomosis o tripanosomiasis americana es también conocida como enfermedad de Chagas en honor al científico brasileño Dr. Carlos Chagas, quien no solo identificó en 1909 el agente etiológico, sino también al vector, los huéspedes y reservorios. Describió igualmente las manifestaciones clínicas de la enfermedad.

Figura 2
Triatoma infestans

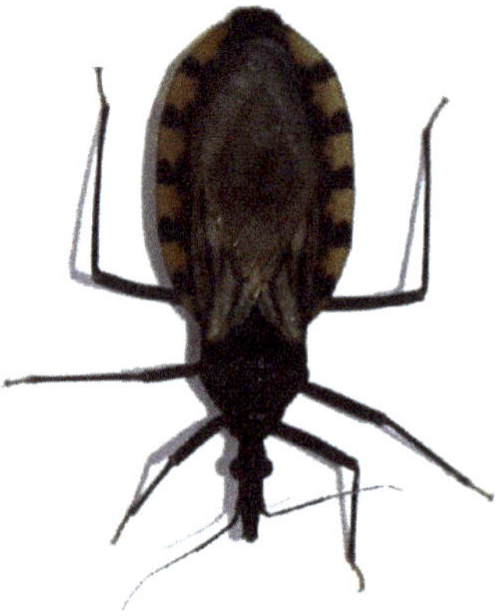

- La transmisión de esta parasitosis es fundamentalmente gracias a vectores triatominos (chinches) y la misma se limita a áreas de América del Norte (sur de los Estados Unidos), América Central y América del Sur (hasta Chile y Argentina) siendo una enfermedad endémica en 23 países y calculándose que 25 millones de personas corren el riesgo de contraer la infección.

- *Trypanosoma cruzi* infecta naturalmente un número elevado de mamíferos salvajes y domésticos, distinguiéndose un ciclo selvático y otro doméstico en el cual el triatómino al alimentarse de la sangre del animal infectado adquiere trypomastigotes circulantes. En el intestino medio del insecto, estos trypomastigotes se transforman en epimastigotes, los cuales realizan multiplicación por fisión binaria. Los epimastigotes migran entonces al intestino anterior del insecto y se diferencian en trypomastigotes metaciclicos, los cuales son excretados en las heces del insecto. El insecto defeca al ingerir sangre nuevamente y los parasitos excretados en las heces del insecto pueden penetrar en la piel del mamífero (incluyendo el hombre) a través de la herida de la picadura, de escoriaciones de la piel o a través de las mucosas. Los trypomastigotas circulan en la sangre del mamífero hasta alcanzar células de órganos diana, dentro de los cuales se convierten en amastigotas y sufren replicación. El incremento progresivo de la carga parasitaria en la célula infectada hace que esta sufra ruptura y diseminación de trypomastigotas en la circulación, los cuales irán a infectar nuevas células y repetir el ciclo o alcanzar sitios distantes a través del torrente sanguíneo.

- *Hospedadores naturales:* más de 100 especies de mamíferos. Zarigüeya, armadillo, roedores y mapaches en ciclo selvático. Perros, gatos y cerdos en ciclo doméstico.

- *Vector:* insectos hematófagos de la familia *Riiduvidae* conocidos como triatominos. Existen más de 130 especies de triatominos en América, muchos de los cuales pueden ser infectados por *Trypanosoma cruzi.* Los más importantes son: *Triatoma infestans* (Bolivia, Argentina, Chile, Paraguay, Uruguay y sur del Perú y Brasil); *Rhodnius prolixus* y *Triatoma dimidiata* (norte de Sudamérica y en Centroamérica) y *Panstrongylus megistus* y *Triatoma brasiliensis* (Brasil).

- *Modo de transmisión:* a través de vectores (80 % de los casos); transfusión sanguínea (3-5 % de los casos); transmisión congénita de la madre al feto (0,5-5 %); en menor proporción, trasplante de órganos, transmisión oral o accidentes de laboratorio.

5.14.3 Clínica

Los perros desarrollan infección aguda o crónica:

- Infección aguda:

  - Perros menores de 1 año de edad.

  - Inicio súbito.

  - Insuficiencia cardiaca y/o arritmias.

  - Linfadenopatía generalizada.

  - Mucosas pálidas.

  - Hipotermia terminal.

  - Distrés respiratorio.

  - Puede ocurrir meningoencefalitis.

  - Inmunosupresión.

- Infección crónica:

  - Miocarditis crónica.

  - Arritmias.

  - Insuficiencia cardiaca crónica por cardiomiopatía dilatada.

- No se ha descrito megaesófago ni visceromegalias, al contrario que en humanos.

En gatos existe poca información al respecto de la enfermedad clínica, aunque sí son susceptibles de infectarse.

5.14.4 Diagnóstico

- Radiología torácica.
- Frotis de sangre periférica (GIEMSA) en la fase aguda de la enfermedad.
- PCR.
- Serología (ELISA o anticuerpos fluorescentes).

5.14.5 Tratamiento

- Benznidazol: 5-7 mg/kg/24 horas durante 2 meses.
- Nifurtimox: 2-7 mg/kg/6 horas durante 3 a 5 meses. Es excesivamente tóxico en perros.

5.14.6 Zoonosis

El mayor número de personas infectadas vive en Bolivia, Argentina, Brasil, México y Colombia, con una alta prevalencia también en El Salvador y Guatemala. Sin embargo, los patrones de inmigración desde los países endémicos ha puesto de manifiesto la importancia de la enfermedad de Chagas en países no endémicos. De tal manera que en los Estados Unidos se calcula que viven unas 300.000 y en Europa, unas 68.000-122.000 personas infectadas.

La enfermedad puede ser transmitida también de manera congénita durante el embarazo (5-6 % de niños nacidos de madres infectadas con *Trypanosoma cruzi* adquieren la infección), por medio de transfusiones de diversos productos sanguíneos (el riesgo de trasmisión por unidad de producto sanguíneo infectado trasfundido es de 10-25 %), mediante trasplantes de órganos, por transmisión oral mediante el consumo de jugos frutales o de caña de azúcar contaminados con heces del vector infectado o por accidentes de laboratorio.

Diagnóstico clínico

La enfermedad tiene un periodo de incubación de unos 1-2 semanas y después cursa de manera asintomática o con manifestaciones agudas inespecíficas de fiebre, malestar, linfadenopatia, y hepatoesplenomegalia. En ocasiones, se puede apreciar un área de induración o edema de la piel en el sitio en donde ocurrió la inoculación y esto se conoce como chagoma de inoculación. Cuando esta reacción ocurre en los parpados, es lo que se ha dado a conocer como signo de Romaña, también llamado de Romaña-Mazza.

Después de unas 8-12 semanas que puede durar la fase aguda, se inicia una fase indeterminada de la enfermedad (no síntomas o manifestaciones de la misma). El 20-30 % de los pacientes que entran en esta fase presentaran a lo largo de la vida manifestaciones crónicas de la infección producto del efecto del parásito en los tejidos u órganos blancos; típicamente cardiaco y gastrointestinal.

- Periodo de incubación: 1-2 semanas.

- Infección aguda: dura 8-12 semanas.

  - Asintomática.

  - Fiebre.

  - Linfadenopatia.

  - Hepatoesplenomegalia.

  - Chagoma de inoculación (signo de Romaña).

  - Miocarditis.

  - Meningoencefalitis.

- Infección crónica: 20-30 % de los pacientes infectados.

  - Cardiomiopatía dilatada.

  - Anormalidades del sistema de conducción.

  - Arritmias.

  - Aneurisma ventricular apical.

  - Acalasia.

  - Megaesófago.

  - Megacolon.

- Diagnóstico diferencial.

  - Cardiomiopatia dilatada no infecciosa.

  - Miocarditis viral.

  - Megacolon toxico.

  - Otras causas no infecciosas de acalasia.

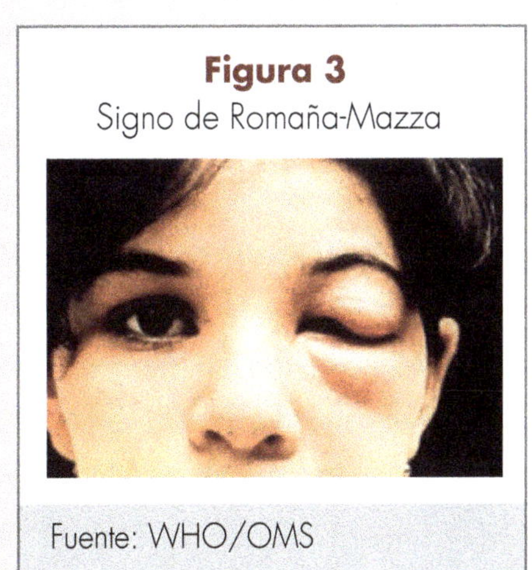

Figura 3
Signo de Romaña-Mazza

Fuente: WHO/OMS

Las manifestaciones cardiovasculares típicas la constituyen la cardiomiopatía dilatada con consiguiente insuficiencia cardiaca, trastornos de conducción, siendo típicos el bloqueo de rama derecha o de la rama anterior izquierda o ambas, pero también pudiéndose presentar con bloqueo atrioventricular completo o con arritmias ventriculares. También es consistente con esta enfermedad el desarrollo de aneurisma apical, usualmente de ventrículo izquierdo.

Las manifestaciones gastrointestinales incluyen desórdenes de motilidad esofágico o intestinal asintomáticos, pero pueden ser tan serios como acalasia, megaesófago y megacolon. Las manifestaciones gastrointestinales son más comunes en pacientes infectados en el cono sur del continente americano (Chile, Argentina, Brasil) pero raras en el resto de los países del norte de Sudamérica, Centroamérica o México.

Figura 4

Cardiomegalia y megacolon en la enfermedad chagásica

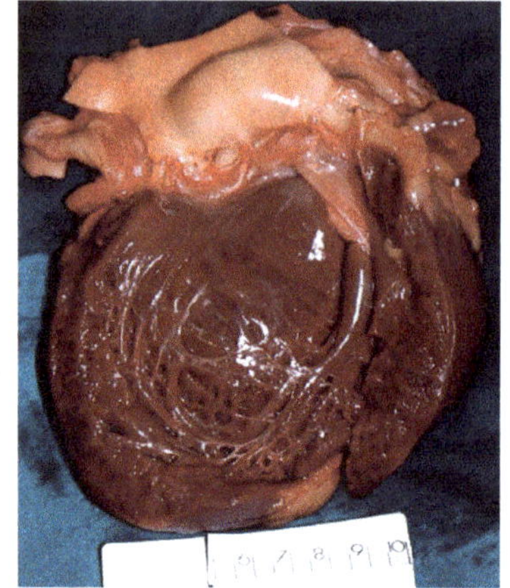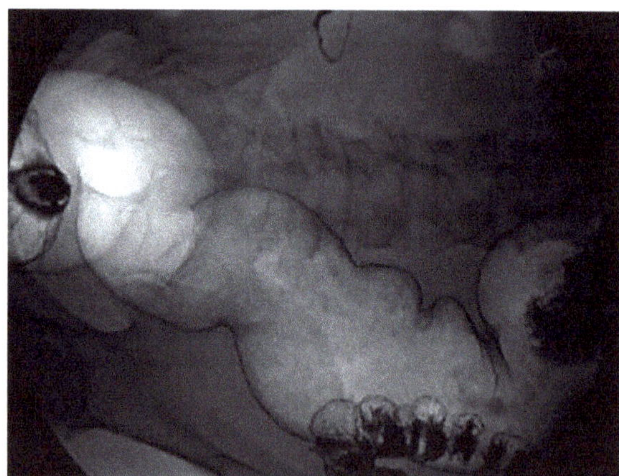

Fuentes: Amadalvarez y Navarrete-Dechent C, Majerson D, Torres M, Armijo D, Patel M, Menter A, de la Cruz C - An Bras Dermatol (2015 May-Jun)

Diagnóstico de laboratorio

- Extensión/frotis de sangre periférica (GIEMSA) – Infección aguda.

- PCR.

- Pruebas serológicas para determinación de IgG: ELISA y prueba de anticuerpos inmunofluorescente (IFA). Dos pruebas basadas en diferentes antígenos o técnicas son necesarias para confirmar diagnóstico.

Durante la fase aguda, el diagnostico puede realizarse por medio del frotis de sangre periférica, en el cual el parasito puede ser identificado en su forma trypo-

mastigota o por medio del uso de PCR. Una vez que se entra en la fase indeterminada y crónica de la enfermedad, el diagnostico se realiza por medio de la determinación de anticuerpos del tipo inmunoglobulina G (IgG) producidos en respuesta
a antígenos parasitarios, siendo necesario para la confirmación de la infección la
positividad en dos pruebas serológicas distintas o dirigidas a diferentes antígenos
parasitarios (típicamente ELISA o pruebas de anticuerpos inmunofluorescentes (IFA)).
Recientemente, se han registrado pruebas de diagnóstico rápido, pero no son
ampliamente recomendadas porque la sensibilidad de dichas pruebas es variable
dependiendo del área geográfica de donde provenga el paciente.

Tratamiento y prevención

El tratamiento en pacientes con enfermedad aguda reduce la severidad y ami-
nora el curso clínico de la enfermedad. Por lo tanto, todos los pacientes con
enfermedad aguda o infección congénita deben ser tratados. El tratamiento en la
fase crónica de la enfermedad es recomendado en todos los niños hasta los 18
años de edad con infección crónica y en adultos, entre 19 y 50 años que no han
desarrollado cardiomiopatía chagasica.

Benznidazol.
– Adultos: 5 mg/kg/día oralmente, dividido en dos dosis
  por 60 días.

– Niños menores de12 años: 7.5 mg/kg/día, dividido
  en dos dosis por 60 días.

Nifurtimox.
– Mayores de 16 años: 8-10 mg/kg/día, dividido
  en cuatro dosis diarias durante 90-120 días.

– Niños de 10 años de edad o menos: 15-20 mg/kg/día,
  dividido en 3-4 dosis por día durante 90-120 días.

– Niños de 11 a 16 años: 12.5-15 mg/kg/día dividido en
  tres o cuatro dosis por día durante 90-120 días.

Bibliografía

- Ademar Sales P, Molina I. Fonseca Murta SM, Sanchez-Montalva A, Salvador
  F, Correa-Oliveira R, Martins Carneiro C. Experiemental and clinical treatment of
  Chagas diseases: a review. Am J. Trop Med Hyg 2017; 97 (5): 1289-1303.

- Bern C. Chagas'Disease. N Eng J Med 2015; 373: 456-66.

- Perez-Molina JA, Molina I. Lancet 2018; 391: 81-94.

ZOONOSIS TRANSMITIDAS POR ANIMALES EXÓTICOS

Vídeo presentación sobre Zoonosis exóticos

https://amazingbooks.es/zoonosis-exóticos

CAPÍTULO 6

ZOONOSIS TRANSMITIDAS POR AVES, HURONES, LAGOMORFOS, MUSTÉLIDOS, REPTILES Y ROEDORES

CAPÍTULO 6.1

CRIPTOCOCOSIS

Daniel Vázquez Calero, Ignacio García Bocanegra

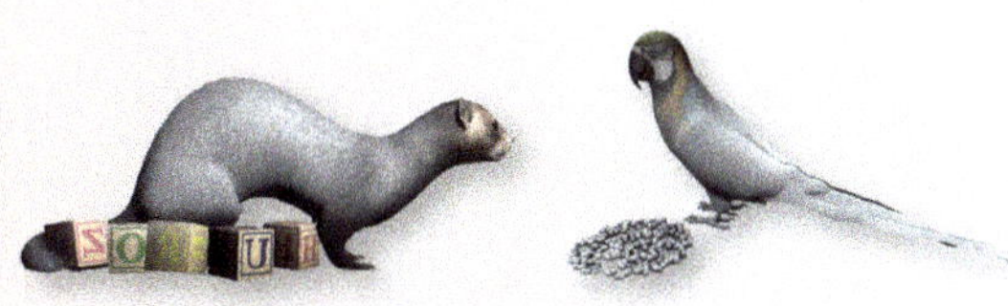

6.1.1 Etiología

- *Cryptococcus neoformans.*

  (Orden *Tremellales*. Familia *Tremellaceae*. Género *Cryptococcus*).

- Descripción: Hongo biotrófico perteneciente a la división de los Basidiomycota. Se trata de una levadura de morfología redonda-ovalada con cápsula, la cual los protege de la desecación. La cápsula determina la resistencia a la fagocitosis de este hongo. En base a los antígenos capsulares se diferencian cinco serotipos: *C. neoformans* var. *neoformans* (serotipos A y AD) es el principal agente etiológico de la criptococcosis, *C. neoformans* var. *grubii* (serotipo A) y *C. gatii* (serotipos B y C) (menos común en el medioambiente, puede encontrarse descrita como *C. bacillisporus* en algunos textos). Los hurones pueden infectarse por los diferentes serotipos descritos.

- *C. neoformans* presenta una distribución mundial, mientras que *C. gatii* se encuentra restringido a zonas tropicales y subtropicales principalmente (se considera un patógeno emergente).

6.1.2 Epidemiología

- Hospedadores: aves (principales reservorios de *C. neoformans*) y mamíferos (particularmente hurones).

- Ciclo vital: forma de levadura o filamentosa. La forma infectiva para las personas es la basidiospora.

- Reservorio extra-animal: tierra, materia orgánica, vegetación, heces de aves, frutas, verduras, polvo doméstico, serrín, entre otros. En condiciones ambientales adecuadas, las esporas pueden permanecer viables durante más de dos años. Habitual en nidos de palomas y en sus excrementos.

- Transmisión: no hay casos descritos de contagio de hurones a personas (ni de perros y gatos). Contagio a partir de heces de aves infectadas (posibles aerosoles de las excretas) o por exposición a reservorio extra-animal. Es posible que un hurón pueda sufrir la enfermedad, y otros hurones y personas que cohabiten con él se infecten asintomáticamente por exposición a la misma fuente de infección.

- Factores de riesgo: hábitos en hurones (remover tierra con el hocico), acceso al exterior, inmunosupresión, enfermedad concomitante y deficiencias higiénico-sanitarias.

6.1.3 Signos clínicos

En hurones, la enfermedad puede afectar al sistema respiratorio, nervioso, de forma sistémica o provocando lesiones en piel, pulmones, huesos u otros órganos. El espectro de signos clínicos es muy amplio, los más habituales son rinitis y disnea, seguidos de los signos neurológicos o de enfermedad sistémica. El cuadro depende de los sistemas afectados, pudiendo incluso producirse muerte aguda.

Las aves raramente desarrollan síntomas clínicos. Los pocos descritos (por ejemplo, en palomas) muestran lesiones cutáneas. La infección en aves inmunocompetentes se limita al tracto respiratorio superior, manifestándose clínicamente con rinitis (afección de pico, senos nasales, coanas, espacio retrobulbar y paladar). Sin embargo, en aves inmunodeprimidas la infección puede alcanzar tráquea, pulmones y sacos aéreos.

6.1.4 Diagnóstico laboratorial

Directo

- Inmunohistoquímica: poco precisa para determinar las especies implicadas.

- Histopatología: para confirmar la infección mediante el envío de biopsias a laboratorio.

- Cultivo: crecimiento en agar Sabouraud dextrosa y agar alpiste (como medio selectivo), incubación 28 °C durante 7-10 días. Necesario para una correcta identificación de la especie. Muestras de tejidos biopsiados, aspirados o hisopados.

- PCR.

- Prueba de aglutinación en látex (a partir de muestras de líquido cefalorraquídeo, suero y orina). Los kits comerciales de humana pueden dar falsos negativos cuando la enfermedad está localizada.

Indirecto

- ELISA.

6.1.5 Diagnóstico clínico

Además de guiarnos por los signos clínicos y pruebas laboratoriales, tenemos un abanico de herramientas diagnósticas para apoyar la presunción de la enfermedad.

- Diagnóstico por imagen: según los órganos afectados, la ecografía, la radiografías, la resonancia magnética y la tomografía computerizada pueden ser herramientas útiles. En casos de afectación respiratoria, se han descrito patrón broncointersticial en pulmones, enfermedad alveolar difusa y efusión pleural.

- Hemograma y bioquímica: en algunos casos se ha detectado monocitosis, linfopenia, acidosis láctica, hipoglucemia, hipocalcemia, hipofosfatemia, hipoalbuminemia y elevación de alfa y beta globulinas.

- Citología: puede dar un diagnóstico presuntivo rápido. En la tinción se pueden emplear *Diff-Quick*, GIEMSA, Wright, nuevo azul de metileno y tinción GRAM. Se observan levaduras redondas encapsuladas. Las muestras se pueden tomar de masas en tejidos afectados, aspirados bronquiales o nasales, etc. Se usa también la tinta china para visualización de muestras de líquido cefalorraquídeo.

- Necropsia: presencia de lesiones granulomatosas o piogranulomatosas en nódulos linfáticos, pulmones, SNC, hígado, bazo, intestino, timo, ojos, mediastino o peritoneo.

6.1.6 Tratamiento y prevención

Como se trata de una enfermedad típica de animales inmunosuprimidos, habrá que buscar enfermedades concominantes y tratarlas. Si las lesiones pueden ser eliminadas quirúrgicamente, esta puede ser una opción satisfactoria. Los hurones con lesiones localizadas tienen mejor pronóstico que aquellos con enfermedad diseminada.

Tratamiento con antifúngicos:

- En humanos y otras especies se han empleado anforicina B, flucitosina y azoles.

- En hurones se han empleado diversos agentes, con diferentes dosis y resultados variables. El tiempo de tratamiento es largo, incluso para el resto de la vida del paciente. Se ha recomendado por tanto administrar antifúngicos hasta que los títulos de antígenos lleguen a cero, con titulaciones posteriores cada 3-6 meses.

  - Anfotericina B. Riesgo de nefrotoxicidad. Poco empleado. Vía tópica o intralesional.

  - Itraconazol: poca pentración en SNC, ojos y líquido peritoneal. El más empleado en hurones. Vigilar posible hepatotoxicidad como efecto secundario. Vía oral.

    » Hurones: 10-15 mg/kg oral una vez al día. 5-6 semanas.

    » Aves: 5-10 mg/kg oral una o dos veces al día. Precaución con la toxicidad hepática. En loros grises, debido a su elevada sensibilidad, no se recomienda su uso, o, en su defecto, aplicar a dosis bajas.

  - Fluconazol: Menos efectos secundarios que el itraconazol. Puede alcanzar mayor concentración en SNC y ojo. Vía oral.

Prevención: Buena higiene y desinfección. Es sensible a desinfectantes fenólicos, formaldehídos, glutaraldehído, hipoclorito sódico al 1 %. Se inactiva a temperaturas de 121 °C durante 15 minutos.

6.1.7 Zoonosis

La estimación anual de casos de meningitis por infección por *C. neoformans* en personas inmunodeprimidas a nivel mundial es de 22.000 (181.000 muertes), la mayoría de ellos en regiones de África subsahariana (datos OMS).

La infección puede producirse por inhalación de esporas, afectando casi exclusivamente a pacientes inmunodeprimidos como enfermos de VIH, pacientes tratados con glucocorticoides u otras terapias inmunosupresoras y trasplantados. Tan solo se han descrito casos de infección en humanos por contacto con aves infectadas. No hay descripciones de transmisión mamíferos-humanos y la transmisión humano-humano es extremadamente rara. Los signos clínicos son variables y las pruebas clínicas poco consistentes en la mayoría de los casos. Se desconoce el periodo de incubación en humanos. La mayoría de las infecciones son autolimitantes.

Los principales signos clínicos son:

- Tos productiva.

- Dolor en el pecho.

- Disnea.

- Hemoptisis.

- Sibilancias.

- Fiebre baja.

- Pérdida de peso.

- Malestar general.

Las formas de presentación más importantes son:

- La meningoencefalitis criptococócica: la más frecuente y grave en seres humanos.

- Pulmonar: normalmente con la aparición de una única masa o múltiples nódulos.

- Sistémica: pudiendo afectar a diversos órganos como hígado y bazo, la piel y subcutáneo, ojos y huesos.

C. neoformans puede causar lesiones oculares (endolftalmitis, corioretinitis o neutiris óptica) y cutáneas (pápulas, úlceras, púrpura, vesículas o masas subcuténeas similares a tumores). Otras lesiones como artritis séptica, peritonitis, hepatitis, abscesos renales, gastroenteritis, prostatitis o miosistis también han sido descritas.

El tratamiento se basa en la aplicación de antifúngicos como la anfotericina B, 5-fluorocitosina, fluconazol, itraconazol y el ketoconazol. En pacientes inmunodeprimidos el tratamiento suele prolongarse en el tiempo, incluso de por vida.

Entre las medidas de profilaxis sanitaria para limitar el contacto con *C. neoformans* destaca la eliminación de excrementos de las aves, humedeciendo los excrementos con agua o aceite previamente a la retirada para evitar la aerosolización. Las personas inmunodeprimidas deben evitar el contacto con las aves.

Bibliografía

- Centers for Disease Control and Prevention (CDC). *C. neoformans* Infection. Recuperado 21/10/2018: https://www.cdc.gov/fungal/diseases/cryptococcosis-neoformans/index.html

- Evans, E. E. 2011. Zoonotic diseases of common pet birds: psittacine, passerine, and columbiform species. *Vet Clin Exot Anim.* 14, 457-476.

- Malik, R. y colaboradores. 2002. Cryptococcosis in ferrets: a diverse spectrum of clinical disease. *Aust Vet J.* 80 (12), 749-755.

- Montesinos, A., y Ardiaca, M. 2017. *En*: Guía de terapéutica en animales exóticos.

- Morera, N., *et al.* 2014. Ferrets as sentinels of the presence of pathogenic Cryptococcus species in the Mediterranean environment. *Mycopathologia.* 178:145-151.

- Sykes, J. E., Malik, R. 2014. Cryptococcosis (Chapter 62). *In*: Canine and feline infectious diseases. Pp. 599-612.

- The Center Food Security and Public Health (CFSPH). Critococosis. Recuperado 21/10/2018: http://www.cfsph.iastate.edu/DiseaseInfo/disease.php?name=cryptococcosis&lang=es

- Wyre, N. R., Michels, D., y Chen, S. 2013. Selected emerging diseases in ferrets. *Vet Clin Exot Anim.* 16, 469-493.

CAPÍTULO 6.2

GRIPE O INFLUENZA

Ignacio García Bocanegra, Daniel Vázquez Calero

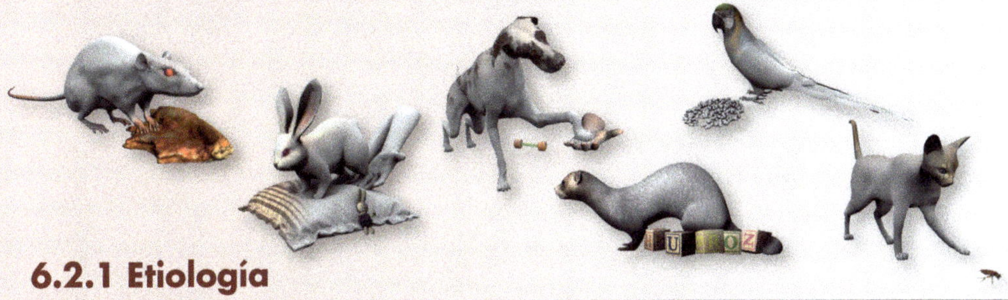

6.2.1 Etiología

La gripe o influenza es una enfermedad infecciosa zoonósica altamente contagiosa producida por virus pertenecientes al género *Influenzavirus* tipo A. Los virus influenza (VI) pueden afectar a numerosas especies homeotermas, especialmente aves, équidos, cerdos y humanos, en las que cursa con cuadros respiratorios, digestivos y generales de variada gravedad.

- Virus influenza (Familia *Orthomyxoviridae*. Género *Influenzavirus*):

  - *Influenzavirus* A (Gripe humana/animales).

  - *Influenzavirus* B (Gripe humana).

  - *Influenzavirus* C (Gripe humana).

Virus ARN de cadena simple, polaridad negativa y envuelta lipídica. El núcleo presenta 8 segmentos de ARN que contienen 11 genes que codifican las proteínas estructurales. Entre ellas destacan dos glicoproteínas de membrana denominadas hemaglutinina (HA) y neuraminidasa (NA), de las que se conocen 18 HA (H1-H18) y 11 NA (N1-N11) diferentes. Estas glicoproteínas intervienen en la adherencia e invasión celular en el hospedador, y actúan como los principales antígenos inductores de anticuerpos neutralizantes. Debido a las múltiples combinaciones posibles entre las diferentes HA y NA existe una amplia variedad de subtipos antigénicos.

Figura 1
Virus Influenza

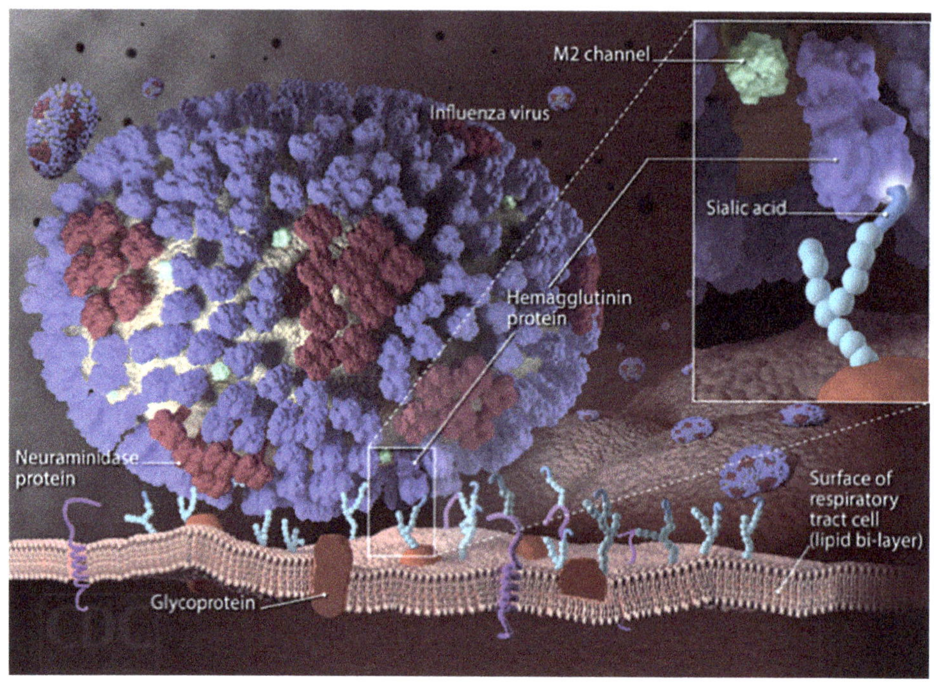

Fuente: Centre for Disease Prevention and Control. CDC

Los VI se caracterizan por presentar un gran potencial de variabilidad genética, producido principalmente por dos mecanismos: una elevada tasa de mutaciones puntuales (variaciones menores *antigenic drifts*), y la capacidad de recombinar los segmentos del genoma dando lugar a nuevos subtipos durante las coinfecciones (variaciones mayores *antigenic shifts*). Las HA y NA son las glicoproteínas que sufren mayor variación antigénica. Las combinaciones genéticas pueden llegar a modificar las características del virus, pudiendo incrementar su virulencia e incluso la capacidad para infectar nuevas especies hospedadoras. Según su grado de patogenicidad, los virus influenza aviar (VIA) pueden clasificarse como VIA de baja patogenicidad (VIABP), que cursan normalmente con formas clínicas leves o inaparentes, y VIA de alta patogenicidad (VIAAP) (subtipos H5 y H7), extremadamente contagiosos que dan lugar a procesos graves con altas tasas de mortalidad y letalidad.

6.2.2 Epidemiología

- Reservorios: las aves, humanos, hurones, visones, perros, cerdos, caballos, murciélagos, roedores, entre otras especies homeotermas, pueden actuar como reservorios de VI. Concretamente, los principales reservorios naturales de VIA son las aves acuáticas silvestres pertenecientes a los órdenes *Anseriformes* y *Charadriiformes*. Estas aves pueden eliminar el virus en ausencia de signos clínicos, jugando un papel fundamental en la dispersión del virus. La infección en psitácidas es poco frecuente.

- Modo de transmisión: oral-oral, oro-fecal, inhalación.

- El contagio es fundamentalmente de tipo horizontal, tanto directo, a través de exudados nasales de un hospedador infectado con uno susceptible, como indirecto, por contacto con heces, fómites o agua contaminada. También se ha demostrado la transmisión vertical de cepas de VIABP.

- Fuentes de infección: saliva, heces, exudados nasales y aerosoles. En condiciones adecuadas (elevada humedad y baja temperatura), estos virus pueden permanecer viables en el medioambiente (por ejemplo, medio acuático).

6.2.3 Signos clínicos

La infección por VI en aves cursa con frecuencia de forma asintomática. En las infecciones clínicas se observan:

Período de incubación: 3-21 días.

- Signos generales: fiebre, depresión, anorexia, postración.

- Signos respiratorios: toses, estornudos, conjuntivitis, descarga ocular y nasal

- Signos neurológicos (subtipos de VIAAP): incoordinación, movimientos en círculo, tremores musculares.

- Otros signos: alteraciones reproductivas (huevos deformes, fárfara, blandos), diarreas.

La infección por VIAAP cursa con cuadros agudos/sobreagudos, y una elevada mortalidad y letalidad (90-100 % en 36-48 horas). Clínicamente se manifiesta con postración, depresión severa y signos neurológicos.

La infección en mamíferos cursa con síntomas generales y respiratorios y la evolución, tras un periodo de 7-10 días post-infección, suele ser favorable. Sin embargo, la infección por VIAAP (por ejemplo, H5N1) causa cuadros sistémicos con elevadas tasas de letalidad.

- Signos generales: fiebre, depresión, anorexia, postración, cefalea, mialgia, taquicardia y taquipnea.

- Signos respiratorios: tos seca a húmeda, estornudos, conjuntivitis, descarga óculo-nasal y rinitis. A veces aparecen complicaciones secundarias que originan neumonías.

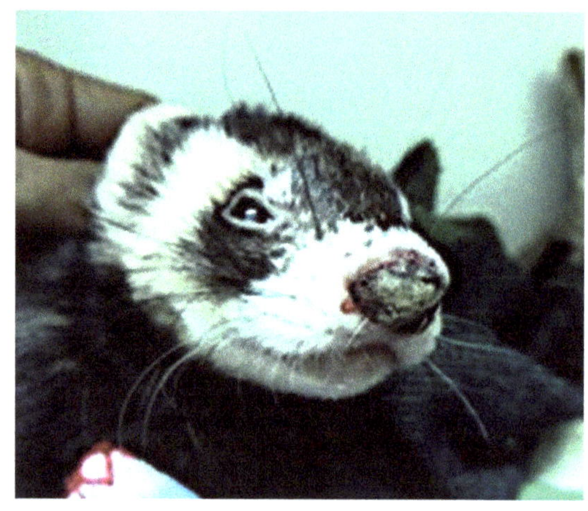

Figura 2

Hurón con influenza

Detalle de costra en el plano nasal con un patrón bilateral, borde hipopigmentado y pérdida de patrón reticular

6.2.4 Diagnóstico laboratorial

- Directo: Inmunoensayo rápido, RT-PCR (permite diferencia subtipos), hemoaglutinación (HA), aislamiento en embrión de pollo o en líneas celulares (MDCK). Muestras: hisopo orofaringeo y cloacal en aves e hisopo nasal en mamíferos.

- Indirecto: ELISA, inhibición de la hemoaglutinación (IHA), inmunodifusión en gel de agar (IDGA), test de hemólisis radial simple (HRS). Muestras de suero.

6.2.5 Tratamiento y prevención

Tratamiento

No existe tratamiento específico.

En función de los signos clínicos se recomienda realizar tratamiento sintomático mediante antiinflamatorios, antipiréticos, analgésicos, broncodilatadores, expectorantes, antitusígenos y complementos vitamínicos. Aplicación de antibióticos en caso de infecciones secundarias.

La mortalidad en hurones es baja si se realiza un tratamiento sintomático adecuado. Además, se pueden emplear antivirales como los derivados del adamantano e inhibidores de la neuraminidasa. El tratamiento con amantidina se ha demostrado experimentalmente eficaz en esta especie, aunque al igual que en personas, también se describen casos de resistencia.

- Amantidina (antiviral):

    - Hurones: 50 mg/kg PO SID.

    - Aves: 25 mg/kg PO BID.

Profilaxis sanitaria

Adecuada ventilación, limpieza y desinfección de las instalaciones (jaulas, comederos, bebederos, etc.). Entre los desinfectantes recomendados se incluyen los fenoles, compuestos de amonio cuaternario, formaldehído, clorhexidina y peroxígenos.

Profilaxis médica

La vacunación en hurones no está recomendada debido a la baja mortalidad y a grandes variaciones antigénicas, las cuales dificultan una vacunación efectiva, así como por el limitado tiempo de inmunidad que le confiere la vacunación. En caso de emplearse, se recomiendan las vacunas vivas o recombinantes para inducir un mayor efecto protector. En aves mascotas, no es frecuente la vacunación, y en caso de aplicarse, se recomienda el uso de vacunas inactivadas.

6.2.6 Zoonosis

En general, la transmisión directa de VI de animales al hombre es rara. Sin embargo, las cuatro grandes pandemias humanas (gripe española en 1918, gripe asiática en 1957, gripe de Hong Kong en 1968 y la gripe A en 2009) han sido consecuencia de recombinaciones de VI animales (aviares y porcinos) con cepas humanas.

- Gripe española (H1N1 con genes de origen aviar) causó entre 20-40 millones de muertes.

- Gripe de asiática (H2N2 con genes de origen aviar) causó 1,1 millones de muertes.

- Gripe Hong Kong (H3N2 con genes de origen aviar) causó 1 millón de muertes.

- Gripe A (H1N1 con genes de origen porcino y aviar) ha causado más de 18.500 muertes hasta la fecha.

Existen evidencias serológicas de que personas en estrecho contacto con aves pueden llegar a infectarse por VIABP. Además, en las últimas décadas se han descritos brotes en humanos asociados a la infección por los subtipos zoonósicos H5N1, H5N6, H7N7, H7N9, H9N2 y H10N8. Entre ellos, el subtipo de VIAAP H5N1 es, sin lugar a duda, el que mayor impacto ha tenido para la Salud Pública, debido a su expansión pandémica y a sus índices de mortalidad y letalidad en aves y humanos. Desde su detección por primera vez en Asia en 2005, el virus se ha expandido a otros países y continentes originando más de 850 casos en humanos y más de 450 muertes hasta la fecha.

Figura 3

Casos de infección por el VIAAP H5N1 en humanos

Country	2003-2009*		2010-2014**		2015		2016		2017		2018		Total	
	cases	deaths	cases	deaths	cases	deaths	cases	deaths	cases	deaths	cases	deaths	cases	deaths
Azerbaijan	8	5	0	0	0	0	0	0	0	0	0	0	8	5
Bangladesh	1	0	6	1	1	0	0	0	0	0	0	0	8	1
Cambodia	9	7	47	30	0	0	0	0	0	0	0	0	56	37
Canada	0	0	1	1	0	0	0	0	0	0	0	0	1	1
China	38	25	9	5	6	1	0	0	0	0	0	0	53	31
Djibouti	1	0	0	0	0	0	0	0	0	0	0	0	1	0
Egypt	90	27	120	50	136	39	10	3	3	1	0	0	359	120
Indonesia	162	134	35	31	2	2	0	0	1	1	0	0	200	168
Iraq	3	2	0	0	0	0	0	0	0	0	0	0	3	2
Lao People's Democratic Republic	2	2	0	0	0	0	0	0	0	0	0	0	2	2
Myanmar	1	0	0	0	0	0	0	0	0	0	0	0	1	0
Nigeria	1	1	0	0	0	0	0	0	0	0	0	0	1	1
Pakistan	3	1	0	0	0	0	0	0	0	0	0	0	3	1
Thailand	25	17	0	0	0	0	0	0	0	0	0	0	25	17
Turkey	12	4	0	0	0	0	0	0	0	0	0	0	12	4
Viet Nam	112	57	15	7	0	0	0	0	0	0	0	0	127	64
Total	468	282	233	125	145	42	10	3	4	2	0	0	860	454

Fuente: Organización Mundial de la Salud, WHO. Actualizado en mayo de 2018

La transmisión de los VI se produce principalmente mediante el contacto directo con un animal infectado o con sus tejidos, aunque también se ha sugerido la posibilidad de contagio indirecto a partir de fómites. Las principales vías de transmisión son la respiratoria y la ocular, por contacto directo o indirecto con saliva, moco o heces de animales infectados o por exposición a aire (gotas o polvo) contaminado. La mayoría de las personas infectadas por VIA no parecen transmitir el virus a otras personas, sin embargo, sí se ha comprobado transmisión de los subtipos asiáticos de VIAAP H5N1 y H7N7 entre miembros de una misma familia.

 ZOONOSIS TRANSMITIDAS POR ANIMALES DE COMPAÑÍA

La infección por los subtipos aviares H5N1 y H7N9 han sido los responsables de la mayoría de los casos de VI zoonósico. Estos subtipos cursan con enfermedad grave asociada a una neumonía severa que progresa a un síndrome respiratorio agudo con tasas de letalidad de hasta el 60 %.

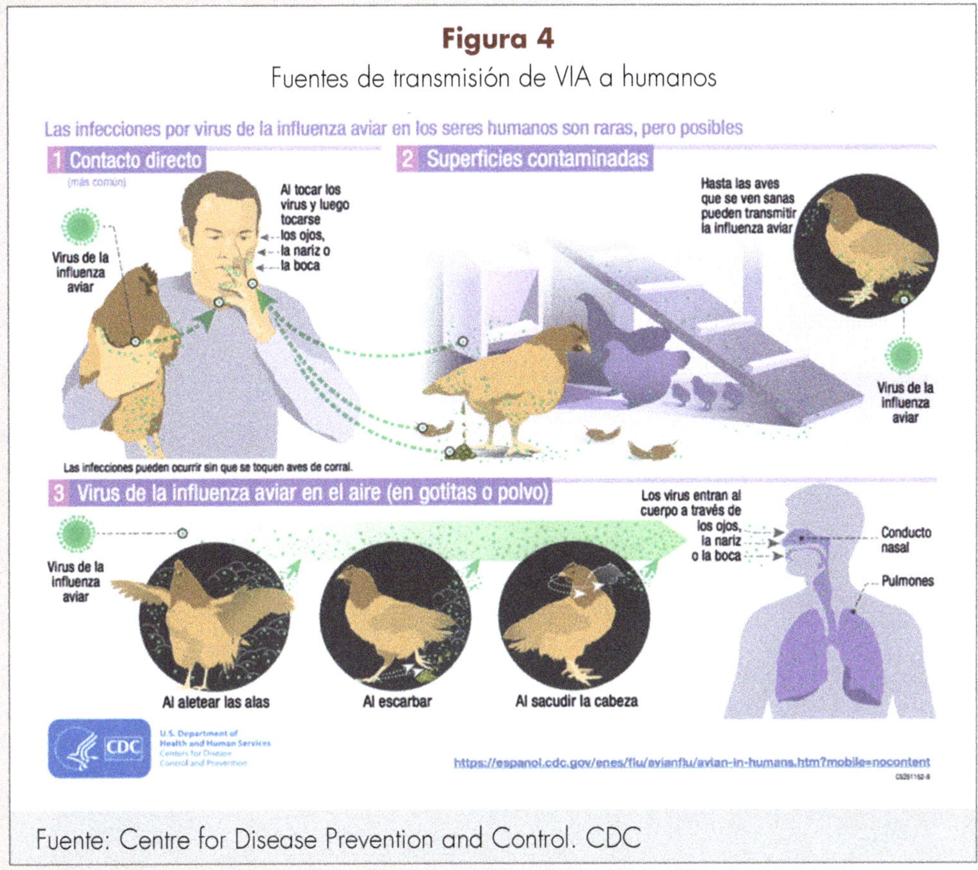

Fuente: Centre for Disease Prevention and Control. CDC

Los signos clínicos asociados a infección por VIA en humanos son similares a un proceso gripal por subtipos humanos y suelen evolucionar favorablemente en un periodo de 1-2 semanas. Los signos clínicos varían de leves a severos (particularmente en personas inmunodeprimidas), e incluyen:

- Signos generales: fiebre, depresión, cefaleas, mialgias y, en ocasiones, náuseas, vómitos y diarreas.

- Signos respiratorios: conjuntivitis, rinitis, dolor de garganta, congestión y descarga nasal, descarga ocular, toses y estornudos.

La infección por VI zoonósicos no se puede diagnosticar a partir de los signos clínicos exclusivamente. El diagnóstico asertivo se realiza en laboratorio empleando técnicas directas moleculares como la RT-PCR o aislamiento vírico, a partir de hisopos del tracto respiratorio superior. También se pueden emplear técnicas indirectas para la detección de anticuerpos a partir de muestras de suero pareadas obtenidas en intervalos de tiempo de 7-10 días.

Para el tratamiento de VI zoonósicos en humanos se recomienda emplear antivirales que actúan como inhibidores de la NA (oseltamivir, peramivir o zanamivir). Se ha detectado cierta resistencia frente a estos fármacos de los subtipos asiáticos de VIA H5N1 y H7N9, siendo necesario monitorizar la resistencia antiviral de los VI zoonósicos circulantes. Así mismo, para el tratamiento sintomático pueden emplearse: antiinflamatorios, antipiréticos, analgésicos, broncodilatadores, expectorantes, antitusígenos, complementos vitamínicos, ventilación asistida y antibioterapia en caso de infecciones secundarias.

La vacunación frente a la gripe humana (estacional) no evitará la infección de VIA zoonósicos, pero puede reducir el riesgo de coinfección con los virus de la influenza A humana y aviar. También pueden desarrollarse vacunas frente a subtipos de VIAAP. En este sentido, en Estados Unidos se han desarrollado vacunas frente a H5N1, que pueden ser utilizadas en caso de que este subtipo comenzase a transmitirse con facilidad de persona a persona.

La mejor manera de prevenir la infección de VI zoonósicos es evitando las fuentes de exposición. Entre las medidas de profilaxis sanitaria destacan el uso de EPIs adecuados (guantes, gafas de protección, ropa de protección y mascarillas) cuando se manipulen animales enfermos, así como la desinfección de las manos, de los equipos de trabajo y de las instalaciones.

Bibliografía

- Barron, H. W., y Rosenthal, K. L. 2012. Respiratory diseases (Capítulo 6). *En*: Ferrets, rabbits, and rodents (Tercera edición). Pp: 78-85.

- Centre for Disease Control and Prevention https://www.cdc.gov/flu/other/index.html (último acceso: octubre 2018).

- Montesinos, A., y Ardiaca, M. 2017. Guía de terapéutica en animales exóticos.

- Organización Mundial de la Salud (WHO). http://www.who.int/influenza/en/. (último acceso: octubre 2018).

- Souza, M. J. 2011. Influenza. *Journal of Exotic Pet Medicine*. 20 (1). Pp: 4-8.

- The Central for Food Security and Public Health (CFSPH). Avian Influenza. http://www.cfsph.iastate.edu/DiseaseInfo/disease.php?name=avian-influenza&lang=en (último acceso: octubre 2018).

CAPÍTULO 6.3

PSITACOSIS-ORNITOSIS

Daniel Vázquez Calero, Ignacio García Bocanegra

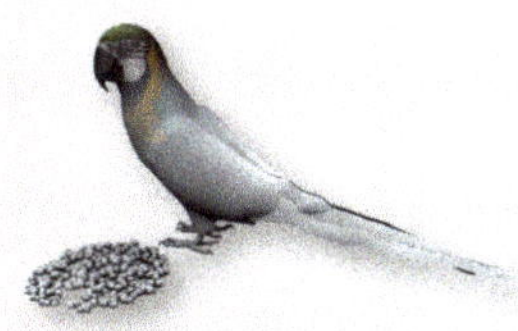

6.3.1 Etiología

- *Chlamydia psittaci/Chlamydophila psittaci.*
  (Orden *Chlamydiales*. Familia *Chlamydiaceae*. Género *Chlamydia*).

- Descripción: bacilos intracelulares obligados, con un ciclo dimórfico con una primera forma de cuerpo elemental (forma infecciosa) y una segunda de cuerpo reticular. Se diferencian seis genotipos (A-F).

- Tinciones: GRAM negativa, STAMP positiva (0,2-0,6 µm), GIEMSA, Giménez y Macchiavello.

- Enfermedad en psitácidas o procedente de estas, conocida como 'psitacosis', o que afecte a otras especies aviares conocida como 'ornitosis' o 'clamidiosis aviar'.

6.3.2 Epidemiología

- Hospedadores: aves (psitacidas y palomas) y mamíferos.

- Modo de transmisión: heces, orina, lágrimas, descarga nasal, moco oral y faríngeo y leche del buche (por ejemplo, columbiformes) de aves infectadas.

- La bacteria puede sobrevivir semanas en materia orgánica. Algunas aves portan la bacteria sin mostrar síntomas clínicos, pudiendo eliminarla de manera intermitente durante largos periodos de tiempo.

6.3.3 Signos clínicos y lesiones

Las aves infectadas suelen permanecer asintomáticas o desarrollar la enfermedad. La psitacosis se puede manifestar con una simple conjuntivitis o pérdida de peso, hasta síntomas neurológicos y muerte súbita. La presentación puede ser aguda, subaguda y crónica, incluyendo una gran variedad de síntomas clínicos y lesiones:

- Signos generales: fiebre, anorexia, depresión, letargia, incapacidad para volar.

- Signos respiratorios y oculares: disnea, descarga oculonasal, conjuntivitis, blefaritis, aerosaculitis, neumonía y rinitis.

- Signos digestivos: regurgitación, vómitos y diarrea verdosa.

- Signos nerviosos: tortícolis y tremores.

6.3.4 Diagnóstico clínico

Para apoyar el diagnóstico presuntivo podemos emplear diferentes herramientas diagnósticas.

- Radiología: podemos encontrar aumento de la silueta hepática, esplenomegalia, neumonía y/o aerosaculitis.

- Hematología: a menudo existe anemia, leucocitosis con heterofilia.

- Bioquímica: incremento de enzimas hepáticas en la mayoría de los casos (AST, LDH y ácidos biliares).

- Endoscopia: técnica que puede ofrecer información en algunas circunstancias.

6.3.5 Diagnóstico laboratorial

Directo

- Aislamiento: poco práctico en la clínica diaria.

- Tinción histológica específica.

- Inmunohistoquímica.

- PCR: es la técnica de diagnóstico más empleada. Las muestras se toman mediante hisopado de coanas, garganta y conjuntiva.

- Inmunocromatografía: existe test comercial.

Indirecto

- ELISA: existe test comercial. A partir de muestras de suero.

- Inmunofluorescencia.

Tratamiento y prevención

El tratamiento más empleado en el pasado ha sido con tetraciclinas. También se ha sugerido el uso de macrólidos y fluoroquinolonas. Actualmente, se emplean mayoritariamente la doxiciclina y la azitromicina, siendo ambos fármacos eficaces en la eliminación del agente.

- Doxiciclina: 100 mg/kg IM q 7d x 6 semanas. Hay otras variaciones propuestas tanto vía intramuscular como oral en agua de bebida. Algunos autores no recomiendan la vía oral, por producirse severas infecciones digestivas por cándidas.

- Azitromicina: 40-50 mg/kg PO SID o BID. Eficaz para el tratamiento de la psitacosis en ninfas a 40 mg/kg PO q 48h durante 21 días. En canarios y aves pequeñas a 80 mg/kg PO SID o BID.

No existen vacunas frente a la enfermedad. La prevención y el control debe basarse en la realización de cuarentenas de 30 días para las aves de nueva adquisición, realización de pruebas diagnósticas en estas, buena higiene, limpieza y desinfección, así como buenas prácticas de manejo, particularmente en la cría.

Chlamydia psittaci es sensible a determinados desinfectantes como la lejía, amonios cuaternarios, yodóforos, formaldehidos, glutaraldehido. También es sensible al calor seco (160-170 °C durante 60 minutos) y al calor húmedo (121 °C durante 15 minutos).

6.3.6 Zoonosis

La enfermedad en humanos se denomina psitacosis. Se trata de una zoonosis profesional: mayor riesgo en avicultores, veterinarios y trabajadores de laboratorio. Los humanos pueden infectarse por cualquiera de los genotipos existentes.

La principal vía de contagio es la inhalación de aerosoles fecales y secreciones nasales procedentes de aves infectadas. El contagio de aves mascotas se puede producir también por contacto directo entre pico y boca. La transmisión persona-persona es muy poco frecuente.

El periodo de incubación es inferior a 30 días. Los síntomas clínicos aparecen entre los 5 y 14 días postinfección. El curso de la enfermedad oscila entre 7-10 días. En ocasiones, el curso de la enfermedad es autolimitante.

Los síntomas clínicos pueden ser leves o graves dependiendo del estado inmunológico de la persona infectada. Los principales síntomas clínicos incluyen:

Signos generales:

- Fiebre.

- Cefaleas.

- Mialgia.

- Anorexia.

- Fotofobia.

- Escalofríos.

Síntomas respiratorios:

- Tos seca que puede evolucionar a mucopurulenta.

- Disnea.

- Neumonía atípica.

Otros síntomas:

- Signos gastrointestinales.

- Artritis.

- Endocarditis.

- Fallo renal.

- Hepatitis.

- Anemia.

- Encefalitis, meningitis, mielitis.

- Queratoconjuntivitis folicular progresiva.

El diagnóstico laboratorial se basa en:

- Detección de antígeno mediante PCR o ELISA de captura de antígeno.

- Pruebas serológicas para detectar un incremento de los títulos de anticuerpos empleando IFI, ELISA o fijación de complemento.

El tratamiento con tetraciclinas suele ser efectivo. En ocasiones también se emplean macrólidos.

Se deben emplear equipos de protección individual (EPIs) para evitar el contagio de personas con riesgo de exposición. Otras medidas de prevención incluyen: limpiar las jaulas periódicamente, mantener las aves en áreas ventiladas, mojar los desechos antes de limpiar.

Bibliografía

- Crosta, L., Melillo, A., y Schnitzer, P. 2016. Chlamydiosis (Psittacosis). *En*: Current therapy in avian medicine and surgery. Pp: 82-93.

- Montesinos, A., y Ardiaca, M. 2017. Guía de terapéutica en animales exoticos. Montesinos.

- Stewardson, A. J., y Grayson, M. L. 2010. Psittacosis. *Infect Dis Clin N Am*. 24. Pp.: 7-25.

- The Central for Food Security and Public Health (CFSPH). Psittacosis. http://www.cfsph.iastate.edu/DiseaseInfo/disease.php?name=psittacosis&lang=en. (último acceso: octubre 2018).

- West, A. 2011. A brief review of *Chlamydophila psittaci* in birds and humans. *Journal of Exotic Pet Medicine*. 20 (1). Pp: 18-20.

CAPÍTULO 6.4

RABIA

Daniel Vázquez Calero, Ignacio García Bocanegra

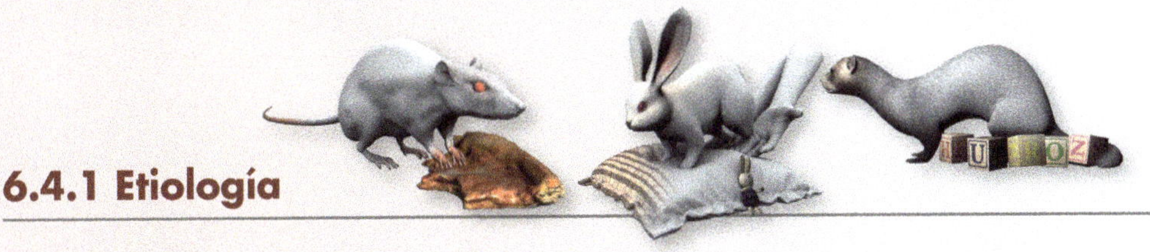

6.4.1 Etiología

Ver capítulo 3.1, Rabia.

Principal agente etiológico: Filogrupo 1: virus clásico de la rabia (RABV).

6.4.2 Epidemiología

Ver capítulo 3.1, Rabia.

- Hospedadores: además de los descritos en el capítulo 3.1, especies de roedores como ratas y ratones son muy sensibles a la infección. Otras especies como conejos, cobayas, hámsteres, ardillas, suricatos y hurones también son sensibles a la infección.

- Transmisión: a través de la saliva de animales infectados, por mordeduras o, en menor medida, por contacto a través de mucosas o de heridas. También se han descrito casos de transmisión por ingestión de presas infectadas.

Figura 1

La ardilla coreana como mascota no es tan infrecuente

- La infección en roedores, lagomorfos y hurones es muy poco frecuente.

- Los casos están normalmente asociados a mordeduras por especies silvestres (como mapaches, mofetas, zorros o murciélagos) infectadas.

6.4.3 Signos clínicos

El periodo de incubación depende de la especie, de la carga vírica y la zona de la mordedura. Los signos clínicos son similares en todas las especies.

- Conejos: los signos son inespecíficos e incluyen anorexia, pirexia, letargia y cojera, evolucionando a paresia o parálisis de uno o más miembros (especialmente los anteriores), temblor de cabeza, coma y muerte.

- Ardillas: midriasis bilateral, ptialismo y síndrome vestibular. Episodios de excitación y agresividad con otros de depresión.

- Hurones: parálisis ascendente, ataxia, temblores, parestesia, hiperactividad, anorexia, caquexia, atonía de la vejiga, fiebre e hipotermia. La infección es casi siempre fatal, pero si sobreviven pueden mantener secuelas neurológicas.

6.4.4 Diagnóstico laboratorial

Ver capítulo 3.1, Rabia.

6.4.5 Tratamiento y prevención

No existe tratamiento para la rabia animal.

No hay vacunas de rabia comercializadas para conejos, roedores u otras mascotas exóticas a excepción del hurón.

Al igual que en perros y gatos, la obligatoriedad de vacunar a los hurones varia dependiendo de la comunidad autónoma. Si se pretende viajar con un hurón a otro país es necesario que disponga del pasaporte y el animal esté vacunado frente a la rabia. Un protocolo vacunal para hurones puede ser similar al recomendado por la WSAVA para perros y gatos (ver capítulo 3.1, Rabia) (vacunación con vacuna inactivada a partir del tercer mes de vida y recuerdos anuales o bienales). Conviene esperar al menos 30-60 minutos después de la vacunación por la posible aparición de reacciones alérgicas. Se suelen administrar antihistamínicos antes de la vacunación para prevenir reacciones postvacunales. Si se vacuna frente al moquillo, dejar al menos un intervalo de 21 días entre ambas vacunas ya que pueden ocasionar reacciones adversas.

Cuando un hurón es mordido por un animal infectado se recomienda realizar los siguientes procedimientos dependiendo del estatus inmunológico:

- En hurones con el protocolo vacunal al día: atención veterinaria para ser valorado y tratado de las heridas producidas. Vigilancia en casa del propietario durante 45 días.

- Hurones no vacunados: eutanasia. Hay evidencias de que la vacunación tras la exposición no es útil. Si el propietario se opone a la eutanasia, se recomienda cuarentena estricta durante 6 meses, sin posibilidad de contacto con personas u otros animales. En este último caso, se vacunará tan pronto como sea posible antes de iniciar la cuarentena (no debe exceder las 96 horas).

- Hurones vacunados en el pasado con revacunación atrasada: valorar vacunación de refuerzo o eutanasia. En caso de vacunar se debe realizar una cuarentena estricta.

Las medidas de profilaxis sanitaria en lagomorfos, roedores, suricatos y hurones se basan en evitar el contacto con animales silvestres, alojando a estas mascotas en lugares cerrados cuando se encuentran en áreas enzoóticas.

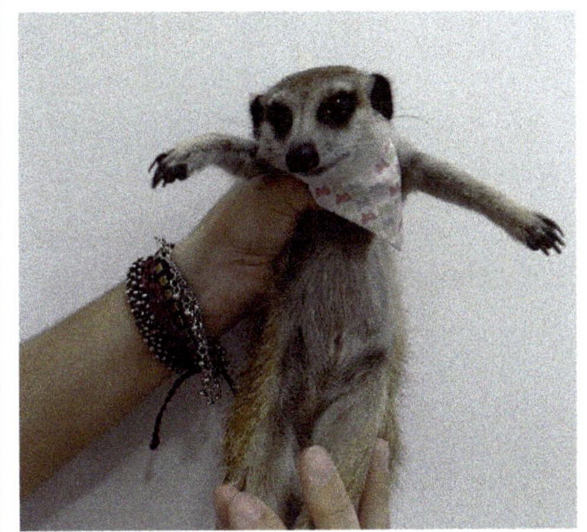

En suricatos se suele aplicar el mismo protocolo vacunal de rabia que en hurones

6.4.6 Zoonosis

Ver capítulo 3.1, Rabia.

En general, el riesgo de transmisión de virus de la rabia a personas a partir de lagomorfos, roedores, suricatos y hurones mantenidos como mascotas es bajo (menos de 20 casos humanos por mordedura de hurones en Estados Unidos desde la década de los 50 a la actualidad).

Si una persona es mordida por un hurón, independientemente de su estatus vacunal, se recomienda el aislamiento del animal y observación durante al menos 10 días. En caso de manifestar signos compatibles con la enfermedad, se recomienda la eutanasia y envío del cerebro a laboratorio para descartar o confirmar la infección. No se recomienda la vacunación durante el periodo de observación por si se producen signos confusos de enfermedad debidos a la vacuna. Sin embargo, estas recomendaciones no se suelen practicar, pues los hurones en general tienen una gran tendencia a morder jugando con sus propietarios o de forma más agresiva con desconocidos.

Bibliografía

- Meredith, A. L., y Richardson, J. 2014. Neurological diseases of rabbits and rodents. *Journal of Exotic Pet Medicine*. 24. Pp. 21-33.

- Brown, C. M., Slavinski, S., Ettestad, P., Sidwa, T., Sorhage, F.E. 2016. Compendium of animal rabies prevention and control. *J Am Vet Med Assoc*. 248 (5): Pp.505-517.

- Plan de contingencia para el control de la rabia en animales domésticos en España. 2013.

https://www.mscbs.gob.es/profesionales/saludPublica/sanidadExterior/docs/planContingencia_control_rabia_animales_domesticos_esp_rev3_Junio2013.pdf

SALMONELOSIS

Daniel Vázquez Calero, Ignacio García Bocanegra

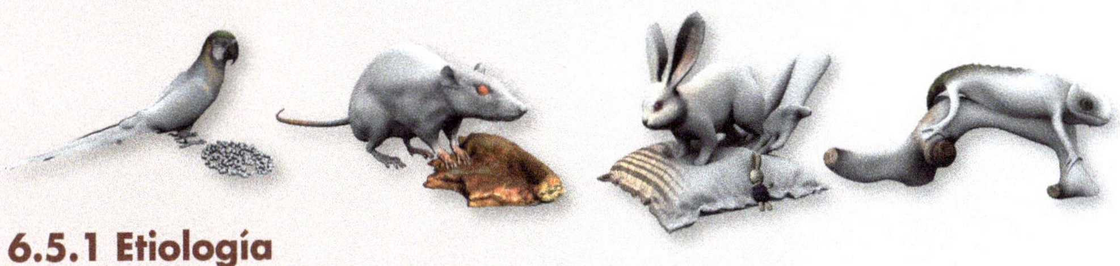

6.5.1 Etiología

Ver capítulo 2.11, Salmonelosis en animales de compañía (perro/gato).

Los serotipos más frecuentes son:

- En aves: *Salmonella* Typhimurium, *S.* Pullorum y *S.* Gallinarum.

- En roedores y erizos: *S.* Typhimurium.

- En lagomorfos: *S.* Typhimurium, *S.* Enteritidis y *S.* Bredeney.

- En poiquilotermos (reptiles, anfibios y peces): *S.* Typhimurium, *S.* Pomona, *S.* Bongori.

6.5.2 Epidemiología

- Hospedadores: afecta a gran cantidad de especies animales incluido el hombre.

- Reservorios: aves, reptiles, anfibios y mamíferos.

- Modo de transmisión: oro-fecal. Por contacto con heces contaminadas de otros animales infectados, a través de la comida, ingestión de presas infectadas (por ejemplo, roedores usados para la alimentación de reptiles), agua o ambientes contaminados. La transmisión también puede ser transovárica o intrauterina.

- La patogenicidad depende del serotipo, edad del animal, presencia de infecciones concurrentes, malnutrición, malas condiciones de mantenimiento o estrés. Algunos serotipos como *S.* Typhimurium o *S.* Enteritidis suelen ser más patógenos en aves y humanos.

- Los poiquilotermos, principalmente reptiles y anfibios, así como las aves están implicados con frecuencia en infecciones humanas por *Salmonella* spp. La prevalencia de infección en reptiles puede ser muy elevada, siendo mayor en animales en cautividad que en los de vida libre.

6.5.3 Signos clínicos y lesiones

- Aves:

  - Palomas: la infección suele ser asintomática. Si desarrollan la enfermedad pueden mostrar signos de bacteriemia y sepsis, pérdida de apetito y peso, reducción de la producción y viabilidad de huevos. Algunas aves pueden desarrollar inflamación de las articulaciones por una artritis séptica o mostrar signos neurológicos.

  - Gallinaceas (gallinas, pavos, perdices, faisanes): la infección clínica está asociada a un proceso septicémico con una mortalidad elevada. En perdices, a la infección clínica por *Salmonella* spp. se la conoce coloquialmente como "blanquilla" por presentar diarreas de aspecto blanquecino.

  - Paserinos: la infección también suele ser asintomática. *S.* Typhimurium puede provocar procesos septicémicos. Son frecuentes los granulomas en hígado, bazo y ciego. Fringílidos y canarios pueden mostrar lesiones oculares y osteomielitis.

  - Aves acuáticas: como patos, gansos y cisnes. Cuando sufren la enfermedad presentan diarrea y conjuntivitis entre otros signos. Los animales jóvenes son más sensibles a la infección, sufriendo depresión, decaimiento, pérdida de equilibrio e incluso, la muerte.

- Reptiles y anfibios: suelen ser asintomáticos. Factores asociados al estrés y a la inmunosupresión (transporte, hacinamiento, cambios bruscos de temperatura o alimentación, enfermedades concurrentes o administración de antibióticos), pueden desencadenar la enfermedad clínica. El periodo de incubación puede ser muy variable. Se han descrito casos de septicemia (apatía, anorexia y muerte), con lesiones dérmicas (abscesos), neumonía, osteoartritis y osteomielitis. El aislamiento de *Salmonella* spp. en algunos casos de enteritis puede ser un hecho secundario. En tortugas, se ha detectado emaciación, lesiones intestinales, hepáticas y respiratorias, así como lesiones del plastrón asociadas a infección por *Salmonella* spp.

* Mamíferos:

    - Roedores: son las especies de mamíferos más implicados en el contagio a personas. Algunos individuos pueden mostrar diarrea, letargia y pelaje hirsuto.

    - Lagomorfos: los procesos reproductivos (abortos, esterilidad, septicémicos (caquexia, postración y muerte aguda) son los más frecuentes. También puede padecer trastornos respiratorios (coriza y neumonía) y digestivos (enteritis y diarrea).

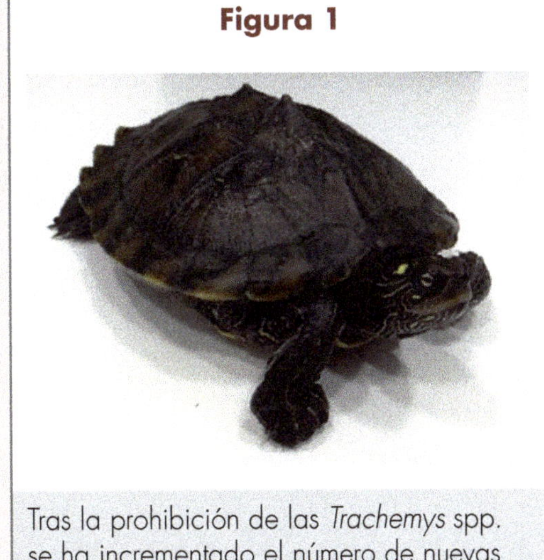

Figura 1

Tras la prohibición de las *Trachemys* spp. se ha incrementado el número de nuevas especies de tortugas importadas

6.5.4 Diagnóstico laboratorial

* Ver capítulo 2.11, Salmonelosis.

* Cultivo a partir de muestras de heces. La eliminación de *Salmonella* spp. por heces puede ser intermitente.

6.5.5 Diagnóstico clínico

El diagnóstico clínico en aves, reptiles y anfibios es complicado, ya que la infección suele ser asintomática, y cuando enferman los síntomas son inespecíficos.

6.5.6 Tratamiento y prevención

El tratamiento dependerá de la gravedad de los síntomas. En animales portadores se desaconseja el tratamiento con antimicrobianos. Se recomienda aplicar tratamiento de soporte como fluidoterapia, antiinflamatorios o alimentación forzada en casos clínicos severos. El tratamiento de elección debería basarse en el cultivo y pruebas de sensibilidad antimicrobiana (antibiograma). Los antibióticos empleados suelen ser amoxicilina, ampicilina, gentamicina, cloranfenicol y enrofloxacina.

Dosis en aves:

- Enrofloxacina: 15 mg/kg PO/SC/IM BID o 25 mg/kg PO/SC/IM SID.

- Amoxicilina-clavulánico: 125 mg/kg PO/SC BID-TID.

Dosis en reptiles:

- Enrofloxacina: 5-15 mg/kg IM/SC SID.

Dosis en mamíferos:

- Enrofloxacina: 5-10 mg/kg SC/PO BID.

- Amoxicilina-clavulánico:

  - Hurones: 20 mg/kg PO/SC BID-TID.

  - Ratas: 25 mg/kg PO/SC BID-TID.

  - Erizos: 25 mg/kg PO/SC BID-TID.

  - Petauros: 25 mg/kg PO/SC BID-TID.

  - Cerdos: 12 mg/kg PO/SC BID.

  - No usar en conejos, cobayas, chinchillas, hámsteres y jerbos.

La duración del tratamiento oscila entre 10 días y tres semanas.

La eliminación de *Salmonella* spp. en animales portadores es inviable, por lo que el control se basa en medidas de profilaxis sanitaria que eviten el estrés y la aparición de enfermedad clínica en otros animales o en el hombre. La prevención de la infección se basa en la aplicación de medidas como la limpieza y aislamiento de los animales portadores y enfermos. Se requiere un buen mantenimiento higiénico de las jaulas, terrarios o habitáculos, siendo esencial proporcionar agua limpia y comida sin contaminar. Para la desinfección se han mostrado eficaces el hipoclorito de sodio (lejía) a una concentración del 0,05 % o el peróxido alcalino a una concentración del 1 %. La efectividad de algunos desinfectantes frente a *Salmonella* puede ser reducida cuando está adherida a superficies o formando *biofilms*. En estas situaciones se ha sugerido el empleo de etanol 70 %. También es importante el control de roedores.

En animales acuáticos se pueden usar agentes desinfectantes en el agua como hipoclorito de sodio (lejía) y polihexametileno biguanida 25-50 ppm(PHMB) para reducir la prevalencia de *Salmonella* spp.

Los resultados sobre la utilidad de la vacunación son cuestionables. Se ha descrito que la vacunación en palomas con vacunas inactivadas podría ser beneficiosa para reducir la gravedad de la clínica, pero no para evitar la infección.

6.5.7 Zoonosis

Ver capítulo 2.11, Salmonelosis.

Las personas enferman normalmente por contacto directo con un animal (reptil, anfibio, roedor o lagomorfo) infectado o de forma indirecta por ingestión o contacto con alimento, agua o material contaminado con sus heces. Las heridas (arañazos, mordeduras o rasguños) causadas por animales infectados también puede ser causa de infección. El contagio directo a partir de aves es menos frecuente.

La infección en personas puede ser asintomática o cursar con síntomas leves de enfermedad. Sin embargo, con frecuencia la infección es clínica. Tras un periodo de incubación de 4-7 días aparecen dolor abdominal tipo cólico, cefalea, fiebre, mialgia, escalofríos, náuseas, vómitos y diarrea. Las personas que desarrollan clínica pueden requerir hospitalización. En ocasiones, pueden desarrollar complicaciones, incluso, la muerte. Además de los síntomas gastrointestinales, los pacientes pueden mostrar otras manifestaciones sistémicas como artritis, hepatitis y neuritis. Las formas más severas están asociadas a personas inmunodeprimidas, de edad avanzada o niños.

El tratamiento en personas consiste en la aplicación de antimicrobianos como ampicilina, amoxicilina, gentamicina, trimetoprim-sulfametoxazol y fluoroquinolonas, cuya elección se basa en los resultados del antibiograma.

Las personas que tengan contacto con aves, reptiles, anfibios y otras especies sospechosas de estar infectadas por *Salmonella* deben utilizar EPI, lavarse frecuentemente las manos, limpiar, desinfectar o eliminar cualquier material contaminado con heces. También se debe evitar comer, beber o poner las manos cerca de la cara o la boca sin lavarse las manos adecuadamente con jabón y agua caliente si se ha tenido contacto con animales sospechosos.

Bibliografía

- Bland, M. C. 2015. *Salmonella* Prevention Measures for Small Backyard Flock Owners. *Journal of Exotic Pet Medicine*. 24: Pp. 141-155.

- Chinnadurai, S. K., y DeVoe, R. S., 2009. Selected infectious diseases of reptiles. *Vet Clin Exot Anim*. 12: Pp. 583-596.

- Gray, T. Z. 2011.Update: Reptiles and *Salmonella*. *Journal of Exotic Pet Medicine*. Vol. 20, 1: Pp.14-17.

- Grunkemeyer, V. L. 2011. Zoonoses, Public Health, and the Backyard Poultry Flock. *Vet Clin Exot Anim*. 14: Pp. 477-490.

- Harlin, R., y Wade, L. 2009. Bacterial and parasitic diseases of columbiformes. *Vet Clin Exot Anim*. 12: Pp.453-473.

- Marin, C. Vega, S. y Marco-Jiménez, F. 2016. Tiny turtles purchased at pet stores are a potential high risk for *Salmonella* human infection in the valencian region, eastern Spain. *Vector Borne and Zoonotic Diseases*.16 (7): Pp. 455-60.

- Mitchell, M. A., 2011. Zoonotic Diseases Associated with Reptiles and Amphibians: an update. *Vet Clin Exot Anim*. 14: Pp. 439-456.

- Olsen, G. H. 2009. Bacterial and parasitic diseases of anseriformes. *Vet Clin Exot Anim*. 12: Pp. 475-490.

- Souza, M. J. 2009. Bacterial and parasitic zoonoses of exotic pets. *Vet Clin Exot Anim*. 12: Pp. 401-415.

- William, A. H., y Brown, J. P. 2011. Zoonoses of rabbits and rodents. *Vet Clin Exot Anim*. 14: Pp. 519-531.

CAPÍTULO 6.6

TUBERCULOSIS

Ignacio García Bocanegra, Daniel Vázquez Calero

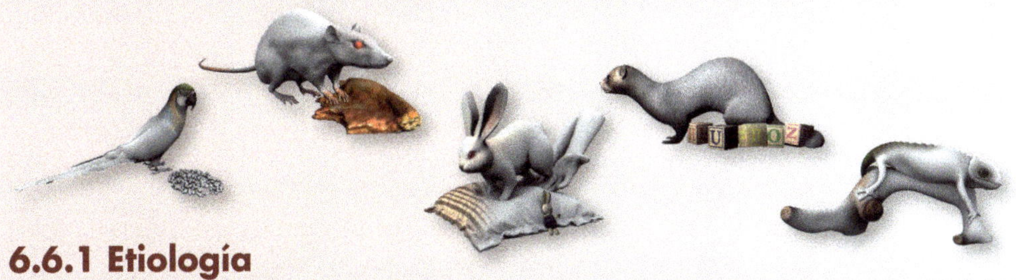

6.6.1 Etiología

Las especies de micobacterias del *complejo Mycobacterium tuberculosis* (CMT) y *complejo Mycobacterium avium* (CMA) más frecuentes son:

- En aves: el principal agente etiológico de la tuberculosis aviar es *Mycobacterium avium subesp. avium* (serotipos 1, 2 y 3). Se ha descrito la infección por otras especies de micobacterias como *M. genavense*, *M. avium subsp. hominisuis*, *M. intracellulare*, *M. scrofulaceum*, *M. fortuitum*.

- En roedores y lagomorfos: *M. avium subesp. paratuberculosis* (MAP) en roedores y conejos. *M. microti* en roedores.

- En hurones: *M. bovis*, *M. triplex*, *M. celullare*, *M. genavense*, *M. gordonae*, *M. avium* y otros miembros del CMA.

- En reptiles, anfibios y peces: *M. marinum*, *M. chelonei*, *M. kansasii*, *M. haemophilum*, *M. ulcerans*, *M. fortuitum* y *M. abscesus*.

6.6.2 Epidemiología

- Hospedadores:

  - Aves: la tuberculosis aviar es más frecuente en aves de corral y en aves silvestres criadas en cautividad. La infección por *M. tuberculosis* es rara, siendo el resultado de la transmisión de los propietarios a las aves.

- Roedores y lagomorfos: en general, las micobacteriosis en roedores y lagomorfos son poco frecuentes y con pocas implicaciones clínicas. Se ha aislado *M. bovis* en roedores y lagomorfos, aunque el potencial de estas especies como reservorios de micobacterias de CMT no se ha estudiado lo suficiente. En lagomorfos, está más asociada a la alimentación de pastos contaminados por ganado infectado (el ganado bovino es el principal reservorio de *M. bovis*) o por otras especies silvestres (jabalí, ciervo y tejón son los principales reservorios silvestres de *M. bovis* en Europa). En Inglaterra, se ha indagado la presencia de *M. bovis* en ratas silvestres (*Ratus norvegicus*) sin resultados positivos.

- Hurones: el número de casos de tuberculosis en hurones es limitado. El contagio por micobacterias del CMT (*M. bovis*) está asociado a hurones que consumen carne de animales infectados. La vía de excreción de micobacterias más frecuente en hurones es la vía oral.

- Reptiles, anfibios y peces: la mayoría de las infecciones en estas especies se producen en animales mantenidos en cautividad sometidos a condiciones de manejo inadecuadas que ocasionan inmunosupresión.

- Modo de transmisión: por contacto directo con otro animal infectado o indirectamente por ingestión, inhalación o contacto de micobacterias presentes en el ambiente (suelo, vegetación y agua). Las micobacterias pueden persistir en el suelo (particularmente en el barro) y en agua durante bastante tiempo en condiciones ambientales adecuadas. Los conejos y hurones pueden contagiarse con MAP escavando. También es frecuente la infección por consumo de presas infectadas.

6.6.3 Signos clínicos y lesiones

Los signos clínicos dependen en gran medida de la micobacteria implicada.

- Aves: las aves son con frecuencia portadoras asintomáticas de micobacterias de CMA. La tuberculosis aviar afecta fundamentalmente al sistema gastrointestinal e hígado. Los signos clínicos son variables y dependen de los órganos afectados. La forma de presentación clásica asociada a la infección por *M. avium subesp. avium* se caracteriza por un debilitamiento crónico y progresivo. Clínicamente se puede observar letargia, caquexia, mal plumaje, flacidez y palidez de crestas y barbillas, diarrea con biliverdinuria, melena, cojera, hepatomegalia y ascitis. Con menos frecuencia pueden aparecer signos cutáneos, respiratorios, neurológicos y lesiones oculares granulomatosas. En aves rapaces, pueden aparecer lesiones óseas. Ocasionalmente, puede producirse la muerte súbita.

- Conejos: el curso de la enfermedad es largo con signos inespecíficos, como caquexia, apatía, diarrea y anorexia. Es frecuente la aparición de lesiones granulomatosas en órganos internos, principalmente digestivos y respiratorios. Si existe cojera, puede deberse al desarrollo de osteomielitis. Pueden presentar mucosas pálidas debido a la anemia provocada por el curso crónico de la enfermedad, y disnea asociada a neumonía granulomatosa.

- Roedores: lesiones cutáneas (dermatitis granulomatosa ulcerativa). Se han descrito micobacteriosis diseminadas en ardillas, pudiendo afectar a órganos del aparato digestivo, renal o linfonodos. También pueden aparecer granulomas en pulmones, abdomen y piel.

- Hurones: la infección se manifiesta principalmente con anorexia, pérdida de peso y, en ocasiones, la muerte. Destaca la presencia de alteraciones respiratorias, digestivas y oculares, acompañadas de signos generales como anorexia, debilidad y caquexia. Los principales signos clínicos y lesiones incluyen: tos, disnea, ruidos respiratorios, neumonía granulomatosa, granulomas en hígado, edema palpebral, linfoadenitis granulomatosa, vómitos y diarrea crónica. Si la infección es generalizada, podemos encontrar otitis media, dermatitis y meningoencefalitis, dando lugar a síndrome vestibular. Otros signos clínicos y lesiones pueden ser: conjuntivitis, linfadenomegalia generalizada, descarga ocular e inflamación del tejido subcutáneo del plano nasal.

Figura 1

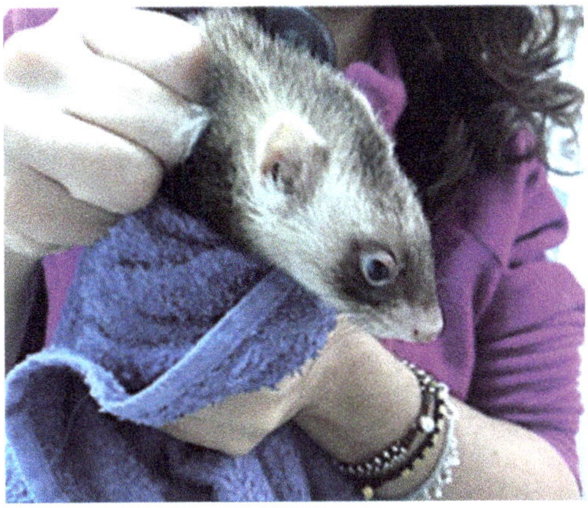

En hurones, la tuberculosis puede manifestarse con signos y lesiones oculares asociados a infección generalizada. (Detalle de lesión granulomatosa en párpado superior derecho)

- Reptiles, anfibios y peces: las micobacteriosis en reptiles son poco comunes y suelen aparecer en animales en cautividad. En reptiles, se observan signos clínicos inespecíficos, pudiendo presentar anorexia y adelgazamiento, así como inflamación de la cavidad oral y granulomas en órganos internos, cavidad oral y tejido subcutáneo. En serpientes, son frecuentes las lesiones orales y las neumonías. En lagartos, destacan las presentaciones diseminadas, con lesiones granulomatosas locales en cavidad orofaríngea, miembros y articulaciones. En anfibios, la enfermedad se presenta principalmente en tegumentos y se considera secundaria a heridas en la piel. En tortugas, la enfermedad se asocia más a granulomas en pulmones e hígado, con ulceraciones en plastrón y lesiones granulomatosas en piel. En peces, se observa anorexia y caquexia, ulceraciones, exoftalmia, alteraciones en escamas y aletas, acúmulo de líquido en cavidad celómica y presencia de granulomas en diferentes localizaciones.

6.6.4 Diagnóstico laboratorial

Ver capítulo 2.12, Tuberculosis.

Las principales técnicas empleadas para el diagnóstico de micobacterias del CMA incluyen:

Directo

- Aislamiento: poco práctico en la clínica diaria. El crecimiento e identificación requiere de varios meses (3-4 meses). Además, la eliminación por heces en aves es esporádica y puede ser casual.

- Inmunohistoquímica de tejidos biopsados.

- Tinciones: Ziehl-Neelsen.

- PCR: proporciona un diagnóstico rápido.

Indirecto

- Prueba de la tuberculina: Se emplea PPD de tuberculina aviar. Requiere ser evaluada en la mayoría de las especies exóticas. Se emplea principalmente en aves de producción. En aves de corral se emplea la prueba de tuberculina en la barbilla. En otras especies se emplea la inoculación en la membrana del ala, si bien, la técnica en estas especies es menos sensible. Alternativamente, se ha descrito la inoculación en la membrana interdigital en especies de anátidas, pero resulta poco sensible y pueden aparecer infecciones en el punto de inoculación. En faisanes también se ha empleado la inoculación en párpado inferior y en músculos torácicos. Cuando se utiliza para detectar tuberculosis aviar en un colectivo de aves, las pruebas deben confirmarse mediante técnicas directas. Pueden aparecer resultados falsos negativos, particularmente en rapaces, palomas, gansos, codornices y algunas especies exóticas.

6.6.5 Diagnóstico clínico

El diagnóstico clínico es complicado, ya que los signos son, con frecuencia, inespecíficos.

- Radiología: pueden detectarse granulomas en pulmones, huesos o sacos aéreos (en el caso de las aves).

- Ecografía: se ha demostrado poco útil en el diagnóstico de granulomas hepáticos o renales en conejos.

- Hematología: a menudo existe anemia, leucocitosis con neutrofilia y monocitosis.

- Bioquímica: ratio albumina-globulina disminuido, hipoalbuminemia, hiperglobulinemia e hipercolesterolemia. Si hay afectación ósea puede producirse una elevación de la fosfatasa alcalina.

- Endoscopia: prueba que puede ofrecer información en algunas circunstancias.

- Citología: en tinción *Diff-Quick* quedan como bacilos no teñidos. El *Ziehl Neelsen* es una tinción útil en clínica por ser también una técnica rápida. Las muestras se toman por impronta o punción de las lesiones.

6.6.6 Tratamiento y prevención

Se han probado multitud de protocolos con resultados limitados. Las actuales recomendaciones incluyen un tratamiento empírico durante un tiempo prolongado (meses) con una combinación de azitromicina o claritromicina, rifabutina o rifampicina, y etanbutol. Según el caso, puede plantearse el empleo de otros antibióticos como amoxicilina-clavulánico y fluoroquinolonas o fluoroquinolonas y azitromicina.

Las dosis presentadas a continuación son orientativas y han sido descritas previamente en la literatura:

- Aves:

  - Isoniacida: 20-40 mg/kg PO SID-BID.

  - Etanbutol: 30-80 mg/kg PO SID-BID.

  - Rifampicina: 45 mg/kg PO SID.

  - Claritromicina: 85 mg/kg PO SID.

  - Azitromicina: 40-50 mg/kg PO SID-BID. En canarios y aves pequeñas: 80 mg/kg PO SID-BID.

  - Enrofloxacina: 15 mg/kg PO-SC-IM BID, alternativamente, 25 mg/kg PO-SC-IM. SID.

- Hurones:

    - Isoniacida: 20-40 mg/kg PO SID-BID.

    - Etanbutol: 15 mg/kg PO SID.

    - Rifampicina: 14 mg/kg PO SID.

    - Claritromicina: 12,5 mg/kg PO TID.

    - Azitromicina: 10 mg/kg PO SID durante 5 días y posteriormente cada 72 horas (extrapolado de gatos).

    - Enrofloxacina: 5-10 mg/kg PO-SC BID.

- Conejos:

    - Rifampicina: 40 mg/kg PO BID.

    - Azitromicina: 30-50 mg/kg PO SID. Puede combinarse con rifampicina. Puede producir efectos adversos gastrointestinales.

    - Enrofloxacina: 5-10 mg/kg PO-SC BID.

- Cobayas y chinchillas:

    - Azitromicina: 30 mg/kg PO SID. Puede producir efectos adversos gastrointestinales.

    - Enrofloxacina: 5-10 mg/kg PO-SC BID.

- Ratas:

    - Rifampicina: 10-50 mg/kg PO SID-BID.

    - Azitromicina: 40 mg/kg PO SID.

    - Enrofloxacina: 5-10 mg/kg PO-SC BID.

- Reptiles:

    - Amikacina: 5 mg/kg IM SID.

    - Eritromicina: 60 mg/kg PO BID.

    - Enrofloxacina: 5-15 mg//kg IM-SC SID.

No se ha descrito un tratamiento eficaz de la micobacteriosis de anfibios y peces. Se recomienda el sacrificio de los animales afectados y la desinfección completa de las instalaciones y del material en contacto con estos animales.

Los desinfectantes fenólicos son los más eficaces para la inactivación de *M. tuberculosis* y potencialmente otras micobacterias de CMT y CMA.

6.6.7 Zoonosis

El hombre es el principal reservorio de *M. tuberculosis*. También puede infectarse por otras especies de CMT (ver capítulo 2.12, Tuberculosis) y CMA. Se han descrito infecciones por gran cantidad de especies de micobacterias no tuberculosas (MNT) tanto de crecimiento lento como de crecimiento rápido (*M. avium*, *M. intracellulare*, *M. kansasii*, *M. haemophilum*, *M. xenopi*, *M. triplex* y *M. abscesus*, (entre otras). Las aves no presentan un riesgo potencial de contagio a personas, siendo la exposición ambiental la principal causa de las infecciones. Las especies habitualmente aisladas en reptiles no suelen causar enfermedad en personas, aunque hay algunos casos descritos en la bibligrafía. No se ha descrito la transmisión de humano a humano de MNT.

La infección clínica se manifiesta principalmente en personas inmunocomprometidas y se caracteriza por un proceso crónico con pérdida de peso progresiva, anemia y alteraciones respiratorias y digestivas.

Entre los antibióticos aplicados para el tratamiento de MNT se incluyen: claritromicina, moxifloxacino, rifampicina, amikacina, ciprofloxacino y linezolid, entre otros.

La principal medida de profilaxis es evitar el contacto con animales sospechosos o con material contaminado. En caso de manipulación de un animal infectado, es necesario utilizar EPIs.

Bibliografía

- Brandão, J., y Beaufrère, H. 2013. Clinical Update and Treatment of Selected Infectious Gastrointestinal Diseases in Avian Species. Journal of Exotic Pet Medicine. 22. Pp: 101-117.

- Evans, E. E. 2011. Zoonotic Diseases of Common Pet Birds: Psittacine, Passerine, and Columbiform Species. *Vet Clin Exot Anim.* 14. Pp: 457-476.

- Grunkemeyer, V. L. 2011. Zoonoses, Public Health, and the Backyard Poultry Flock. *Vet Clin Exot Anim.* 14. Pp: 477-490.

- McClure, D. E., 2012. Mycobacteriosis in Rabbit and Rodents. *Vet Clin Exot Anim.* 15. Pp: 85-99.

- Mentré, V., y Bulliot, C. 2015. A restrospective study of 17 cases of mycobacteriosis in domestic ferrets (*Mustela putorious furo*) between 2005 and 2013. *Journal of Exotic Pet Medicine.* 24. Pp: 340-349.

- Montesinos, A., y Ardiaca, M. 2017. En: Guía de terapéutica en animales exóticos.

- Organización Mundial de Sanidad Animal (OIE). Tuberculosis aviar. Capítulo 2.3.6. (http://www.oie.int/fileadmin/Home/esp/Health_standards/tahm/2.03.06Tuberculosis_aviar.pdf).

- Pollock, C. 2012. Mycobacterial Infection in the Ferret. *Vet Clin Exot Anim*. 15. Pp: 121-129.

- Reavill, D. R., y Schmidt, R. E. 2012. Mycobacterial Lesions in Fish, Amphibians, Reptiles, Rodents, Lagomorphs, and Ferrets with Reference to Animal Models. *Vet Clin Exot Anim*. 15. Pp: 25-40.

CAPÍTULO 6.7

TULAREMIA

Ignacio García Bocanegra, Daniel Vázquez Calero

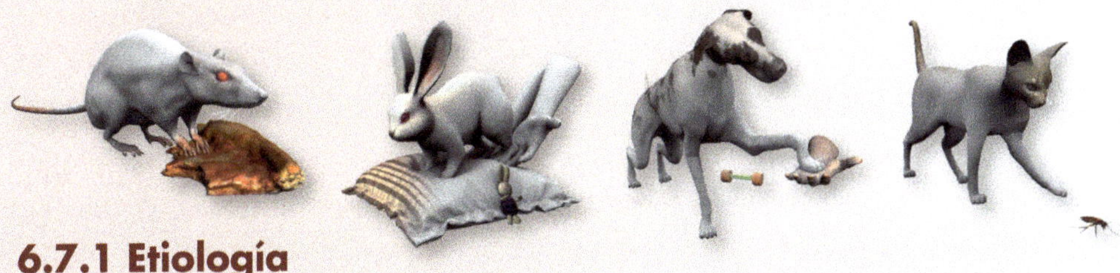

6.7.1 Etiología

- *Francisella tularensis.*

- (Familia *Francisellaceae*. Género *Francisella*). Cuatro subespecies: *F. tularensis subspecies tularensis* (subtipos A1 y A2) y *F. tularensis subspecies holarctica* (tipo B) causan la mayoría de los casos clínicos y varían en cuanto a distribución geográfica (hemisferio norte), virulencia y resistencia antimicrobiana, *F. tularensis subspecies mediasiatica* y *F. tularensis subspecies novicida*.

- Descripción: cocobacilo GRAM negativo, intracelular facultativo, inmóvil, no esporulado, de pequeño tamaño (0,2 x 2 μm), aerobio y de crecimiento lento (2-10 días a 37 °C). Sensible al calor (120 °C durante 15 minutos), a los desinfectantes habituales (lejía, etanol, glutaraldehido, formaldehido) y a la luz UV.

6.7.2 Epidemiología

Enfermedad de amplia distribución localizada principalmente en países del hemisferio norte. Se diagnosticó por primera vez 1907 en humanos y 1911 en animales (ardillas) en Estados Unidos. Los primeros brotes en España se detectaron en 1994 en liebres y en 1997-1998 en humanos (559 casos). Además, entre 2007 y 2008 apareció un nuevo brote, afectando a 507 personas. En las últimas dos décadas se han producido brotes esporádicos en humanos y animales silvestres (liebres y topillos) en nuestro país.

- Hospedadores: Se ha descrito en más de 150 especies de vertebrados incluyendo mamíferos (roedores, lagomorfos, perros, gatos, ovejas, cerdos, caballos, marsupiales), aves, reptiles, anfibios y peces y más de 100 especies de invertebrados. Algunas especies como los gatos y ovejas presentan una elevada susceptibilidad a la infección.

- Reservorios: El reservorio primario se desconoce actualmente. Pequeños roedores (hámsteres, ratas, ratones, topillos), lagomorfos (conejos y liebres), insectos (garrapatas, moscas, mosquitos y pulgas) y algunos protozoos (amebas acuáticas) pueden actuar en el mantenimiento y amplificación de *F. tularensis*. Se ha detectado en 14 especies de garrapatas, las cuales pueden actuar como vectores biológicos. También puede persistir durante bastante tiempo (3-4 meses en épocas de frío) en el medioambiente (reservorio extra-animal), en el agua, tierra, vegetación y en cadáveres de animales infectados.

- Transmisión: Por contacto directo con un animal infectado o por la picadura de insectos. También es frecuente el contagio indirecto por exposición a ambientes contaminados, mediante inhalación de bacterias, ingestión de alimento o agua contaminada.

- Vías de infección: oral, cutánea, inhalatoria, digestiva. Darán lugar a diferentes formas clínicas y lesiones.

6.7.3 Signos clínicos

Periodo de incubación: 1-10 días tras la exposición.

Clínicamente puede cursar como un proceso gripal con una evolución leve, incluso asintomática, a severa, desencadenando la muerte súbita. Entre los signos clínicos y lesiones se incluyen:

- Fiebre.

- Deshidratación.

- Anorexia.

- Disnea.

- Descarga ocular y nasal.

- Rigidez muscular.

- Conjuntivitis.

- Letargia.

- Pelaje hirsuto.

- Linfadenitis.

- Úlceras en mucosa bucal.

- Ictericia.

- Esplenomegalia.

- Hepatomegalia.

- Focos necróticos en bazo, pulmón, hígado y nódulos linfáticos.

En ocasiones tiene lugar un proceso septicémico de curso agudo-sobreagudo y de evolución mortal.

6.7.4 Diagnóstico laboratorial

Directo

A partir de sangre, hisopo de lesiones, hisopo oral u orofaríngeo así como órganos internos (bazo, hígado, nódulos linfáticos, pulmón).

- Cultivo: agar sangre, agar chocolate suplementado, agar corazón cisteína o agar modificado de Thayer-Martin.

- PCR: ERIC-PCR (secuencias consenso intergénicas repetitivas), REP-PCR (elementos palindrómicos extragénicos y repetitivos), RAPD-PCR (reacción en cadena de la polimerasa basada en ADN polimórfico amplificado al azar).

- Inmunohistoquímica.

- Inmunofluorescencia directa.

- Para estudios de epidemiología molecular: electroforesis en gel de campo pulsante (PFGE) y análisis del polimorfismo de la longitud de los fragmentos genómicos amplificados (AFLP).

Indirecto

Mediante detección y evaluación de títulos de anticuerpos a partir de suero en muestras tomadas con un intervalo de dos semanas (incremento de título 4 veces o superior). Son frecuentes los resultados falsos positivos por reacciones cruzadas con otras bacterias (*Yersinia* spp., *Brucella* spp., *Legionella* spp., *Proteus* OX19).

- Microaglutinación.

- Aglutinación lenta o rápida.

- Termoprecipitación de Ascoli.

- Inmunofluorescencia indirecta.

- ELISA.

- ELISA + Western blotting para incrementar la especificidad.

6.7.5 Tratamiento y prevención

Tratamiento

Estreptomicina, gentamicina, ciprofloxacina y doxiciclina son los fármacos de elección. El tratamiento debe persistir durante 10-14 días. En casos graves, valorar la aplicación de antibióticos combinados.

Profilaxis médica

No existen vacunas comercializadas frente a la tularemia.

Profilaxis sanitaria

- Desparasitación.

- Emplear repelentes insecticidas (para más detalles, ver capítulo 2.6, enfermedad de Lyme).

- Eliminación de garrapatas (para más detalles, ver capítulo 2.6, enfermedad de Lyme).

- Evitar el contacto con animales salvajes.

- Evitar el contacto con animales muertos.

6.7.6 Zoonosis

La mayoría de los casos en humanos tiene lugar en zonas rurales. Enfermedad asociada a actividades al aire libre (caza, jardinería, agricultura, senderismo u otros deportes de naturaleza). Además, se encuentra dentro de la lista de posibles armas biológicas (bioterrorismo) debido a su elevada letalidad y a su baja dosis infectiva (menos de 10 UFC por vía subcutánea).

La enfermedad no se transmite de persona a persona. La infección se produce principalmente por contacto o manipulación de un animal infectado. En este último caso, las bacterias ingresan por vía cutánea a través de pequeños cortes y abrasiones, por una mordedura o por manipulación y posterior contacto con mucosa oral o conjuntiva ocular. La ingestión de agua contaminada también es una fuente frecuente de infección. Con menos frecuencia, la infección en el hombre se asocia a la picadura de insectos infectados.

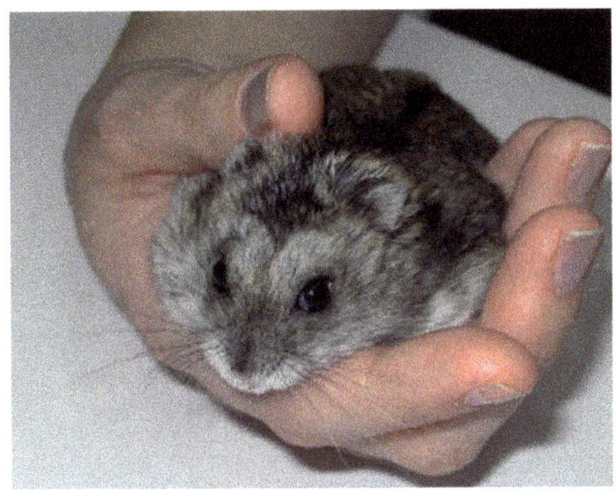

Figura 1

Se han descrito casos de transmisión de *F. tularensis* en personas por mordedura de hámster

Periodo de incubación: 3-5 días, pudiendo llegar hasta 15-20 días tras la exposición.

Los síntomas clínicos y lesiones varían en función de la vía de entrada, si bien todas ellas comienzan como un proceso gripal. El curso clínico de la enfermedad puede variar de leve a severo.

Tularemia ulceroglandular

Es la forma clínica más frecuente y está asociada a la picadura de insectos o manipulación de animales infectados.

- Fiebre.

- Escalofríos.

- Cefaleas.

- Debilidad progresiva.

- Mialgia.

- Úlcera cutánea localizada en el lugar de infección, ya sea por la picadura de un insecto o por mordedura de un animal infectado.

- Linfadenopatía regional.

Tularemia glandular

* Mismos síntomas y lesiones que la forma anterior, pero sin lesiones ulcerativas cutáneas.

Tularemia oculoglandular

Asociada a frotarse los ojos (vía conjuntival) después de tocar un animal infectado.

* Fiebre.

* Fotosensibilidad.

* Conjuntivitis.

* Dolor ocular.

* Irritación ocular.

* Inflamación ocular.

* Ulceras en la conjuntiva palpebral.

* Linfadenopatía preauricular.

Tularemia orofaríngea

Forma clínica asociada a la ingestión de agua o alimentos contaminados por *F. tularensis*.

* Fiebre.

* Faringitis.

* Úlceras en mucosa bucal.

* Amigdalitis.

* Linfadenopatía cervical.

* Vómitos.

* Diarrea.

Tularemia neumónica

Es la forma más grave de tularemia y está asociada a la inhalación de bacterias.

- Fiebre.

- Tos seca.

- Disnea.

- Dolor en el pecho.

- Dificultad respiratoria.

Tularemia tifoidea

Forma de presentación poco frecuente pero grave. Asociada a un proceso septicémico.

- Fiebre elevada.

- Letargia extrema.

- Neumonía.

- Vómitos.

- Diarrea.

- Esplenomegalia.

- Hepatomegalia.

La infección por *F. tularensis* puede ocasionar complicaciones dando lugar a neumonía severa, meningitis, osteomielitis o pericarditis.

La tularemia puede ser difícil de diagnosticar. El diagnóstico laboratorial directo se realiza mediante el cultivo microbiológico, PCR, PGFGE o inmunohistoquímica a partir de muestras de sangre (falsos negativos con frecuencia), hisopo de lesión cutánea, aspirado de nódulo linfático, aspirados gástricos, hisopo faríngeo o muestras respiratorias.

El diagnóstico indirecto se lleva a cabo mediante ELISA combinado con Western blotting, microaglutinación o aglutinación lenta. Es necesario evaluar incrementos de títulos en muestras de suero de pacientes a partir de las 3-4 semanas post-infección para confirmar la infección.

La tularemia no tratada puede ser mortal. Si se diagnostica a tiempo, la infección puede tratarse eficazmente mediante la administración de antibióticos específicos como la estreptomicina (fármaco de elección), tetraciclina, gentamicina, eritromicina, ciprofloxacina y doxiciclina. El tratamiento debe persistir durante 10 a 20 días dependiendo de la fase de enfermedad y del fármaco empleado. Tras superar la enfermedad se produce una inmunidad de por vida.

No existen vacunas comercializadas en España. En algunos países como Rusia existen vacunas vivas atenuadas que se aplican en caso de brotes.

Las principales medidas de profilaxis sanitarias incluyen: (i) evitar el contacto con animales salvajes (roedores y lagomorfos) muertos o enfermos, (ii) emplear EPI (guantes y mascarilla) si se manipula un animal sospechoso, (iii) lavarse las manos tras la manipulación de animales, (iv) cocinar bien los alimentos, (v) lavar bien la fruta y verdura, y (vi) evitar la exposición a vectores empleando repelentes insecticidas y ropa adecuada (para más detalles, ver capítulo 2.6, enfermedad de Lyme).

Bibliografía

* Centers for Disease Control and Prevention (CDC)
  https://www.cdc.gov/tularemia/index.html

* Tarnvik A. WHO Guidelines on Tularaemia. Vol. WHO/CDS/EPR/2007.7. Geneva: World Health Organization, 2007.

* The Center for Food Security and Public Health (CFSPH). http://www.cfsph.iastate.edu/Factsheets/pdfs/tularemia.pdf

* Rodríguez Ferri, E. 2017. Tularemia. Una aproximación a su estudio integral en Castilla y León. En: Academia Ciencias Veterinarias de Castilla y León. 2017. ISBN: 978-84-617-9117-0.

* Word Health Organization. 2007. WHO Guidelines on Tularemia. http://www.who.int/csr/resources/publications/WHO_CDS_EPR_2007_7.pdf?ua=1

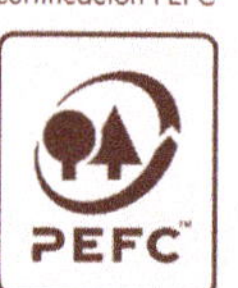
Papel con
certificación PEFC
Compromiso de
reciclaje
PEFC

www.ingramcontent.com/pod-product-compliance
Lightning Source LLC
LaVergne TN
LVHW071940210726
843527LV00011B/348